普通高等教育"十一五"国家级规划教材

全国医药高等学校规划教材

供高专、高职护理、涉外护理、助产等相关专业使用

基础护理技术

（第三版）

主　编	余剑珍　季　诚
副主编	殷　翠　王　静　唐布敏　江月英
编　者	（按姓氏汉语拼音排序）

陈荣风	（上海健康职业技术学院）
黄　丽	（乐山职业技术学院）
季　诚	（江苏职业技术学院南通卫生分院）
江月英	（新疆医科大学护理学院）
莫合德斯	（新疆医科大学护理学院）
孙　晶	（承德护理职业学院）
唐布敏	（遵义医药高等专科学校）
王冬梅	（兴安职业技术学院医学分院）
王　静	（淄博职业学院）
殷　翠	（三峡职业技术学院医学院）
余剑珍	（上海健康职业技术学院）
喻　平	（贵阳护理职业学院）
苑秋兰	（聊城职业技术学院）
张霄艳	（三峡职业技术学院医学院）
周香凤	（江西医学院上饶分院）

科学出版社

北　京

· 版权所有　侵权必究 ·

举报电话:010-64030229;010-64034315;13501151303(打假办)

内 容 简 介

本教材是普通高等教育"十一五"国家级规划教材之一。全书以护理技术为主线,共 12 章,内容覆盖了护理岗位的基本知识、基本技能、基本态度,以满足护理对象的生理、心理和治疗需求。全书以护理程序为框架,以目标教学为主导,以案例导入引领知识点,结合护士执业考试设置了考点提示,每一操作配有图片和操作流程图,并对关键性操作内容设置了操作警示。全书采用彩色印刷,图片清晰,操作动作一目了然,是一本很好的教科书。

本书可供高专、高职护理、涉外护理、助产等相关专业学生使用。

图书在版编目(CIP)数据

基础护理技术 / 余剑珍,季诚主编. —3 版. —北京:科学出版社,2012.3
普通高等教育"十一五"国家级规划教材·全国医药高等学校规划教材
ISBN 978-7-03-033659-0

Ⅰ. 基… Ⅱ.①余… ②季… Ⅲ. 护理-技术-医学院校-教材 Ⅳ. R472

中国版本图书馆 CIP 数据核字(2012)第 031701 号

责任编辑:张　茵 / 责任校对:刘小梅
责任印制:徐晓晨 / 封面设计:范璧合

版权所有,违者必究。未经本社许可,数字图书馆不得使用

科学出版社 出版
北京东黄城根北街 16 号
邮政编码:100717
http://www.sciencep.com

北京京华虎彩印刷有限公司 印刷
科学出版社发行　各地新华书店经销

*

2003 年 8 月第　一　版　　开本:850×1168　1/16
2012 年 3 月第　三　版　　印张:14 1/2
2017 年 1 月第十七次印刷　　字数:467 000

定价:54.80 元
(如有印装质量问题,我社负责调换)

前　言

　　本教材第一版系面向 21 世纪全国卫生高等职业教育系列教改教材之一,于 2003 年在科学出版社出版后,经过 4 年在各高职、高专院校的使用,以其知识的科学性、技能的实用性、对高职人才培养的适用性和教材体例的创新性得到护理专业师生的认可。2007 年第二版修订出版后被列入普通高等教育"十一五"国家级规划教材。为适应卫生职业教育发展的潮流和趋势,在教育部、卫生部相关部门的指导下,我们又对教材进行了第三版的修订和完善。

　　本教材在现代教育理论与教学观的指导下,在编写中始终围绕着护理高职教育"应用型"人才的培养目标,结合本课程在教学计划中的地位和作用,确定教学内容的知识点和能力结构。将"以人为中心"的现代护理理念贯穿于教学的整个过程,培养学生良好的职业素养和较强的岗位适应能力。

　　本教材共 12 章,其内容覆盖了护理岗位群的基本知识、基本技能、基本态度,以满足护理对象的生理、心理和治疗需求。教材内容的设置分 3 个模块:基础模块、实践模块和选学模块。基础模块和实践模块是必学、必练的模块,选学模块的内容各校可根据教学实际情况选择使用。

　　本教材在修订编写中保留了第一、二版的框架内容,并作出如下的改进:一是在体例上,形成每章有学习目标,按教学大纲分了解、理解和掌握 3 个层次。每节有结合教学内容的案例导入,并提出问题,引导学生进入学习。结合护士执业考试,针对知识点设有考点提示,强化记忆。每一操作配有图片和操作流程图链接,并对关键性操作内容设置了操作警示,以规范操作程序。章后按照护士执业考试的题型作为目标检测,做到前后呼应,帮助学生思考、理解教学内容和评价教学效果。二是在内容上,体现理论知识的必需、够用,并通过链接介绍专业的新知识、新观点、新方向,拓展教学内容。为加强实践性教学环节,各项护理操作内容以护理程序为框架,强化系统化整体护理的思维方式和护理技能,并通过链接将护理操作的流程变得简明扼要,易学易会,提高学生的学习兴趣。三是在图片上,为了帮助学生理解操作要点,配有许多图片。该图片在护理实训中心仿真模拟病房拍摄,具有真实性。彩色页面清晰有美感,动作更清楚,一目了然。

　　感谢本教材第二版的编写人员鲍淑兰、卢化爱、邵美红、陈明瑶、石敬萍、孙建萍、仝丽娟、王海英、魏继平、杨运霞、余晓齐、张红云、郑萍、周洁、祝玉芳老师。专业教材的建设需要通过教学实践去验证它的科学性和实用性,因此我们将这本修订后的《基础护理技术(第三版)》呈献给广大护理专业师生和临床护理人员,并期待着你们的指导和批评。

　　本教材在编写中得到了各参编学校领导的关心、支持,使全书得以顺利完稿,在此表示衷心感谢。

编　者

2011 年 8 月

目　　录

第1章 医院环境及患者出入院护理技术

学习目标

1. 了解以下知识点 医院的性质与任务、医院的种类、医院的组织结构

2. 理解以下知识点 医院门诊、急诊、病区环境的设置与布局；患者的分级护理内容

3. 掌握以下知识点及技能 医院门诊、急诊、病区的护理工作内容；患者出、入院护理的护理程序；铺备用床、麻醉床、暂空床；患者搬运和运送法

医院是向广大民众或社会特定人群进行防病治病和实施健康保健的场所，配备有一定数量的病床和必要的医疗设备及相应的医务人员。通过医务人员的团结合作，运用医学科学理论和技术，达到对门诊或住院患者实施科学诊治和护理为目的的医疗事业机构。

第1节 医院概述

案例1-1

我们生活在城市或农村，从小到大，都有过生病求医的体验，也有过到医院看病或住院治疗的经历。对我们护理专业的学生来说，今后工作的岗位主要在医院，我们应当对医院有一个全面的了解。

思考：

1. 医院就是给患者看病的吗？还有其他任务吗？

2. 城市与农村大大小小的医院很多，性质都一样吗？

3. 医院护士工作科室、岗位有哪些？

一、医院的性质与任务

（一）医院的性质

中华人民共和国卫生部颁发的《全国医院工作条例》第一条指出："医院是治病防病、保障人民健康的社会主义卫生事业单位，必须贯彻党和国家的卫生工作方针政策，遵守政府法令，为社会主义现代化建设服务。"

（二）医院的任务

根据卫生部颁发的《全国医院工作条例》规定，医院的任务是"以医疗工作为中心，在提高医疗质量的基础上，保证教学和科研任务的完成，并不断提高教学质量和科研水平。同时做好扩大预防、指导基层和计划生育的技术工作"。

1. **医疗护理工作** 该工作是医院的中心工作，医生、护士、医技人员以及后勤人员密切配合形成一支医疗服务团队，为患者提供优质的医疗与护理服务，促进患者早日康复。

2. **医学教学工作** 该工作是针对医学院校各专业学生临床实践的带教和在职人员的进修学习以及培训而承担的教学任务。旨在提高医学生的临床实践技能，促进在职人员新知识的拓展、新技能的提升，不断提高医疗质量和服务水平。

3. **医学科研工作** 医院临床科研工作包括基础理论研究和临床实证研究。通过开展科研工作，解决临床上的疑难问题，不断产生新理论，改革技术并创新，提高服务水平和质量，推动医学科学不断发展。

4. **预防保健工作** 医院在完成上述各项职能的同时，还承担着预防保健工作。各级医院积极发挥预防保健功能，开展社区家庭卫生服务工作，进行健康教育、健康咨询及疾病普查等工作，倡导健康的生活方式，加强社区居民自我保健意识，提高广大人民群众的生活质量。

📖 考点：医院的任务

二、医院的种类

（一）按卫生部分级管理制度划分

1. **三级医院** 指国家高层次的医疗卫生服务机构，主要有国家、省、市直属的市级大医院及医学院校的附属医院。

2. **二级医院** 是向多个社区提供医疗卫生服务的医院，主要有市、县医院及省辖市的区级医院，以及相当规模的工矿、企事业单位的职工医院。

3. **一级医院** 是直接为一定社区提供医疗卫生服务的基层医院，主要有城市街道医院和农村乡、镇卫生院，是我国三级医疗网络的基础。

（二）按收治范围划分

1. **综合性医院** 诊治各类疾病的医院，院内设内科、外科、妇产科、儿科、眼科、耳鼻喉科、皮肤科、中医科等各专科及药剂、检验、影像等医技部门，并有相应人员和设备的医院。

2. **专科医院** 为诊治专科疾病的医院，如传染

病院、精神卫生中心、结核病防治院、肿瘤医院、胸科医院、妇婴保健院、眼耳鼻咽喉科医院、口腔医院等。

（三）按服务对象划分

我国医院可分为军队医院、企业医院等，有其特定任务及特定服务对象。

（四）按所有制划分

我国医院可分为全民所有制、集体所有制和个体所有制医院。

☞ 考点：医院的种类

三、医院的组织结构

我国医院的组织机构设置是按卫生部统一颁布的组织编制原则规定设置的，具有一定的模式。医院的机构设置应尽可能规范，职能部门应分工明确，虽然不同类型医院所承担的社会职能和功能有所不同，但医院的机构设置基本相同。当前综合性医院的组织结构模式大致分为三大部门，即诊疗部门、辅助诊疗部门和行政后勤部门（图1-1）。

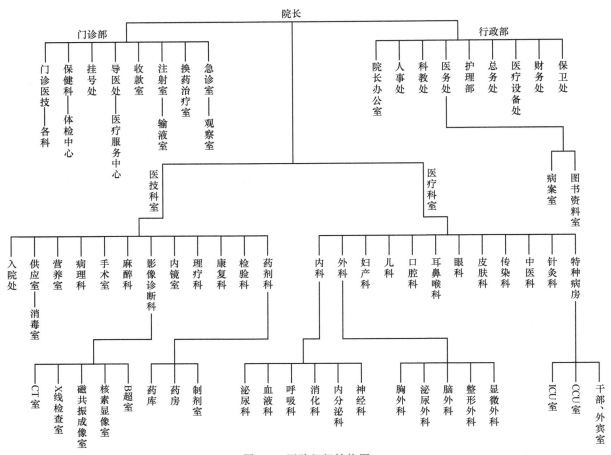

图1-1 医院组织结构图

第2节 医院的环境

门诊是医院面向社会的窗口，是医疗工作的第一线，是直接对人民群众进行诊断、治疗和预防保健的场所。门诊工作能反映医院的医疗、护理质量以及医院的综合管理水平。

案例1-2

根据学校教学安排，老师组织护生参观医院，当同学们走进医院大门时看到许多指示牌，这些都代表了一个部门或一个科室及工作范围，此时临床带教老师告诉大家："我们护士的重点工作岗位科室在门诊、急诊和病区。"

思考：

1. 门诊、急诊和病区的区别是什么？
2. 门诊、急诊和病区的结构、布局一样吗？
3. 门诊、急诊和病区的护理工作一样吗？

一、门诊环境及护理工作

（一）门诊的设置和布局

门诊工作具有对外联系多、接触面广、患者集中、流动性大，且就诊时间受限、病情轻重缓急不等的特点，因此，创造良好的门诊环境，合理组织就诊十分重要。医院门诊的设置应以方便患者就诊为目的，突出公共卫生为原则，做到布局合理、美化、绿化、安静、整洁,标识醒目,使患者产生亲切感和信任感。

门诊设有挂号处、收费处、化验室、药房、治疗室、候诊室、分科诊察室、急救室、观察室等。诊察室内应备诊察床,床前有遮隔设备;室内设洗手池,各种检查用具及化验单、检查申请单、处方等。治疗室内备有必要的急救设施,如供氧装置、电动吸引器、急救药品等。

链 接 »»

医院的社会环境

医院是社会的一个组成部分,护士要帮助患者尽快转变角色,适应病区这一特殊的社会环境。

(1)建立良好的护患关系:首先护士的职业素质是建立良好护患关系的前提。护士端庄的仪表、和蔼可亲的态度、得体的言谈、良好的职业素养、丰富的专业知识、娴熟的技术都会带给患者心理上的安慰,从而产生安全感、信赖感,有助于增加患者战胜疾病的信心。

(2)建立良好的群体关系:同住一室的患者构成一个群体,护士是患者群体中的调节者。要引导他们互相关心、帮助、鼓励,共同遵守医院规章制度,积极配合治疗与护理,使患友间呈现愉快、和谐的气氛,有利于疾病的康复。要重视家属的态度对患者产生的影响。一般来说,家属的关心和支持可增强患者战胜疾病的信心和勇气,解除患者后顾之忧。因此,护士要与家属加强沟通,取得信任与理解,共同做好患者的身心护理。

(二)门诊的护理工作

门诊工作通常是在常规工作时间里对一般常见病、多发病进行门诊检诊、治疗以及疑难病例的会诊、转诊。门诊护理工作的内容主要包括以下几个方面。

1.预检分诊 这是门诊患者就诊的第一步,预检护士通过对患者的热情接待和简要的病史询问及病情观察,对病情作出初步判断,给予合理的分诊指导,组织就诊者分科挂号,做到先预检分诊后挂号治疗。通过预检分诊,使患者合理流向,缩短了患者的就诊时间,防止了传染病的传播。预检护士应由实践经验丰富的护士担任。

2.组织候诊与就诊 患者挂号后,分别到各科候诊室依次就诊,护士应做好患者候诊、就诊时的护理工作。

(1)开诊前备齐各种检查器械和用物,提供良好的候诊、诊疗环境。

(2)分理初诊和复诊病案,收集整理各类检查、检验报告单。

(3)根据患者病情为其测量体温、脉搏、呼吸、血压,并记录于门诊病案上。

(4)按先后顺序叫号就诊,必要时护士应协助医生进行诊查工作。

(5)密切观察候诊患者病情,如发现有高热、剧痛、呼吸困难、出血、休克等情况时,应立即安排提前就诊或送急诊室处理。对病情较重或年老体弱者,可适当调整就诊顺序,安排提前就诊。

3.健康教育 充分利用候诊时间,通过口头讲解、图片、播放录音、录像或赠送健康资料等形式开展卫生科普、防病保健知识的宣传教育,热情耐心地回答患者的询问,帮助他们排忧解难。检诊后确定需要住院治疗的患者,护士应指导患者办理住院手续。

4.开展治疗 对需要在门诊接受治疗的患者,应严格按照医嘱及操作规程为患者进行注射、换药、灌肠、穿刺等操作,确保治疗的安全和有效。

5.消毒隔离 门诊患者流量大,病种杂,患者集中,易发生交叉感染,因此要认真做好消毒隔离工作。定期对门诊环境及相应设施进行清洁、消毒处理,对传染病或疑似传染病的患者,应分诊到隔离门诊就诊,并做好疫情报告。

6.保健门诊 经过培训的护士可直接参与各类保健门诊的咨询或诊疗工作,开展预防接种、健康检查,以及卫生防病、计划生育及优生优育的宣传工作。

☞考点:门诊的护理工作

二、急诊环境及护理工作

急诊科是医院诊治急症患者的场所,是抢救生命的第一线。对危及生命及意外灾害事件,应立即组织人力、物力,按照急救程序进行抢救。急诊科护士应具有良好的护士素质,责任心强,具备各种急症抢救知识和经验,技术娴熟,动作敏捷。急诊科护理的组织和技术管理应达到最优化,即标准化、程序化、制度化。

(一)急诊科的设置和布局

急诊科一般设有预检处、诊疗室、抢救室、治疗室、留观室、监护室、扩创室、手术室等,还应设有药房、化验室、心电图室、X线室、挂号室以及收费室等,形成一个相对独立的服务单元。

急诊科应设有专用通道和宽敞的出入口,标志醒目,照明系统功能良好,以方便急症患者就诊,最大限度缩短就诊前时间,争取抢救时机。

(二)急诊的护理工作

1.预诊分诊 患者被送到急诊科,应有专人负责出迎。预检护士要掌握急诊就诊标准,做到"一问、二看、三检查、四分诊"。遇有危重患者应立即通知值班医生及抢救室护士;遇意外灾害事件应立即通知护士长及医务部;遇有法律纠纷、刑事案件、交通事故等,应迅速报告医院保卫部门或与公安部门取得联系,并请家属或陪送者留下。

2. 抢救工作

(1) 物品准备

1) 一般物品:血压计、听诊器、张口器、压舌板、舌钳、手电筒、止血带、输液架、吸氧管、吸痰管、胃管等。

2) 无菌物品及无菌急救包:各种注射器、各种型号针头、输液器、输血器、静脉切开包、气管插管包、气管切开包、开胸包、导尿包、各种穿刺包、无菌手套及各种无菌敷料等。

3) 抢救设备:中心供氧系统、电动吸引器、心电监护仪、电除颤器、心脏起搏器、呼吸机、超声波诊断仪、洗胃机等,有条件可备 X 线机、手术床、多功能抢救床。

4) 抢救药品:各种中枢神经兴奋剂、镇静剂、镇痛药、抗休克、抗心力衰竭、抗心律失常、抗过敏药物及各种止血药;急救用激素、解毒药、止喘药;纠正水、电解质紊乱及酸碱平衡失调类药物以及各种输入液体、局部麻醉药及抗生素类药等。

5) 通讯设备:设有自动传呼系统、电话、对讲机等。

一切抢救物品要求做到"五定",即定数量品种、定点安置、定人保管、定期消毒灭菌和定期检查维修。使急救物品使用完好率达100%。护士必须熟练掌握抢救物品性能和使用方法,并且能排除一般性故障。

(2) 配合抢救

1) 争分夺秒,实施抢救:在医生未到达之前,护士应根据病情作出初步判断,并严格按照操作规程给予紧急处理,如测血压、给氧、吸痰、止血、配血、建立静脉输液通道、进行人工呼吸、胸外心脏按压等;医生到达后,护士应立即汇报处理情况,积极配合抢救,正确执行医嘱,密切观察病情变化,为医生提供有关资料。

2) 做好抢救记录和查对工作:记录要求字迹清晰、及时、准确。必须注明时间,包括患者和医生到达的时间,抢救措施落实时间(如用药、吸氧、人工呼吸等执行和停止时间)。在抢救过程中,凡口头医嘱需向医生复诵一遍,双方确认无误后再执行。抢救结束后,请医生及时补写医嘱和处方。各种急救药品的空安瓿须经两人核对后方可弃去;输液空瓶、输血空袋均应集中放置,以便统计查对。

3. 留观室护理 急诊科设有一定数量的观察床,又称急诊观察室。收治已明确诊断或暂不能确诊者,或病情危重暂时住院困难者。留观时间一般为3～7天。

留观室护理工作包括:

(1) 入室登记,建立病案,认真填写各项记录,书写病情报告。

(2) 主动巡视与观察病情,及时完成医嘱,加强生活及心理护理。

(3) 做好出入室患者及家属的管理工作。

☞考点:急诊的护理工作

三、病区环境及护理工作

病区是提供住院患者接受诊疗护理及休养的场所,也是医护人员全面开展医疗、预防、教学、科研活动的重要基地。

(一) 病区的设置和布局

每个病区设有病室、危重病室、抢救室、治疗室、护士办公室、医生办公室、配膳室、盥洗室、浴室、库房、洗涤间、厕所及医护休息室、示教室等。有条件的应设患者学习室、娱乐室、会客室、健身室。

病区环境要求做到安全、舒适、安静、整洁,每个病区设 30～40 张病床为宜,每间病房设 2～6 张病床或单床,配有卫生间,病房之间最好有屏风或床帘,病床与病床之间的距离要大于 1 米。

链 接 ≫

病区环境安静、整洁

(1) 安静:按世界卫生组织(WHO)规定的噪声标准白天医院病区较理想的强度在 35～40dB。 为控制噪声,工作人员要做到"四轻":说话轻、走路轻、操作轻、关门轻;病室的门、窗、椅脚应钉上橡皮垫;推车的轮轴应定期注润滑油;护士应向患者及家属宣传在病室中不要大声谈话,共同保持病室安静。

(2) 整洁:主要指病区护理单元,患者及工作人员的整洁。 具体应做到:①病室的陈设齐全,规格统一,物品摆放以根据需求及使用方便为原则。 ②患者的皮肤、头发、口腔要保持清洁,被服、衣裤要定期更换。 ③工作人员应仪表端庄、服装应整洁大方。 ④治疗后用物及时撤去,排泄物、污染敷料及时清除。

(二) 患者床单位及设置

患者床单位是指医疗机构为住院期间的患者提供使用的家具和设备。它是患者在住院期间进行休息、睡眠、饮食、排泄、活动和开展治疗的最基本的生活单位,其设施及管理应以患者的舒适、安全、有利于治疗护理和康复为前提。

1. 患者床单位及设施 患者床单位的固定设备有床、床垫、床褥、枕芯、棉胎或毛毯、大单、被套、枕套、橡胶单和中单(需要时)、床旁桌、床旁椅及床上桌,床头墙壁上有照明灯、呼叫装置、供氧和负压吸引管道等设施(图 1-2)。

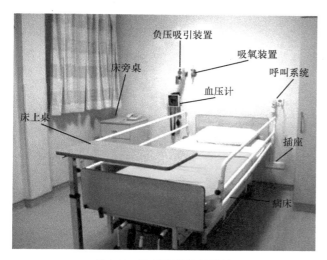

图 1-2　患者床单位及设施

2. 病床及被服的规格

（1）病床：是患者生活环境中最重要的设施之一，一般床长 200cm，宽 90cm，高 60cm，并应具备床面高度能进行升降，上下部分设有支架能分别调整，两侧安有活动的床栏，病床四脚装有脚轮等特点，以确保患者的安全和满足医护人员操作的需要。

（2）床垫：长、宽和床的规格同。厚 10cm，垫芯可为棕丝、棉花、海绵等，垫面选用牢固的布料制作。

（3）床褥：放于床垫上面，长、宽和床垫的规格相同，一般以棉花做褥芯。

（4）棉胎：长 230cm，宽 160cm。

（5）枕芯：长 60cm，宽 40cm，内装木棉、荞麦皮、蒲绒或羽毛。

（6）大单：长 250cm，宽 180cm，用棉布制作。

（7）被套：长 250cm，宽 170cm，尾端开口钉布带或纽扣。

（8）枕套：长 65cm，宽 45cm，用棉布制作。

（9）中单：长 170cm，宽 85cm。

（10）橡胶中单：长 85cm，宽 65cm，两端各加棉布 40cm。

（三）铺床法

铺床法（bed making）是为了保持床单位整齐，满足患者休息的需要。铺好的病床应符合实用、耐用、舒适、安全的原则。常用的铺床法有备用床、暂空床、麻醉床。

备用床（closed bed）

【目的】

保持病室整洁、美观，准备接收新患者。

【评估】

（1）病床是否完好、稳固。

（2）铺床用物是否洁净、齐全，折叠是否正确。

（3）床旁设施是否完好。

（4）病室内有无患者进行治疗或用餐。

【计划】

（1）护理目标

1）病床符合实用、耐用、舒适、安全的原则。

2）病室环境整洁、美观。

（2）用物准备：床褥、棉胎、枕芯、大单、被套、枕套。

【实施】

（1）操作步骤

1）护士准备：洗手、戴口罩。

2）备齐用物：按使用程序放于护理车上携至床旁。

3）移开床旁桌（离床约 20cm），移开床旁椅至床尾正中（离床约 15cm），用物放于椅上。

4）翻转床垫：纵翻或横翻，上缘紧靠床头，铺床褥于床垫上。

5）铺大单

A. 取折叠好的大单放于床褥上，正面向上，中线对齐床中线，分别向床头、床尾展开。

B. 铺近侧床头：一手将床垫托起，一手伸过床头中线，将大单包塞于床垫下。包折床角：在离床头约 30cm 处，向上提起大单边缘，使其与床沿垂直，呈一等腰三角形（图 1-3）。以床沿为界，将三角形分为两半，上半三角形覆盖于床上，先将下半三角形平整地塞入床垫下，再将上半三角形翻下塞入床垫下。斜角铺法：将上半三角翻下塞于床垫下，使之成为一斜角。直角铺法：将上半三角形底边直角部分拉出，拉出部分的边缘与地面垂直，将拉出部分塞于垫下，使之成一直角。至床尾拉紧大单，对齐床中线，同法铺好床尾大单。两手拉紧大单中部的边缘，双手掌心向上，将大单平整地塞入床垫下。转至对侧，同法铺好对侧大单。

6）套被套

A. "S"形式：取折叠好的被套正面向外，中线和床中线对齐，封口端齐床头，开口端向床尾平铺于床上，将被套尾部开口端的上层拉开 1/3，将按"S"形折好的棉胎（棉胎纵折三折，再"S"形横折三折）放于被套尾端开口处，底端同被套开口边平齐，将棉胎送至被套封口处，再将竖折的棉胎两边展开与被套平齐，套好两上角，由床头至床尾逐层拉平棉胎、被套，系好带子。盖被上缘与床头平齐（有利于保暖和患者活动）；两侧边缘向内折叠与床沿平齐，铺成被筒，尾端塞在床垫下或内折与床尾平齐（图 1-4）。

B. 卷筒式：将被套正面向内，平铺于床上，开口端朝床尾，将棉胎或毛毯平铺于被套上，上缘和被套封口边齐，将棉胎与被套一并自床尾卷至床头或自床头卷至床尾，自开口处翻转，拉平、系带。余同"S"形式铺好盖被(图 1-5)。

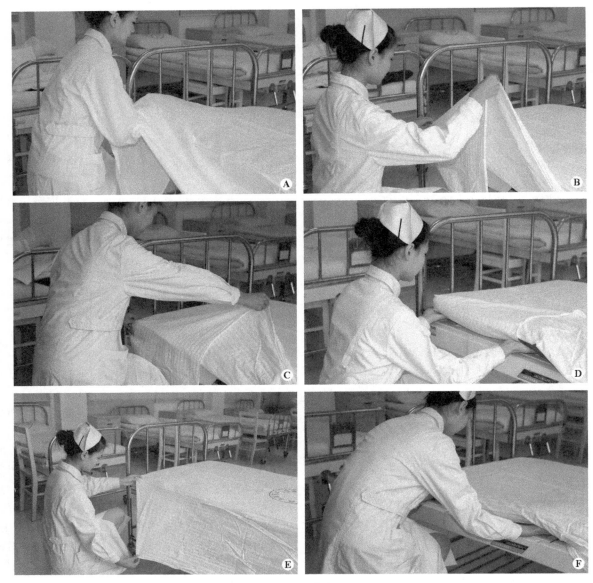

图 1-3 铺床角法

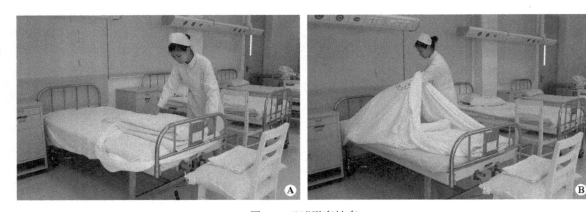

图 1-4 "S"形套被套

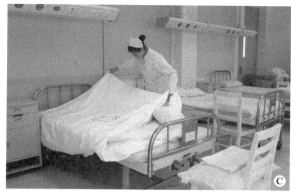
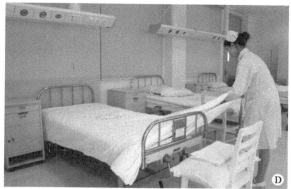
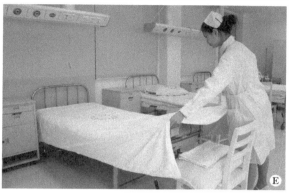

图 1-4　"S"形套被套（续）

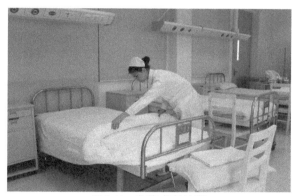

图 1-5　卷筒式套被套

7）套枕套：在床尾处将枕套套于枕芯上，四角充实，轻拍枕芯，系带，平放于床头，枕套开口处背门。

8）将床旁桌椅放回原处，保持床单位整齐美观（图 1-6）。

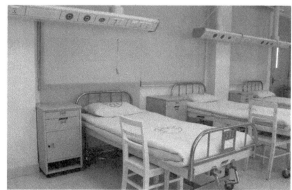

图 1-6　备用床

9）推护理车回治疗室，洗手。

（2）注意事项

1）病室内有患者进餐或治疗时应暂停铺床。

2）用物备齐，折叠正确，放置有序，省时省力。

3）动作轻稳，避免尘埃扬起。

4）操作中正确应用节力原理。能够升降的病床应升高床面至方便铺床的高度，避免腰部过度弯曲或伸展所致的疲劳；铺床时，身体应靠近床边，上身保持直立，两腿前后或左右分开，稍屈膝，以扩大支撑面，降低身体重心，增加稳定性；手、臂动作配合协调，动作平稳连贯，避免过多的抬起、放下、停止等无效动作，以减少体力消耗，缩短铺床时间。

【评价】

（1）病床外观平、整、紧、挺，符合实用、耐用、舒适、安全的原则。

（2）护士动作协调、连贯、省力、有效。

暂空床（unoccupied bed）

【目的】

保持病室整洁、美观，供新入院患者或暂离床活动的患者使用。

【评估】

（1）患者病情：根据病情需要，准备用物。

（2）床上用物：是否洁净、齐备。

（3）床旁设施是否完好。

（4）病室内有无患者进行治疗或用餐。

链 接 »»

铺备用床操作流程图

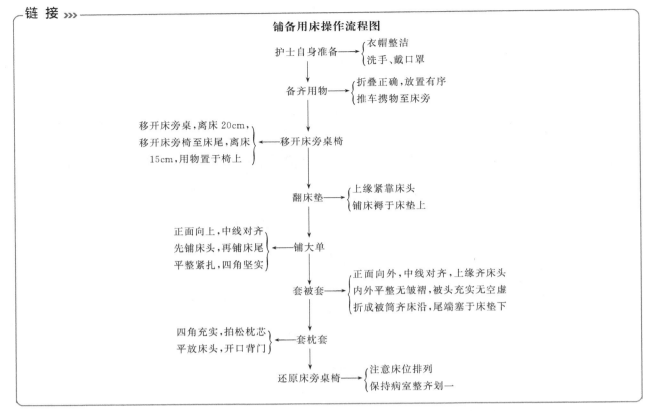

护士自身准备 → { 衣帽整洁
洗手、戴口罩 }

备齐用物 → { 折叠正确,放置有序
推车携物至床旁 }

移开床旁桌,离床20cm,
移开床旁椅至床尾,离床
15cm,用物置于椅上 } ← 移开床旁桌椅

翻床垫 → { 上缘紧靠床头
铺床褥于床垫上 }

正面向上,中线对齐
先铺床头,再铺床尾
平整紧扎,四角坚实 } ← 铺大单

套被套 → { 正面向外,中线对齐,上缘齐床头
内外平整无皱褶,被头充实无空虚
折成被筒齐床沿,尾端塞于床垫下 }

四角充实,拍松枕芯
平放床头,开口背门 } ← 套枕套

还原床旁桌椅 → { 注意床位排列
保持病室整齐划一 }

【计划】

(1)护理目标

1)病床及用物清洁、整齐。

2)病室环境整洁、美观。

(2)用物准备:同备用床,必要时备橡胶单、中单。

【实施】

(1)操作步骤

1)将备用床的盖被扇形三折于床尾,并使之平齐。

2)根据病情需要,铺橡胶单和中单,上缘距床头45~50cm,中线与床中线对齐,两单边缘下垂部分一起拉紧平整地塞入床垫下,转至对侧,同法拉紧铺好(图1-7)。

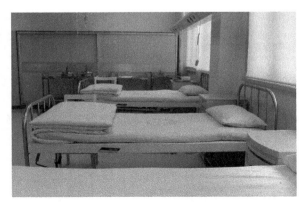

图1-7 暂空床

(2)注意事项:同备用床。

【评价】

(1)病床符合实用、耐用、舒适、安全的原则。

(2)操作方法正确,符合省力原则。

(3)用物准备符合病情需要。

(4)患者上下床方便,躺卧时感觉舒适。

麻醉床(anesthetic bed)

【目的】

(1)便于接受和护理麻醉手术后的患者。

(2)使患者安全、舒适,预防并发症。

(3)保护床上用物不被血液、呕吐物、排泄物等污染,便于更换。

【评估】

(1)患者的病情、手术部位、麻醉种类。

(2)铺床用物是否洁净、齐全,折叠是否正确。

(3)床旁设施是否完好。

(4)病室内有无患者进行治疗或用餐。

【计划】

(1)护理目标

1)患者能得到及时诊疗和护理。

2)病床符合患者术后的需要。

3)患者安全舒适,未发生并发症。

(2)用物准备

1)床上用物:同备用床,另加橡胶中单和中单各两条。

2）麻醉护理盘：无菌巾内置开口器、压舌板、舌钳、牙垫、治疗碗（内盛0.9%氯化钠溶液）、镊子、输氧导管、吸痰导管和纱布数块。无菌巾外放血压计、听诊器、弯盘、棉签、胶布、手电筒、护理记录单和笔。

3）其他：输液架，必要时备吸痰器、氧气筒、胃肠减压器等；天冷时备热水袋（加布套）毛毯。

【实施】

（1）操作步骤

1）护士准备：洗手、戴口罩，备齐用物携至床旁。

2）拆除原有枕套、被套、大单等，同铺备用床法移开床旁桌、椅。将铺床用物放于椅上。

3）同铺备用床法铺好近侧大单。

4）根据患者的麻醉方式和手术部位，按需要铺好橡胶单和中单。

将一块橡胶单和中单铺于床中部，上缘距床头45～50cm，中线与床中线对齐；另一块橡胶单和中单铺于床头，上缘与床头平齐，下缘压在中部橡胶单和中单上，中线与床中线对齐，下垂边缘部分一并塞入床垫下。下肢手术者，可将橡胶单、中单铺于床尾。

5）转至对侧，同法逐层铺好大单、橡胶单和中单。

6）铺盖被：同备用床铺法套好盖被，上端齐床头，两侧边缘向内折叠齐床沿，被尾内折齐床尾，再将盖被扇形三折叠于一侧床边，开口处向门，便于接受术后患者。

7）套枕套，拍松枕芯，将枕头横立于床头，开口背门。

8）移回床旁桌，床旁椅放于接受患者对侧的床尾，麻醉护理盘放于床旁桌上，其他用物放于妥善之处（图1-8）。

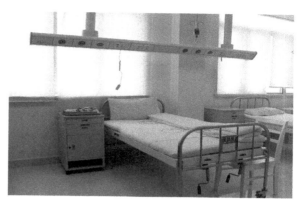

图1-8 麻醉床

（2）注意事项

1）同备用床。

2）铺麻醉床时应更换洁净的被单，保证术后患者舒适，避免发生感染。

3）橡胶单、中单放置的位置应符合病情的需要。

4）麻醉护理盘及其他所需用物应齐备，放置合理，以方便使用。

【评价】

（1）病床符合实用、耐用、舒适、安全的原则。

（2）护士动作协调，连贯，省力，有效。

链接 ▶▶▶

铺麻醉床操作流程图

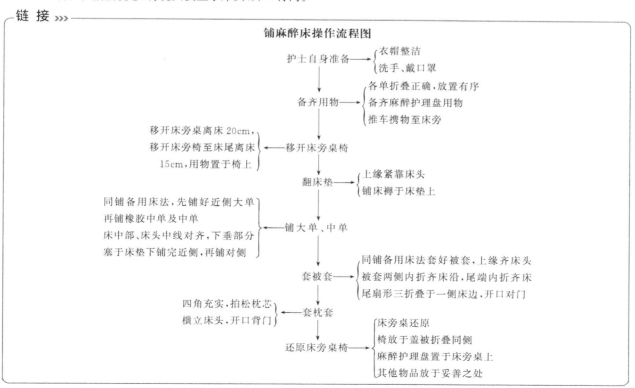

链 接 »»»

被单式铺床法

1. 备用床　目的与用物同被套式,其中被套改用大单两条(作罩单和衬单用)。

2. 步骤

第一,铺大单:方法同被套式。

第二,铺衬单:将衬单反面铺于床上,对齐中线,上端反折25cm和床头齐,床尾按铺床法铺好床角。

第三,铺棉胎或毛毯于衬单上,上端与床头平,将床头衬单反折于棉胎或毛毯上,床尾部分按铺床法铺好床角。将一侧床沿毛毯和衬单下垂部分半塞于床垫下。

第四,铺罩单:正确向上对准中线,上端反折15cm和床头齐,床尾部分折成45°垂于床边。转至对侧同法铺好。

第五,套枕套:方法同被套式。

(3)患者舒适、安全。

(4)用物齐备,能满足使用需要。

(四)病区的护理工作

病区护理工作的宗旨是以患者为中心,运用护理程序为患者实施整体护理,其内容如下。

1. 准确评估患者的健康状况,提出护理诊断,制订护理计划,实施护理措施,及时作出评价。

2. 认真执行医嘱,协助医生完成各项诊疗和抢救工作,杜绝医疗事故发生。

3. 巡视病房,加强病情观察,及时了解患者的病情变化和治疗效果。

4. 认真做好心理护理,满足患者的心理需求。

5. 重视生活护理,满足患者清洁、舒适、安全的需要。

6. 开展健康教育,提供科学指导,提高患者的自护能力。

7. 做好病区消毒隔离工作,预防医院感染的发生。

8. 做好入院、出院、转院及死亡患者的护理工作。

9. 正确书写和严格管理各种医疗护理文件记录。

10. 加强病区的环境管理,消除和避免环境中一切不利于健康的因素。

11. 开展临床护理教育及科研工作,不断提高临床护理的质量和水平。

☞考点:病区的布局与病区的护理工作

第3节　患者入院和出院护理

患者的入院与出院护理是对患者实施整体护理,满足其身心需要的具体体现。护士通过对入院及出院患者提供规范周到的护理服务,使患者建立起对医护人员的亲切感和信任感,使其在满足了生理需要的同时又有安全感和归属感。

▶▶▶ 案例 1-3

护生小舒与小蕾分别在内外科实习,下班后,两人在一起交流当天的工作情况。小舒接待了一位女性糖尿病并有头虱的新患者;小蕾接待了一位急性阑尾炎需手术的患者。两人在带教老师的指导下,工作有条不紊,每一项工作都得到了患者、家属和带教老师的肯定。在高兴之余,继续讨论以后的护理工作和病愈后出院的护理工作。

思考:

1. 患者的入院程序有哪些?患者的头虱如何处理?

2. 病区如何做好新患者的护理工作?

3. 内科患者和外科手术患者铺床的要求一样吗?如何帮助患者进入手术室?

4. 患者病愈后出院的护理工作有哪些?

一、患者入院护理

患者经门诊或急诊医生初步诊断后,确定需要住院检查或治疗时,由医生签发住院证,护士根据患者情况,提供相应护理措施,协助患者入院。对病情严重、症状危急者,尽量简化相应检查,立刻送其住院治疗或就地抢救。

(一)入院程序

1. 办理入院手续　患者或家属持医生签发的住院证到住院处办理住院手续,如缴纳住院保险金,填写登记表格。住院处接受患者后,立即电话通知病区提前做好接收新患者的准备。对需急诊手术的患者,先手术,后办理入院手续。

2. 进行卫生处置　根据患者的病情及身体状况,在卫生处置室内对患者进行卫生处理,如淋浴、更衣。危急重症患者,即将分娩、体质虚弱者可酌情免浴。遇有虱、虮者,应先行灭虱、虮,再作卫生处理。传染病或疑似传染病者则应在隔离室处理。患者换下的衣物或不用的物品交家属带回或交住院处办理存放手续。

3. 护送患者入病区　由住院处护士携病历护送患者入病区。根据病情可选择扶助步行或使用轮椅、平车、担架护送。护送途中应注意安全和保暖,不中断输液或吸氧等必要的治疗,合理安置患者的体位。护送患者至病区后,应与病区值班护士进行患者病情、治疗护理措施及物品等的当面交接。

(二)患者入病区后的初步护理

1. 护理目标。

(1)患者感到受欢迎和被关心。

(2)患者熟悉病区环境,适应患者角色。

（3）患者能得到及时的治疗和优质的护理。

2.护理措施

（1）一般患者入病区后的初步护理

1）准备床单位：病区护士接住院处通知后，根据病情及治疗需要准备床单位，将备用床改为暂空床，并备齐患者所需用物。危重患者安置在重危病室，传染病患者应安置在隔离室以便抢救或隔离。

2）迎接新患者：新患者入院进入一个陌生环境后，希望被认识、被理解和被尊重。患者到达后，护士应以热情的态度将新患者引至指定的床位，主动进行自我介绍，说明自己将为患者提供的服务内容和职责范围，给患者留下良好的第一印象。同时介绍同室病友，促进彼此交往，从而满足其归属和安全的心理需要。

3）填写住院病历和有关护理表格

A. 用蓝色钢笔逐页填写住院病历眉栏及各种表格。住院病案按下列顺序排列：体温单、医嘱单、入院记录、病史及体格检查、病程记录（手术、分娩记录单等）、各种检验检查报告单、护理病案、住院病案首页、门诊病案。

B. 用蓝色钢笔在体温单 40～42℃ 的相应时间栏内竖写入院时间。

C. 填写入院登记本、诊断卡（挂于患者住院一览表上）、床尾卡（插入病床床尾牌夹内）。

D. 初步评估患者：测量生命体征，酌情测身高、体重，记录于体温单上。

E. 通知医生，必要时协助医生进行体检，遵医嘱处理相关事项，通知营养室准备患者膳食，执行各项治疗护理措施，按"分级护理"进行护理。

F. 进行入院护理评估：了解患者的基本情况，提出健康问题，制订初步的护理计划。在 24 小时内完成护理入院记录。

此间应了解患者身心需要，介绍病区环境、有关规章制度、床单位及其设备的使用方法，引导患者尽快适应患者角色，遵守住院规则，并做好相关指导，如饮食、休息、治疗护理的配合、留取标本的时间、方法及注意事项等。

（2）急诊患者入病区后的初步护理

1）准备床单位用物：急诊患者被送到病区后，病区护士应将患者安置在危重病室或抢救室，病床上加橡胶中单和中单，急诊手术患者则铺好麻醉床。

2）备好急救物品：氧气、呼吸器、心电监护器、负压吸引器等处于备用状态，输液器具、急救药品、急救车内用物备齐。通知医生做好抢救准备。

3）密切观察病情变化，配合医生进行抢救，做好护理记录。

4）暂留陪送人员：昏迷患者、婴幼儿及不能正确叙述病情的患者须暂留陪送人员，以便询问了解病情及相关情况。

☞考点：患者入院程序和入病区后的初步护理

（三）患者分级护理

患者分级护理是根据患者病情的轻重缓急，按护理程序制订不同的护理措施，其级别规定为特别护理和一、二、三级护理（表 1-1）。

☞考点：患者分级的对象及护理内容

二、患者出院护理

患者经住院治疗后，病情好转、稳定或已痊愈，医生同意出院并决定出院时间后，护士应做好以下一系列出院护理的工作。

（一）出院前护理

1.通知患者及家属　医生根据患者的健康情况决定患者的出院日期，开写出院医嘱后，护士应提

表 1-1　分级护理

护理级别	适用对象	护理内容
特别护理	病情危重，需随时观察，以便及时进行抢救的患者。如严重创伤、各种复杂疑难的大手术后、器官移植、大面积灼伤和"五衰"等	①设立专人 24 小时护理，严密观察病情及生命体征。②制订护理计划，严格执行各项诊疗及护理措施，及时准确填写特别护理记录单。③备齐急救药品和器材，以便随时应用。④认真细致做好各项基础护理，严防并发症，确保患者安全
一级护理	病情危重需绝对卧床休息的患者。如各种大手术后、休克、瘫痪、昏迷、高热、出血、肝肾衰竭和早产婴儿等	①每 15～30 分钟巡视患者一次，观察病情及生命体征。②制订护理计划，严格执行各项诊疗及护理措施，及时准确填写特别护理记录单。③按需准备抢救药品和器材。④认真细致做好各项基础护理，严防并发症，满足患者身心两方面的需要
二级护理	病情较重，生活不能自理的患者。如大手术后病情稳定者，以及年老体弱、幼儿、慢性病不宜多活动者等	①每 1～2 小时巡视患者一次，观察病情。②按护理常规护理。③生活上给予必要的协助，了解患者病情动态及心态，满足其身心两方面的需要
三级护理	病情较轻，生活基本能自理。如一般慢性病、疾病恢复期及手术前准备阶段等	①每日两次巡视患者，观察病情。②按护理常规护理。③给予卫生保健指导，督促患者遵守院规，了解患者的病情动态及心态，满足其身心两方面的需要

前通知患者及家属,协助做好出院准备。

2. 评估患者的身心需要　了解患者的身心状况,做好心理护理,增强生活信心,促进患者角色的转换。

3. 进行健康教育　针对患者的健康状况,进行健康教育,提供患者出院后在生活起居、饮食、卫生、治疗、功能锻炼和病情监测等方面的科学指导,并帮助患者建立维护和增进自我健康的责任意识,提高患者的自护能力。

4. 征求患者意见　征求患者及家属对医院工作的意见和建议,不断完善医院管理,改进工作方法,提高护理质量。

（二）出院当日护理

1. 填写患者出院护理评估单。

2. 执行出院医嘱

（1）对出院后需继续服药的患者,凭医嘱处方到药房领取药物后交给患者或家属,并进行用药指导。

（2）填写出院通知单,通知患者或家属到出院处办理出院手续,结算住院期间治疗、护理等费用。

（3）在体温单40～42℃所对应的时间栏内,用蓝色钢笔竖写出院时间。

（4）停止一切医嘱,注销所有治疗护理执行单（如服药单、注射单、治疗单、饮食单等）,撤去诊断卡及床头(尾)卡,在入院登记本上填写出院日期。

3. 协助患者整理用物,归还寄存物品,开具物品带出证。

4. 护送患者出院　患者或家属办理完手续后,护士收取出院证,并根据患者病情选用轮椅、平车或步行护送患者至病区门外或医院门口。

（三）出院后护理

1. 处理床单位

（1）撤去污被服,放入污衣袋,送洗衣房处理。

> **链接** >>>
> **拆床单法**
> 1. 移开床旁桌、椅（同铺床法）。
> 2. 拆下枕套,置于车的下层或污衣袋内,枕芯放于椅上。
> 3. 一手抬起近侧的床垫,自床头向床尾依次松开各单,展开近侧的盖被;转至对侧,同法松开各单,展开盖被。
> 4. 解开盖被尾端系带,拉开盖被尾端上层,从尾端开口处将棉胎两侧向上纵行三折叠至床头,一手握持棉胎前端,呈"S"形折叠拉出,放于椅子上。
> 5. 将大单、被套由两侧和两端向内卷起,置于车的下层和污衣袋内。
> 6. 枕芯、棉胎放于床尾处,还原床旁桌、椅。

（2）床垫、床褥、棉胎、枕芯用紫外线灯管照射或臭氧消毒器消毒,也可放在日光下暴晒6小时。

（3）病床及床旁桌椅用消毒液擦拭,非一次性面盆、痰杯用消毒液浸泡。

（4）病室开窗通风。

（5）传染病患者的床单位及病室,均按传染病终末消毒法处理。

2. 整理出院病历　按出院病历排列顺序,交病案室保存。出院病案排列顺序:住院病案首页、出院记录或死亡记录、入院记录、病史及体格检查、病程记录、各种检验及检查报告、护理病案、医嘱单、体温单。

3. 铺好备用床,准备迎接新患者。

☞考点:患者出院前、出院当日、出院后护理

> **链接** >>>
> **家庭病床**
>
> 　21世纪的医学将从传统的纯治疗模式转变为群体保健、预防和患者主动参与模式。家庭病床的建立,开拓了扩展医院社会功能的新路子,医院将不仅为住院患者进行治疗,而且要面向社会、面向家庭,开展预防、保健和社会医疗服务,真正成为人民健康的服务中心。家庭病床的建立是预防、医疗、康复三位一体的好形式,它既方便了患者,又缓解了医院床位的紧张,还可减轻医疗费用、患者及家庭的负担。随着老龄化社会的到来,家庭病床的优越性将更为突出,护理人员将成为家庭病床工作中的主力军。
>
> 　家庭病床的护理工作如下。
>
> （1）提供治疗及护理需要,如注射、换药、按摩、导尿、灌肠等。
>
> （2）指导与协助患者正确实施康复护理,如肢体功能、呼吸功能及膀胱功能的锻炼等。
>
> （3）健康教育。介绍有关疾病的防治知识、用药知识、卫生习惯、科学的饮食起居知识、家庭中一般物品的消毒隔离方法,还要对患者进行自身健康的责任与意识的教育。
>
> （4）做好心理护理。帮助患者克服由于疾病的痛苦所造成的心理障碍,采用合适的语言与非语言交流技巧,给予患者安慰、鼓励和勇气。
>
> （5）及时解决患者存在或潜在护理问题,作好效果评价的记录。

三、运送患者法

对不能自行移动的患者,在入院、出院、接受检查或治疗时,护士可根据其病情选用不同的运送方法,如轮椅运送法、平车运送法和担架运送法。在运送过程中,护士必须熟练掌握搬运和护送患者的技术,正确运用人体力学原理,减轻操作疲劳,并确保患者的安全和舒适。

（一）轮椅运送法（wheelchair transportation）（图1-9）

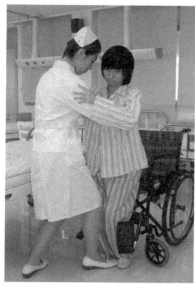

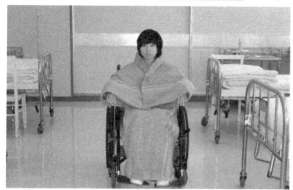

图1-9　轮椅运送法

【目的】

1. 运送不能行走但能坐起的患者入院、出院、进行外出检查、治疗、室外活动。

2. 帮助患者下床活动，促进血液循环和体力的恢复。

【评估】

1. 患者的一般情况　病情、体重、躯体活动能力、病损部位。

2. 患者的认知反应　意识状态、心理反应、理解合作程度。

3. 轮椅性能是否完好。

4. 地面是否干燥、平坦。

【计划】

1. 护理目标　患者安全、舒适，无病情变化，并能主动配合。

2. 用物　轮椅，按季节备外衣，需要时备毛毯、别针。

【实施】

1. 操作步骤

准备

（1）检查：检查轮椅性能，推至患者床旁。

（2）查对：核对患者姓名、床号，解释目的、方法及配合事项。

（3）安置轮椅：将轮椅椅背与床尾平齐，面向床头。将车闸制动，翻起踏脚板。需要时将毛毯单层平铺于轮椅上，使毛毯上端高出患者颈部15cm。

（4）协助起床：扶病员坐起，披上外衣，穿鞋，下地。

坐轮椅法：

（1）固定轮椅：如轮椅无车闸，护士应站在轮椅后面，固定轮椅后再让患者坐入，以免跌倒。

（2）协助坐椅：嘱患者扶着轮椅的扶手，将身体坐入椅座中部，并尽量向后靠稳。翻下踏脚板，供患者踏脚。

（3）包裹保暖：将毛毯围于患者颈部，并做成袖筒，别针固定，再围好患者的上身、双下肢和两脚。

（4）整理病床：将病床铺成暂空床。

（5）护送患者：打开轮闸，将患者推至目的地。

☞操作警示：固定轮椅和协助坐椅的安全性

下轮椅法

（1）协助回床：将轮椅推至床尾，面向床头，固定轮闸，翻起踏脚板。打开毛毯，协助患者站起，从轮椅转至床边，慢慢坐回床沿。

（2）卧位舒适：协助患者取舒适卧位，盖好盖被。

（3）归位整理：整理床单位，归还轮椅，必要时作记录。

2. 注意事项

（1）检查轮椅性能，确保患者安全。

（2）推行时速度要慢，嘱患者手握扶手，尽量靠后坐，勿向前倾身或自行下车。下坡时减慢速度，过门槛时翘起前轮，使患者的头、背后倾，避免产生不适和发生意外。

（3）推行过程中注意观察病情，询问有无不适。

（4）天冷外出时，注意保暖。

【评价】

1. 患者坐于轮椅上无疲劳感及不适反应，感觉舒适。

2. 护患沟通有效，患者能主动配合，接受指导。

3. 护士操作规范，动作轻稳、省力、协调，运送安全、顺利。

☞考点：轮椅运送法注意事项

（二）平车运送法（图1-10）

【目的】

运送不能起床的患者入院，外出检查，治疗或手术。

【评估】

1. 患者的一般情况　病情、体重、躯体活动能力、病损部位。

2. 患者的认知反应 意识状态、心理反应、理解合作程度。

3. 平车性能是否完好。

4. 地面是否干燥、平坦。

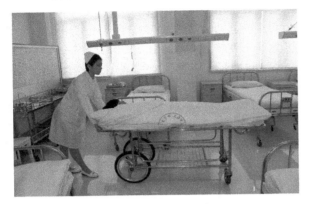

图 1-10 平车运送法

【计划】

1. 目标

(1) 患者安全、舒适，无病情变化。

(2) 运送患者顺利，连续性治疗不受影响。

2. 用物 平车(上置大单和橡胶单包好的垫子和枕头)、盖被或带套的毛毯，如为骨折患者，应有木板垫于车上，必要时备帆布中单或布中单。

【实施】

1. 操作步骤

(1) 挪动法:对病情许可，能在床上配合动作者。

1) 检查平车:根据需要铺好平车，检查性能，确保安全。

2) 核对解释:确认患者，取得配合。如有导管则安置导管，避免松脱，确保通畅。

3) 移开床旁桌、椅，推平车紧靠床边，松开盖被，护士用身体抵住平车。帮助患者将上身、臀部、下肢顺序向平车挪动(回床时，先助其移动下肢，再移动上半身)，使患者躺好。

4) 用盖被包裹患者，露出头部。上层边缘向内折叠，使之整齐。

5) 整理床单位，铺暂空床。

📷操作警示:正确固定平车

(2) 一人搬运法:适用于儿科患者，或体重较轻者(图 1-11)。

1) 安置平车:移开床旁椅至对侧床尾，推平车至床尾，使平车头端(大轮端)与床尾成钝角。

2) 松被穿衣:向患者解释，以取得合作，松开盖被，协助穿衣。

3) 托起患者:护士一臂自患者腋下伸到肩部外侧，另一臂伸入患者大腿下，患者双手交叉于护士颈

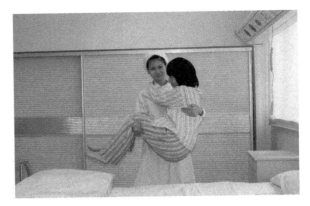

图 1-11 一人搬运法

后，护士抱起患者移步转身，将患者轻放于平车上，盖好盖被。

(3) 二人搬运法:适用于病情较轻，但自己不能活动，体重较重的患者(图 1-12)。

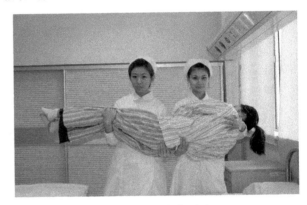

图 1-12 二人搬运法

1) 安置平车:同一人搬运法 1)~2)。

2) 移动患者:护士甲、乙二人站在床边，将患者双手放于胸腹部，协助患者移至床缘。

3) 托起患者:护士甲一手臂托住患者的头、颈、肩部，另一手臂托住腰部;护士乙一手臂托住臀部，另一手臂托住患者腘窝处。合力抬起，使患者身体稍向护士侧倾斜，两人同时移步至平车，轻放于平车上。

(3) 三人搬运法:适用于病情较轻，但自己不能活动，体重较重的患者。

1) 安置平车:同一人搬运法 1)。

2) 移动患者:护士甲、乙、丙三人站在床边，协助患者移至床缘。

3) 托起患者:护士甲一手臂托住患者的头、颈、肩部，另一手臂托住患者背部;护士乙一手臂托住患者腰部，另一手臂托住患者臀部;护士丙一手臂托住患者膝部，另一手臂患者小腿部。合力抬起，使患者身体稍向护士侧倾斜，三人同时移步至平车，轻放于平车上(图 1-13)。

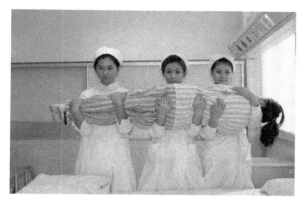

图 1-13　三人搬运法

（4）四人搬运法：适用于颈椎、腰椎骨折患者或病情较重的患者。

1）身下垫单：移开床旁桌椅，松开盖被，在患者腰、臀下铺帆布中单或布中单。

2）安置平车：推平车紧靠床边，大轮靠床头，将车闸制动。

3）托起患者：护士甲站于床头，托住患者的头及颈肩部；护士乙站于床尾，托住患者的双腿；护士丙和丁分别站于病床和平车的两侧，抓牢中单四角。四人合力同时抬起患者至平车上（图 1-14）。

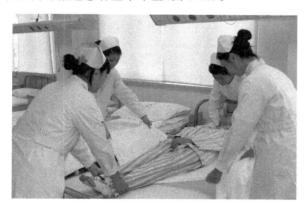

图 1-14　四人搬运法

4）安置卧位：根据病情需要，安置患者卧位，用盖被包裹患者，露出头部。

5）整理病床：整理床单位，铺暂空床。

6）运送患者：松闸，推送患者到指定地点。

☞操作警示：两人以上搬运患者动作要协调一致

2. 注意事项

（1）搬运时动作轻稳，协调一致，确保患者的安全、舒适。

（2）应用节力原理，搬运时尽量让患者身体靠近搬运者，使重力线通过支撑面保持平衡，缩短重力臂距离，达到省力。

链 接 >>>

人体力学在护理工作中的应用原则

1. 利用杠杆作用　用手持物时，两肘紧靠身体两侧，上臂下垂，前臂和所持物体靠近身体，缩短阻力臂。

2. 扩大支撑面　根据需要，操作时两脚前后或左右分开，以扩大支撑面。

3. 降低重心　进行低平面操作或取用远处物品时，双下肢随身体动作方向前后或左右分开，同时屈膝屈髋。

4. 减少身体重力线的偏移　搬运患者或提取重物时应将患者或重物靠近身体，使重力线落在支撑面内。

5. 尽量使用大肌肉或多肌群　减少肌肉的疲劳。

6. 用最小量的肌力做功　移动重物时要先计划好所要移动的位置和方向，尽量以直线方向移动，尽可能用推或拉代替提取。

（3）推车时护士应站在患者头侧，以便观察病情。患者头部应卧于大轮一端，以减少颠簸产生的不适。上下坡时，患者的头部应在高处一端。进出门时应先将门打开，不可用车撞门，避免震动患者或损坏建筑物。

（4）搬运骨折患者，平车上应垫木板，注意固定好骨折部位再搬运。

（5）有静脉输液管及引流管的患者，须注意妥善固定并保持通畅。

【评价】

1. 患者安全、舒适，无并发症。持续性治疗未被中断。

2. 护患沟通有效，达到预期结果。

3. 护士动作正确、规范、节力，配合协调。

☞考点：平车运送法的适应证、注意事项

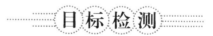

目标检测

单选题

A₁ 型题

1. 医院的任务是（　　）

　A. 以医疗为中心　　　　　　B. 以科研为中心

　C. 以预防为中心　　　　　　D. 以医学教育为中心

　E. 以指导基层卫生工作为中心

2. 病室最适宜的温度和相对湿度为（　　）

　A. 14～16℃，30%～40%　　B. 16～18℃，70%～80%

　C. 18～22℃，50%～60%　　D. 20～22℃，30%～40%

　E. 22～24℃，50%～60%

3. WHO 规定的噪声标准，白天病区较理想的噪声强度在（　　）

　A. 15～20 dB　　　B. 20～35 dB　　　C. 35～40 dB

　D. 45～50 dB　　　E. 50～60 dB

4. 对前来就诊的患者，护士应首先进行（　　）

　A. 卫生指导　　　　　　B. 预检分诊

C. 心理安慰　　　　　　　D. 查阅病案

E. 健康教育

5. 住院处为患者办理入院手续的依据是(　　)

A. 门诊病历　　　　　　　B. 单位介绍信

C. 医保卡　　　　　　　　D. 住院证

E. 社保证明

6. 搬运患者时,下列哪项不符合节力原则?(　　)

A. 身体靠近床边　　　　　B. 两腿间距与肩同宽

C. 使用肘部力量　　　　　D. 两膝稍屈并分开

E. 上身保持一定弯度

7. 平车上下坡时,患者头在高处一端的目的是(　　)

A. 安全　　　　　　　　　B. 利于观察病情变化

C. 防止低血压　　　　　　D. 使患者感到舒适

E. 防止头部充血引起不适

8. 协助患者由平车向病床挪动的顺序是(　　)

A. 下肢、上肢、臀部　　　B. 上身、臀部、下肢

C. 臀部、下肢、上身　　　D. 下肢、臀部、上身

E. 上身、下肢、臀部

9. 不符合一级护理要求的是(　　)

A. 严格执行各项诊疗及护理措施

B. 每 1 小时巡视患者一次

C. 观察病情及生命体征

D. 认真做好各项基础护理

E. 满足患者的身心需要

10. 出院护理过程中错误的是(　　)

A. 办理出院手续

B. 停止注射,继续发放口服药

C. 介绍出院后有关注意事项

D. 征求患者意见

E. 热情护送出院

A₂ 型题

11. 患者陈太太,候诊时,突然感到腹痛难忍,出冷汗,四肢
冰冷,门诊护士应该(　　)

A. 让患者平卧候诊　　　　B. 安排患者提前就诊

C. 给予患者镇痛剂　　　　D. 置热水袋于患者腹部

E. 密切观察病情

12. 患者于某,男性,50 岁,全麻下行剖腹探查术,在未回病
房前,护士铺麻醉床时操作错误的是(　　)

A. 床旁桌放置麻醉盘

B. 盖被扇形折叠于床尾

C. 枕立于床头

D. 根据需要将橡胶单及中单铺于床头

E. 手术部位铺中单及橡胶单

13. 患者王先生,患支气管扩张,治疗后将出院,护士进行
床单位处理时哪项不妥?(　　)

A. 撤下污被服送洗

B. 床及床旁桌椅用消毒液擦拭

C. 垫褥及棉胎用紫外线照射消毒

D. 便盆浸泡于消毒液中

E. 将病床铺暂空床,准备迎接新患者

14. 患儿 8 岁,因家中起火造成大面积烧伤,护士应提供的
护理级别是(　　)

A. 特别护理　　　B. 一级护理　　　C. 二级护理

D. 三级护理　　　E. 重症护理

A₃ 型题

(15、16 题共用题干)

患者李某,男性,51 岁,主诉反酸、嗳气、上腹部疼痛,
饥饿时明显,近日来加重。经门诊医生检查,初步诊断为十二
指肠溃疡,确定住院治疗。请问内科值班护士接到新患者
后如何进行初步护理?

15. 患者入病区的初步护理工作不包括(　　)

A. 将备用床改为暂空床

B. 护士自我介绍

C. 填写住院病历和有关护理表格

D. 备好急救物品,配合医生进行抢救

E. 24 小时内完成护理入院记录

16. 住院病历的排序是(　　)

A. 体温单排在住院病历首页

B. 医嘱单排在住院病历首页

C. 入院记录排在住院病历首页

D. 护理病案排在住院病历首页

E. 住院病案首页排在住院病历首页

A₄ 型题

(17～20 题共用题干)

患者洪某,男性,37 岁,因车祸致颅脑损伤、下肢骨折
急诊入院,行手术后送回病房。

17. 护士应采用何种方法搬运该患者?(　　)

A. 单人搬运　　　B. 二人搬运　　　C. 三人搬运

D. 四人搬运　　　E. 挪动法

18. 护士搬运患者的正确方法是(　　)

A. 护士双臂将患者抱起,移至平车

B. 甲托颈肩部,乙托背臀部,搬运至平车上

C. 甲托头部肩胛部,乙托背臀部,丙托膝腿部,搬运至
平车上

D. 甲托头颈肩,乙托两腿,丙丁分别站病床和平车两
侧,握中单四角,合力搬运至平车上

E. 护士帮助患者将上身、下肢、臀部移向平车

19. 平车运送患者时下列哪项操作不妥?(　　)

A. 平车上垫木板

B. 患者头部位于小轮端

C. 平车上下坡时,患者头部应在高的一端

D. 加强病情观察

E. 进门时不可用车撞门

20. 安置上病床时,平车与床的正确位置是(　　)

A. 平车头端与床头平齐

B. 平车头端与床尾呈锐角

C. 平车头端与床尾呈钝角

D. 平车头端与床头呈锐角

E. 平车头端与床头呈钝角

第2章 预防和控制医院内感染

在人类赖以生存的自然界里充满微生物,大部分微生物对人体是有益的,少部分可致病。医院里,患者相对较集中,患者的皮肤、黏膜、分泌物以及伤口引流液等,都可能存在致病菌。这些致病菌可通过直接接触、空气、飞沫等媒介,使工作人员、家属、访客等受到感染。而住院患者由于疾病或一些侵入性的检查、治疗,对致病菌有高度的易感性。医院又是治疗及预防疾病、维护患者健康的中心;工作人员,特别是与患者接触机会最多的护理人员,应承担起预防和控制医院感染的主要职责,严格执行无菌技术,确保患者安全,保护自己和他人免受感染。

第1节 医院内感染概述

案例 2-1

患者曾在市一家综合性大医院血液透析过数次,2006 年 6 月份转到该院进行血液透析。在住院之初,医院就对他进行了相关的体检,当时并未发现乙肝、丙肝等传染性疾病。但在 2008 年的一次检查中,患者被查出感染丙肝。经调查,该院开展血液透析较早,患者多,多人使用同一台机器的情况普遍存在。此案件经专家鉴定属医院内感染。

思考:
1. 什么是医院内感染?
2. 医院内感染是如何形成的? 原因是什么?
3. 如何预防和控制医院内感染的发生?

一、医院内感染的概念

医院内感染(nosocomial infections)指患者、探视者或工作人员在医院内获得并产生临床症状的感染,故又称为"医院获得性感染"。由于感染有一定的潜伏期,因此,医院内感染也可离院后才发病,但不包括入院时已有的或已潜伏的感染。

二、医院内感染的形成和控制措施

感染的发生,必须同时具备感染源、传播途径与易感宿主三个基本条件,三者相互联系构成感染链。预防和控制感染就是干预和阻断三者之间的联系,即控制感染源、切断传播途径与保护易感宿主或增强其抵抗力。

(一)感染源

感染源指已被病原体感染的人或动物,并能排出具有致病能力的病原体,包括患者、医务人员、患者家属及探视者、动物及污染的医疗器械等。

(二)传播途径

传播途径指病原微生物从感染源到新宿主的途径和方式。病原微生物可以通过多种途径传播,即使同一微生物也可以有多种传播途径。主要的传播途径如下。

1. 接触传播 是医院感染的主要传播途径。①直接接触传播:即在没有外界因素作用下,易感宿主与感染者或带菌者直接接触的一种传播途径。②间接接触传播:即易感染者通过接触被污染的医疗设备、器械和日常生活用品等而造成的传播。被污染的手在此种传播中起着重要作用。

2. 飞沫传播 是一种近距离(1 米以内)传播。传染源产生带有微生物的飞沫核在空气中移行短距离后移植到宿主的上呼吸道而导致传播,如百日咳、病毒性腮腺炎等。

3. 空气传播 长期停留在空气中的含有病原微生物的飞沫颗粒或含有传染因子的尘埃引起的病原微生物在空气中播散被同病房的宿主吸入或播散到更远的距离,如结核、水痘、麻疹等。

4. 共同媒介传播 通过被病原菌污染的水、食物等媒介而在人群内暴发流行。

5. 生物媒介传播 指通过动物或昆虫等中间宿主传播疾病,如蚊子传播疟疾和乙型脑炎。

(三)易感宿主

易感宿主指对感染性的疾病缺乏免疫力而易感染的人。若把易感染者作为一个个体,则称易感的人。若把易感染者作为一个总体,则称易感人群。世界卫生组织将不同患者人群对感染的易感性分为三个级别的危险层。

1. 感染处于低度危险层　患者无免疫缺陷,没有潜在性疾病,未接受侵入性操作,未接触其他患者的血液、体液、分泌物。

2. 感染处于中度危险层　患者具有年龄、患有肿瘤或者其他疾病的危险因素,接触其他患者的体液、血液、分泌物,接受侵入性诊疗操作,对感染处于中度危险。

3. 感染处于高度危险层　患者具有严重免疫缺陷,接受高危侵入性操作。

☞考点:医院内感染的基本条件

(四)控制措施

1. 增加易感宿主的抵抗力　良好的营养、适当的运动、充足的休息与睡眠均可提高抵抗力。

2. 消除感染源　利用清洁、消毒、灭菌技术,去除感染源。

3. 阻断传播途径　阻断感染链的有效方法,是利用隔离技术来阻断传播途径。

链接 »»»

医院用品对人体危害性分类及处理原则

医院诊疗器械和用品按污染后可造成的危害程度和在人体接触部位不同分为三类。

1. 高度危险性物品　这类物品是穿过皮肤或黏膜而进入无菌的组织或器官内部的器材或与破损的组织、皮肤黏膜密切接触的器材和用品,如手术器械和用品、穿刺针、输液器材、血液和血液制品、导尿管、膀胱镜、腹腔镜等。必须选用灭菌方法处理。

2. 中度危险性物品　这类物品仅和皮肤黏膜相接触,而不进入无菌组织内,如呼吸机管道、内镜、体温计、氧气管、呼吸机及所属器械、麻醉器械、压舌板等。一般情况下消毒即可,可选用中效或高效消毒法处理。

3. 低度危险性物品　这类物品仅直接或间接地和健康无损的皮肤相接触。虽有微生物污染,但一般情况下无害,只有当受到一定数量病原微生物污染时才造成危害的物品,包括生活卫生用品和工作环境中的物品,如毛巾、便器、餐具、地面、墙面、桌面、床面、被褥、一般诊疗用品等。一般情况下用低效消毒方法或只做一般的清洁处理即可,仅在特殊情况下才做特殊的消毒要求。例如,当有病原微生物污染时,必须针对污染病原微生物的种类、数量和危害性选择消毒灭菌方法。

三、医院内感染的分类

根据感染来源不同,医院内感染分为两种。

1. 内源性感染(自身感染)指患者由自身正常菌群引起的感染。寄居在患者体内的正常菌群或条件致病菌通常是不致病的,当机体免疫功能低下时可引起感染。

2. 外源性感染　指由外袭菌群引起的感染。

(1)交叉感染:在医院内或他人处(患者、带菌者、工作人员、探视者、陪护者)获得而引起的直接感染。

(2)环境感染:由污染的环境(空气、水、医疗用具及其他物品)造成的间接感染。如由于手术室空气污染造成患者术后切口感染,注射器灭菌不严格引起局部和全身感染。

☞操作警示:交叉感染、环境感染

四、医院感染的主要因素

(一)主观因素

医务人员对医院感染以及其危害性认识不足;不能严格地执行无菌技术和消毒隔离制度;医院规章制度不全,无健全的门、急诊预检、分诊制度,住院没有入院卫生处置制度,致使感染源传播。此外,缺乏对消毒灭菌效果的监测,不能有效地控制医院内感染的发生。

(二)客观因素

1. 侵入性诊治手段增多　如内镜、泌尿系统导管、动静脉导管、气管切开、气管插管、吸入装置、脏器移植、牙钻、采血针、吸血管、监控仪器探头等侵入性诊治手段,不仅可把外界的微生物导入体内,而且损伤了机体的防御屏障,使病原体容易侵入机体。

☞考点:医院内感染的分类、主要影响因素

链接 »»»

侵入性感染

医院诊疗器械按被污染后可造成的危害程度和在人体接触部位不同分为三类。

1. 高度危险的器材　穿过皮肤、黏膜而进入无菌的组织或器官的内部,或与破损的皮肤黏膜密切接触的器材,如手术器械、注射器、心脏起搏器等。必须选用高效消毒法(灭菌)。

2. 中度危险的器材　仅与皮肤、黏膜密切接触而不进入无菌组织内,如内镜、体温计、氧气管、呼吸机及所属器械、麻醉器械等。应选用中效消毒法,杀灭除芽孢以外的各种微生物。

3. 低度危险器材和物品　不进入人体组织,不接触黏膜,仅直接或间接地与健康无损的皮肤接触,如果没有足够数量的病原微生物污染,一般并无危害,如口罩、衣被、药杯等,应选用低效消毒法或只做一般卫生处理。只要求去除一般细菌繁殖体和亲脂病毒。

2. 使用免疫抑制剂　因为治疗需要,使用激素或免疫抑制剂,接受化疗、放疗后,致使患者自身免疫功能下降而成为易感者。

3. 大量抗生素的开发和普及　治疗过程中应用多种抗生素或集中使用大量抗生素,使患者体内正常菌群失调,耐药菌株增加,致使病程延长,感染机会增多。

4. 易感患者增加　随着医疗技术的进步,过去某些不治之症可治愈或延长生存时间,故住院患者中慢性疾病、恶性疾病、老年患者所占比例增加,而这些患者对感染的抵抗力是相当低的。

5. 环境污染严重　医院中由于传染源多,所以环境的污染也严重。其中,污染最严重的是患者的病房及病区中的公共用品和场所,如水池、浴盆、便器、手推车、拖布、抹布等。

6. 对探视者未进行必要的限制　对探视者放松合理和必要的限制时,以致由探视者或陪住人员把病原菌带入医院的可能性增加。

五、医院感染的预防和控制

发生医院感染的原因虽然多种多样,但只要加强管理,采取行之有效的措施,医院内感染是可预防的。

（一）建立三级监控体系

在医院感染管理委员会的领导下,建立由专职医生、护士为主体的医院内感染监控组织三级护理管理体系。一级管理——病区护士长和兼职监控护士;二级管理——专科护士长;三级管理——护理部副主任兼任医院感染管理委员会副主任。

（二）严格执行规章制度

主要包括消毒隔离制度、无菌技术操作规程、医疗卫生机构医疗废物管理及探视制度等。

（三）改进医院建筑与布局

医院建筑布局合理与否对医院感染的预防至关重要。对传染病房、超净病房、手术室、监护室、观察室、探视接待室、供应室、洗衣房、厨房等,为防止细菌的扩散和疾病的蔓延,在设备与布局上都应有利于消毒隔离。

（四）提高医务人员素质

加强对医院感染的认识,严格执行预防和控制医院内感染的各项规章制度,并做好个人防护。

（五）采取合理的诊断治疗方法

使用抗菌药物要有的放矢,应用免疫抑制疗法要采取相应的保护措施,定期检查白细胞动态与其他监测,提供药物预防等。对易于将微生物引入体内的诊断治疗要切实做好消毒、灭菌工作,严格无菌技术操作。

☞考点:医院内感染的预防和控制

第 2 节　清洁、消毒、灭菌

清洁、消毒、灭菌是预防和控制医院内感染的一个重要环节。它包括医院病室内外环境的清洁、消毒,诊疗用具、器械、药物的消毒、灭菌以及接触传染病患者的消毒隔离和终末消毒等措施。

///案例 2 - 2

护生小玫学习了预防和控制医院内感染的知识后认识到,护士的工作每天要与患者接触,护士的手、护理操作的物品都可因护理人员的工作不规范而导致患者的交叉感染。所以一定要学好护理患者的基本知识,掌握护理患者的基本技术。通过以下内容的学习掌握清洁、消毒、灭菌的基本知识、基本技术。

思考:

1. 何谓清洁、消毒、灭菌?

2. 清洁、消毒、灭菌的方法有哪些?

3. 在实施清洁、消毒、灭菌过程中应注意什么?

一、基 本 概 念

1. 清洁　指清除物品上的一切污秽,如血迹、分泌物、油脂、污垢等。通过机械的冲刷,可将物体上细菌污染数量降低到公共卫生规定的安全水平以下。同时它又是消毒、灭菌前的重要准备工作。

2. 消毒　指清除或杀灭传播媒介上的病原微生物,使之达到无害化的处理。根据消毒作用分类如下。

（1）高效消毒方法:可以完全杀灭细菌繁殖体、真菌、病毒,并对细菌芽孢有显著杀灭作用,是除灭菌之外对微生物杀灭作用最强的方法。

（2）中效消毒方法:是可以杀灭和去除细菌芽孢以外的各种病原微生物的消毒方法。

（3）低效消毒方法:是只能杀灭细菌繁殖体（分枝杆菌除外）和亲脂病毒的消毒方法。

3. 灭菌　指清除或杀灭传播媒介上的所有微生物（包括芽孢）,使之达到无菌程度。适用于需进入人体内部,包括进入血液、组织、体腔的医用器材,如手术器械、注射用具等。

☞考点:清洁、消毒、灭菌的概念

链 接 >>>

微生物对消毒因子的敏感性

按微生物对消毒因子的敏感性从高到低的顺序排序如下。

（1）亲脂病毒（有脂质膜的病毒）:如乙型肝炎病毒、流感病毒等。

（2）细菌繁殖体。

（3）真菌。

（4）亲水病毒（没有脂质包膜的病毒），如甲型肝炎的病毒、脊髓灰质炎病毒等。

（5）分枝杆菌，如结核分枝杆菌、龟分枝杆菌等。

（6）细菌芽孢，如炭疽杆菌芽孢、枯草杆菌芽孢等。

（7）朊粒（感染性蛋白质）。

二、清洁、消毒、灭菌的方法

（一）清洁法

操作者戴橡胶手套，将器具或物品用清水冲洗，再用肥皂水或洗涤剂刷洗，去除物品上的污秽，最后用清水洗净擦干。清洁是消毒、灭菌的前奏，也是对低度传染性的物品如天花板、病床、桌椅、地板、墙壁等的常用处理方法。

注意事项：①最初洗刷宜用冷水，因蛋白质类物质易被热或消毒剂凝固，不易清洗。②刷洗时保持刷子始终处于水面下，以防止形成气溶胶并播散。③刷子用毕须做去污处理并干燥。④污染器具在清洁处理之前先进行消毒或灭菌处理。

（二）消毒法

1. 物理消毒法　利用热力和光照使菌体蛋白凝固、变性、破坏菌体内的氨基酸、核酸、酶而致细菌死亡，达到消毒的目的。

（1）煮沸法（图 2-1）：是一种简单、经济的消毒法。将水煮沸至 100℃，保持 5～10 分钟可杀灭繁殖体，保持 1～3 小时可杀灭芽孢。此法适用于不怕潮湿耐高温的搪瓷、金属、玻璃、橡胶类物品。

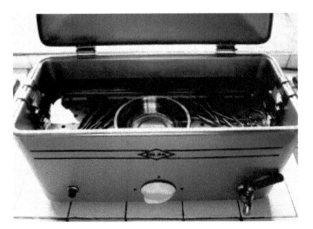

图 2-1　煮沸消毒锅

注意事项：①煮沸前物品刷洗干净，打开轴节或盖子，所有物品全部浸入水中。②大小相同的碗、盆等均不能重叠，以确保物品各面与水接触。③锐利、细小、易损物品用纱布包裹，以免撞击或散落。④玻璃类应于冷水或温水时放入，橡胶类则待水沸后放入。⑤消毒时间均从水沸后开始计时，若中途再加入物品，则重新计时。⑥消毒后及时取出物品，保持其无菌状态，"无菌"有效期不超过 6 小时。⑦在水中加入 1‰～2‰碳酸氢钠溶液时，沸点可达 105℃，能增强杀菌作用，还可去污防锈。⑧在高原地区气压低、沸点低的情况下，要延长消毒时间（海拔每增高 300米，需延长消毒时间 2 分钟）。

☞考点：煮沸消毒原理、方法、注意事项及碳酸氢钠的作用

☞操作警示：不同物品采取不同的煮沸消毒方法

（2）流动蒸汽消毒法：流动蒸汽的温度可达 100℃左右，其消毒时间和煮沸法相同。此法多用于消毒便盆、餐饮用盘、碟等。

（3）辐射消毒法：包括光照消毒和电离辐射。光照消毒主要是利用紫外线照射，使菌体蛋白发生光解、变性，菌体内的氨基酸、核酸、酶遭到破坏而致细菌死亡。紫外线通过空气时，可使空气中的氧气电离产生臭氧，加强了杀菌作用。紫外线穿透性差，不能透过玻璃、尘埃、纸张和固体物质；通过空气能力较强，透过液体能力较弱。光照消毒对杆菌杀菌力强，对球菌较弱，对真菌、酵母菌更弱。对生长期细菌敏感，对芽孢敏感性差。

1）日光暴晒法：日光由于其热、干燥和紫外线作用，具有一定的杀菌力，将物品放在直射日光下，具有一定的杀菌力，将物品放在直射日光下，暴晒 6 小时，定时翻动，使物体各面均受日光照射。此法多用于被褥、床垫、毛毯、书籍等物品的一般消毒。由于消毒效果受环境影响较大，现已逐渐为其他方法取代。

☞操作警示：暴晒 6 小时可达到消毒灭菌效果

2）紫外线灯管消毒法：紫外线因其光谱位于紫色可见光之外，故称紫外线。经 5～7 分钟后受紫外线照射的空气，才能使氧气产生臭氧。因此消毒时间应从灯亮 5～7 分钟后计时，紫外线杀菌能力与其波长有密切关系。最佳杀菌波长为 2537nm（细菌对紫外线吸收最快的波长）。用于物品消毒时，如选用 30W 紫外线灯管，有效照射距离为 25～60cm，时间为 25～30 分钟（物品要摊开或挂起，扩大照射面）。用空气消毒时，室内每 10m² 安装 30W 紫外线灯管 1 支，有效距离不超过 2 米。照射时间为 30～60 分钟，照射前清扫尘埃，照射时关闭门窗，停止人员走动。

注意事项：①照射时嘱患者勿直视紫外线光源，可戴墨镜或用纱布遮盖双眼，用被单遮盖肢体，以免引导起眼炎或皮肤红斑。②保持灯管清洁透亮，每 2 周用无水乙醇棉球擦拭一次，发现灯管表面有灰尘、油污时，应该随时擦拭。③灯管要轻拿轻放，再次开启应间隔 3～4 分钟，连续使用不超过 4 小时。④定

期监测消毒效果。⑤记录紫外线灯管使用时间,及时更换灯管。

☞考点:紫外线消毒的有效距离与时间及注意事项

(4)臭氧消毒法:臭氧在常温常压下分子结构不稳定,很快自行分解成氧(O_2)和单个氧原子(O),后者具有很强的活性,对细菌有极强的氧化作用,臭氧氧化分解了细菌内部氧化葡萄糖所必需的酶,从而破坏其细胞膜。多余的氧原子则会自行重新结合成为氧分子(O_2),不存在任何有毒残留物,故称为无污染消毒剂。它不但对各种细菌(包括肝炎病毒、大肠埃希菌、铜绿假单胞菌及杂菌等)有极强的杀灭能力,而且对真菌也很有效。可用于空气或床单位消毒。

☞操作警示:消毒结束 30 分钟方可进入

(5)微波消毒:微波是一种高频电磁波,其杀菌的作用原理一为热效应,所及之处产生分子内部剧烈运动,使物体里外温度迅速升高;二为综合效应,如化学效应、电磁共振效应等。目前,已广泛应用于食品、药品的消毒。若物品先经 1% 过氧乙酸溶液或 0.5% 苯扎溴铵溶液湿化处理后,可起协同杀菌作用,照射 2 分钟,可使杀芽孢率由 98.81% 增加到 99.98%～99.99%。微波对人体有一定危害性,其热效应可损伤睾丸、眼睛晶状体等,长时间照射还可致神经功能紊乱。使用时可设置不透微波的金属屏障或戴特制防护眼镜等。

☞操作警示:微波消毒灭菌法不能用于金属物品的消毒

(6)超声波消毒法:是利用频率在 20～200kHz 的声波作用下,使细菌细胞机械破裂和原生质迅速游离,达到消毒目的。如超声洗手器用于手的消毒、超声洗涤机用于注射器的清洁和初步的消毒处理。

2.化学消毒法　利用化学药物渗透细菌的体内,使菌内蛋白凝固变性,干扰细菌酶的活性,抑制细菌代谢和生成或损害细胞膜的结构,改变其渗透性,破坏其生理功能等,从而起到消毒作用。所用的药物称为化学消毒剂。有的药物杀灭微生物的能力较强,可以达到灭菌,又称为灭菌剂。凡不适用物理消毒灭菌而耐潮湿的物品,如锐利的金属、刀、剪、缝针和光学仪器(胃镜、膀胱镜等)及皮肤、黏膜,患者的分泌物、排泄物、病室空气等均可采用此法。

(1)化学消毒灭菌剂的使用原则

1)根据物品的性能及病原体的特性,选择合适的消毒剂。

2)严格掌握消毒剂的有效浓度、消毒时间、使用方法和影响消毒效果的因素等。

3)挥发剂应加盖并定期测定比重,及时调整浓度。

4)消毒剂应定期更换,对浸泡容器应进行灭菌处理。

5)使用时防止对皮肤、黏膜的损伤,防止有毒有害气体的泄漏。

6)稳定性差的消毒剂应现配现用,对皮肤黏膜有刺激的消毒剂配置时戴橡胶手套。

7)按规定定期进行消毒灭菌效果监测。

(2)常用化学消毒方法

1)浸泡法:选用杀菌谱广、腐蚀性弱、水溶性消毒剂。将物品洗净擦干,浸没于消毒溶液内并加盖,浸泡时确保物品各面与消毒溶液充分接触,如打开器械轴节、隔开相同容器等。在标准的浓度和时间内,达到消毒灭菌目的。浸泡过的物品,使用前需用无菌等渗氯化钠溶液冲洗,以免消毒剂刺激人体组织。

2)擦拭法:选用易溶于水、穿透性强的消毒剂,擦拭物品表面,在标准的浓度和时间里达到消毒灭菌目的。

3)熏蒸法:加热或加入氧化剂,使消毒剂呈气体状态,在标准的浓度和时间里达到消毒灭菌目的。适用于室内物品及空气消毒或精密贵重仪器和不能蒸、煮、浸泡的物品(血压计、听诊器以及传染患者用过的票证等)的消毒。

4)喷雾法:借助普通喷雾器或气溶胶喷雾器,使消毒剂产生微粒气雾弥散在空间,进行空气和物品表面的消毒。

☞考点:化学消毒无菌剂的使用原则及方法

(3)常用化学消毒剂的使用规范见表 2-1。

(三)灭　菌　法

1.物理灭菌法

(1)燃烧法:是一种简单、迅速、彻底的灭菌方法,因对物品的破坏性大,故应用范围有限。

1)烧灼法:一些耐高温的器械(金属、搪瓷类),在急用或无条件用其他方法消毒时可采用此法。将器械放在火焰上烧 1～2 分钟。若为搪瓷容器,可倒少量 95% 乙醇溶液,慢慢转动容器,使乙醇分布均匀,点火燃烧至熄灭 1～2 分钟。采集作细菌培养的标本时,在留取标本前后(即启盖后、闭盖前)都应将试管(瓶)口和盖子置于火焰上烧灼,来回旋转 2～3 次。燃烧时要注意安全,须远离易燃易爆物品,如氧气、汽油、乙醚等。燃烧过程不得添加乙醇,以免引起火焰上窜而致灼伤或火灾。锐利刀剪为保护刀锋,不宜用燃烧灭菌法。

表 2-1 常用化学消毒剂的使用规范

消毒剂名称	消毒效力	作用原理	适用范围	注意事项
戊二醛	高效	通过与菌体蛋白反应,使之灭活;能杀灭细菌、真菌、芽孢和病毒	①2%戊二醛溶液加入0.3%碳酸氢钠溶液成为碱性戊二醛,用于浸泡不耐高温的器械、内镜等,消毒需30~60分钟,灭菌需10小时。②2%酸性戊二醛用于肝炎病毒污染物的浸泡、擦拭消毒,需30分钟	①每周过滤1次,每2周应更换消毒液1次。②灭菌效果受pH影响大,浸泡医疗器械时,应先用碳酸氢钠调节pH至7.5~8.3;但强化酸性戊二醛系戊二醛加增效剂制成,直接配成所需浓度使用,不需碱化。③灭菌后的物品,使用前用无菌蒸馏水冲洗。④对皮肤、黏膜有刺激性,对眼睛的刺激性较强,应注意防护
过氧乙酸	高效	能产生新生态氧,将菌体蛋白质氧化,使细菌死亡;能杀灭细菌、芽孢真菌和病毒	①0.2%溶液用于手消毒,浸泡1~2分钟。②0.5%溶液用于餐具消毒,浸泡30~60分钟。③1%溶液用于体温计消毒,浸泡30分钟。④0.5%~1%溶液用于空气消毒,加热熏蒸,密闭门窗12小时。⑤0.2%~0.5%溶液用于物品表面擦拭或喷洒消毒,需30~60分钟	①对金属有腐蚀性,对织物有漂白作用。②稳定性差,易分解,需现配现用。配制时忌与碱或有机物相混合。③浓溶液有刺激性和腐蚀性,配制时要戴口罩和橡胶手套,若溅入眼内或皮肤上,立即用清水冲洗。④存放于阴凉避光处,防高温引起爆炸
二氧化氯	高效	一种强氧化剂,广谱、高效、速效,是较含氯消毒剂更安全的新型消毒剂	①对肝炎病毒和结核杆菌污染物的消毒,用500mg/L二氧化氯溶液浸泡30分钟;对细菌芽孢的污染物,用1000mg/L浸泡30分钟。②一般物品污染表面的消毒,用500mg/L二氧化氯溶液喷洒,作用30分钟;肝炎病毒和结核杆菌污染物品表面的消毒,用1000mg/L二氧化氯溶液喷洒作用60分钟。③剂量为5mg/L用于饮用水消毒,作用5分钟	①二氧化氯活化液不稳定,应现配现用。②配制时忌与碱或有机物相混合。③对金属有腐蚀性,消毒后应迅速冲净
环氧乙烷	高效	低温为液态,超过10.8℃为气态,与菌体蛋白结合,使酶代谢受阻而导致死亡。能杀灭细菌、真菌、病毒、立克次体和芽孢	①穿透力强,不损伤消毒物品,适用于精密仪器、医疗器械、书籍、皮毛、棉、化纤、塑料制品、陶瓷、金属、橡胶类制品一次性使用的诊疗用品。②少量物品可放入丁基橡胶袋中消毒;大量物品放入环氧乙烷灭菌柜内,它能自动调节温度至55~60℃、相对湿度60%~80%、投药量0.8~1.2kg/m³进行灭菌,需6小时	①易燃易爆具有一定毒性,工作人员要严格遵守操作程序。②存放在阴凉通风、无火源、无火花产生的地点;储存温度不可超过40℃,以防爆炸。③灭菌后的制品,清除环氧乙烷残留量后方可使用。④每次消毒时应进行效果检测及评价
含氯消毒剂		中、高效消毒剂。在水溶液中释放有效氯,破坏细菌酶的活性而致死亡;能杀灭各种致病菌、病毒和芽孢	①含有效氯500mg/L溶液用于浸泡餐具、便器等,需30分钟。②含有效氯1000~2000mg/L溶液用于擦拭和喷洒地面、墙壁及物品表面,作用30分钟以上。③干粉用于消毒排泄物,按粪便5份加含氯消毒剂1份搅拌放置2~6小时;尿液100ml,加漂白粉1g,放置1小时;按粪便的2倍加入搅拌放置2小时。④用于餐(茶)具、环境、水疫源地等的消毒	①消毒剂保存在密闭容器内,置于阴凉、干燥、通风处,减少有效氯的丧失。②配制的溶液性质不稳定,应配现用。配置溶液时应按测定的有效氯含量计算也可用3000~5000mg/L校正后取量。③有腐蚀及漂白作用不宜于金属制品、有色衣服及油漆家具的消毒。④消毒后的物品应及时用清水冲净。⑤定期更换消毒液
碘酊	高效	碘可直接卤化菌体蛋白质,使其变形,以杀灭微生物。对细菌、真菌、病毒均有杀灭作用	①2%碘酊用于皮肤消毒,作用1分钟后用75%乙醇溶液脱碘。②2%碘酊可用于小件医用器具擦拭、浸泡消毒。作用2分钟后浸于75%乙醇溶液内脱碘。③0.05%~0.1%的弱碘溶液可用于漱口、冲洗阴道和各种伤口的消毒。④2.5%碘酊用于断脐,干后用75%乙醇溶液脱碘	①碘酊中的碘在室温下可挥发,注意密闭保存。②对金属有腐蚀性,不可用于金属器械的消毒。③对伤口及黏膜有刺激性,用时注意创面情况及碘酊浓度。④脓、血等有机物的存在可降低其消毒效果

续表

消毒剂名称	消毒效力	作用原理	适用范围	注意事项
聚维酮碘	中效	破坏细菌胞膜的通透性屏障,使蛋白质漏出或与细菌酶蛋白起碘化反应而使之失活;能杀灭细菌、病毒等	①0.5%～2%有效碘溶液用于外科手术及注射部位皮肤消毒,涂擦2次。②0.1%有效碘溶液用于消毒体温计。③0.05%有效碘溶液用于黏膜、创面消毒	①聚维酮碘稀释后稳定性差,宜现用现配。②避光密闭保存,放阴凉处。③脓、血等有机物存在可降低其杀菌效果。④对二价金属制品有腐蚀性,不作相应金属制品的消毒
乙醇	中效	使菌体蛋白凝固变性,但对肝炎病毒及芽孢无效	①适用于皮肤、环境表面及医疗器械的消毒。②70%～75%溶液作为消毒剂,多用于皮肤。③95%溶液可用于燃烧灭菌	①消毒用浓度勿超过80%,因乙醇杀菌需一定量的水分,浓度过高或过低均影响杀菌效果。②不适于手术器械灭菌,因不能杀灭芽孢。③易挥发,需加盖保存,定期测定,保持有效浓度。④有刺激性,不宜用于黏膜及创面消毒。⑤易燃,应加盖置于避火处
氯己定(洗必泰)	低效	能破坏菌体细胞膜的酶活性,使细胞的胞浆膜破裂,;对细菌繁殖体有较强的杀菌作用,但不能杀灭芽孢、分枝杆菌和病毒	①0.02%～0.1%溶液用于手消毒,浸泡3～5分钟;用于手术部位及注射部位的皮肤消毒,涂擦2～3遍,作用2分钟。②0.01%～0.1%溶液用于冲洗阴道、膀胱、伤口黏膜创面的消毒	①因氯己定是阳离子表面活性剂,勿与肥皂、洗衣粉等阴离子表面活性剂混用。②有机物存在降低其杀菌效果。冲洗消毒时,若创面脓液过多,应先尽量除去并延长冲洗时间
苯扎溴铵(新洁尔灭)	低效	能杀灭细菌繁殖体、真菌和病毒,对消毒物品无损害	①0.05%溶液用于黏膜消毒。②0.1%～0.2%溶液用于皮肤消毒,也可用于喷洒、浸泡、擦拭污染物品,作用时间30分钟	①苯扎溴铵是阳离子表面活性剂,勿与阴离子表面活性剂如肥皂等合用。②不能用作灭菌器械保存液。③应现配现用。④对铝制品有破坏作用,不可用铝制品盛装

注:①高效,可杀灭一切微生物,包括芽孢。高效消毒剂性质不稳定,需现用现配。②中效,可杀灭芽孢以外的细菌繁殖体、结核杆菌、病毒。其特点是溶解度好、性质稳定、能长期储存。③低效,可杀灭细菌繁殖体、部分真菌和亲脂性病毒,不能杀灭结核杆菌、亲水性病毒和芽孢。其特点是性质稳定、能长期储存、无异味、无刺激性。④高浓度的碘、含氯消毒剂属高效消毒剂,低浓度的属低效消毒剂。

2)焚烧:某些特殊感染,如破伤风、气性坏疽、铜绿假单胞菌感染的敷料,以及其他已污染且无保留价值的物品,如污纸、垃圾等,应放入焚烧炉内焚烧,使之炭化。

☞操作警示:注意燃烧时不可中途添加乙醇

(2)干烤法:利用热空气在一定空间不断对流,产生均一效应,对物品进行消毒灭菌。

通电加热烤箱内空气。一般繁殖体在干热80～100℃中经1小时可以杀死,芽孢、病毒需160～170℃经2小时方可杀死。适用于玻璃器皿、瓷器以及明胶海绵、液状石蜡、各种粉剂、软膏等。灭菌后待箱内温度降至50～40℃以下才能开启柜门,以防炸裂。

☞操作警示:掌握有效的温度和时间

链接 >>>
消毒灭菌的有效时间
消毒:箱温120～140℃,时间10～20分钟。
灭菌:箱温160℃,时间2小时;箱温170℃,时间1小时;箱温180℃,时间30分钟。

(3)高压高温蒸汽灭菌法:高压蒸汽灭菌器装置严密,输入蒸汽不外逸,温度随蒸汽压力增高而升高,当压力增至103～206kPa时,温度可达121.3～132℃

持续20～30分钟,达到灭菌效果。高压蒸汽灭菌法就是利用高压和高热释放的潜热进行灭菌,为目前可靠而有效的灭菌方法。适用于耐高温、高压,不怕潮湿的物品,如敷料、手术器械、药品、细菌培养基等。

【操作方法】
1)手提式高压蒸汽灭菌器(图2-2):为金属圆筒,

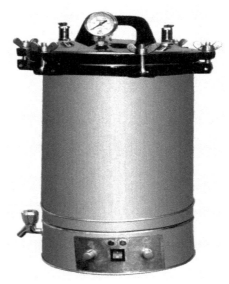

图2-2　手提式高压蒸汽灭菌器

分为两层,隔层内盛水。①在灭菌器中盛水,将拟灭菌的物品随同盛装的桶放入灭菌器内。②将盖子上的排气软管插入铝桶内壁的方槽中,盖好盖子,拧紧元宝螺丝,勿使漏气。③锅下加热,打开排气活门,放出冷空气(一般在水沸后排气 10～15 分钟),关闭放气活门,使压力逐渐上升至103kPa,温度达121.3℃,维持 20 分钟。④排气至"0"时,慢慢打开盖子。如果突然开盖,冷空气大量进入,蒸汽凝成水滴使物品潮湿,且玻璃类易发生爆裂。

🔲 操作警示:切忌突然打开盖子,以防冷空气大量进入

2) 卧式高压蒸汽灭菌器(图 2-3A):其结构原理同手提式高压蒸汽灭菌器,因其体积大,一次可灭菌大量物品。操作人员需经专业培训,合格后方能上岗。

3) 预真空式高压蒸汽灭菌器(图 2-3B):预真空高压蒸汽灭菌器除有下排气式所具备的灭菌系统、蒸汽输送系统、控制系统、安全系统和仪表监测指示系统外,增加抽负压系统和空气过滤系统。灭菌前抽出灭菌柜内冷空气,形成负压,再输入蒸汽,在负压吸引下蒸汽迅速透入物品,灭菌时间达到后,抽真空使灭菌物品迅速干燥。

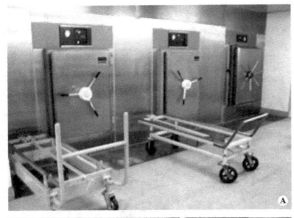

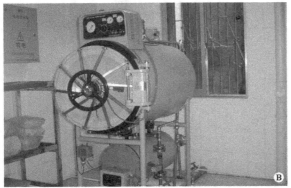

图 2-3 压力蒸汽灭菌器

A. 预真空高压蒸汽灭菌器图;B. 卧式高压蒸汽灭菌器

注意事项:①无菌包不宜过大(小于 30cm×30cm×30cm),不宜于紧,各包裹间要有间隙,使蒸汽能对

流易渗透到包裹中央。消毒前,打开储槽或盒的通气孔,有利于蒸汽流通。消毒灭菌完毕,关闭储槽或盒的通气孔,以保持物品的无菌状态。②布类物品应放在金属类物品上,否则蒸汽遇冷凝聚成水珠,使包布受潮,阻碍蒸汽进入包裹中央,严重影响灭菌效果。③被灭菌物品待干燥后才能取出备用。④定期检查灭菌效果。⑤经高压蒸汽灭菌的无菌包、无菌容器有效期以 1 周为宜。⑥大型灭菌器的操作人员需经专业培训,合格后方能上岗。

🔲 操作警示:灭菌包不宜过大、过紧,布类物品放在金属、搪瓷物品上面

(4) 电离辐射灭菌法:应用放射性同位素 γ 源或直线加速器发生的高热量电子束进行灭菌。适用于忌热物品的常温灭菌方法,又称"冷灭菌"。尤其对一次性应用的医疗器材、密封包装后需长期储存的器材、精密医疗器材和仪器,以及移植和埋植的组织、人工器官及节育用品等特别适用。

2. 化学灭菌法 过氧乙酸灭菌法、戊二醛灭菌法、含氯消毒剂灭菌法、过氧化氢灭菌法、环氧乙烷灭菌法(见本章"常用化学消毒剂的使用规范")。

(四) 空气净化

利用通风或空气过滤器可使室内空气中的细菌、尘埃大大降低,达到净化空气目的。

1. 自然通风 通风是目前最简便、行之有效的净化空气的方法。通风的时间可根据湿度和空气流通条件而定。夏季应经常开放门窗以通风换气;冬季可选择清晨和晚间开窗,每日通风换气 2 次,每次20～30 分钟。

2. 空气过滤除菌 是医院空气净化措施中采取的现代化设备。空气通过孔隙小于 0.2μm 的高效过滤器,利用物理阻留、静电吸附等原理除去介质中的微生物。通过过滤除菌使病室、手术室或无菌药物控制室内的空气达到绝对净化的目的。凡在送风系统上装备高效空气过滤器的房间,称生物洁净室。适用于无菌护理室、无菌手术室等。空气净化的进展,为开展重大手术,治疗大面积烧伤患者和防止感染,提供了更加有利的条件。

(五) 消毒灭菌效果监测

医院必须对消毒、灭菌效果定期进行监测。灭菌合格率必须达到100%,不合格物品不得使用。灭菌效果的监测有以下三种方法。

(1) 机械监测:根据安装在灭菌器上的量器(压力表、温度表、计时表)、图表、指示针、报警器等,指示灭菌设备工作正常与否。此法能迅速指出灭菌器的故障,但不能确定待灭菌物品是否达到灭菌要求。此法作为常规监测方法,每次灭菌均应进行。

（2）化学指示监测：利用化学指示剂在一定温度与作用时间条件下受热变色或变形的特点，以判断是否达到灭菌所需参数。常用的有自制测温管、压力灭菌指示胶带（图2-4）等。

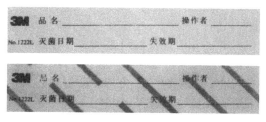

图2-4　化学指示胶带

链接 >>>

消毒灭菌监测

1. 化学消毒剂监测

（1）生物监测：①消毒剂每季度监测一次，其细菌含量必须<100cfu/ml，不得检出致病性微生物。②灭菌剂每月监测一次，不得检出任何微生物。

（2）化学检测：①应根据消毒、灭菌剂的性能定期监测，如含氯消毒剂、过氧乙酸等应每日监测，对戊二醛的监测应每周不少于一次。②应同时对消毒、灭菌物品进行消毒、灭菌效果监测，消毒物品不得检出致病性微生物，灭菌物品不得检出任何微生物。

2. 压力蒸汽灭菌的监测频次及种类

（1）工艺监测：应每锅进行，并详细记录。

（2）化学检测：①每包均需监测，手术包尚需进行中心部位的化学监测。②预真空压力蒸汽灭菌器每天灭菌前进行B-D实验。

（3）生物监测：①应每月进行，新灭菌器使用前必须先进行生物监测，合格后才能使用。②拟采用的新包装容器、摆放方式、排气方式及特殊灭菌工艺也必须先进行生物监测，合格后才能使用。

3. 紫外线消毒的监测内容及合格标准

（1）日常监测：包括灯管应用时间、累计照射时间和使用人签名。

（2）照射强度监测：对新的和使用中的紫外灯管进行照射强度监测。新灯管照射强度不得低于$90\sim100\mu W/cm^2$；使用中灯管不得低于$70\mu W/cm^2$；照射强度监测应每半年一次。

（3）生物监测：必要时进行，经消毒后的物品或空气中的自然菌应减少90%以上，人工染菌杀灭率应达到99.90%。

（3）生物指示剂监测：利用耐热的非致病性细菌芽孢做指示菌，以测定热力灭菌的效果。可利用含芽孢的纸条或生物培养等方法。

考点：常用的消毒灭菌方法，各类消毒灭菌法的注意事项

第3节　无菌原则与技术

无菌技术是预防医院内感染的一项措施，也是切断传播途径的重要手段，在无菌操作过程中，任何一个环节都不得违反操作原则，否则会造成交叉感染的机会，给患者带来不应有的痛苦和危害。因此，必须加强无菌观念，准确熟练地掌握无菌技术，严格遵守无菌操作规程。

///案例2-3

卫生部一项调查结果显示，医院内感染80%以上是由手污染引起，而目前尚未普遍引起临床医护人员对此的高度重视。医院是各类患者集中的场所，病原微生物无处不在。医护人员在大量医疗护理操作中接触各类病菌的机会较多，如何做到已消毒灭菌的物品不被污染，如何实施无菌技术操作，达到有效预防和控制医院感染的发生已成为当前护理人员关注的重点内容。

思考：

1. 何谓无菌技术？

2. 无菌技术操作原则是什么？

3. 如何实施无菌技术操作？

一、无菌技术的概念

1. 无菌技术　指在执行医疗、护理技术过程中，防止一切微生物侵入机体和保持无菌物品及无菌区域不被污染的操作技术和管理方法。

2. 无菌物品　指经过物理或化学方法灭菌后，未被污染的物品。

3. 无菌区域　经过灭菌处理而未被污染的区域，称无菌区域。

4. 非无菌物品或区域　指未经灭菌或经灭菌后被污染的物品或区域，称非无菌物品或区域。

二、无菌技术操作原则

1. 环境清洁　进行无菌技术操作前半小时，停止卫生处理，减少人员走动，以降低室内空气中的尘埃。治疗室每日用紫外线灯照射消毒一次。

2. 工作人员准备　无菌操作前，衣帽应穿戴整洁，口罩遮住口鼻，修剪指甲，洗手。

3. 正确取用无菌物品　操作者身体应距无菌区20cm，取无菌物品时需用无菌持物钳（镊），不可触及无菌物品或跨越无菌区域，手臂应保持在腰部以上。无菌物品取出后，不可过久暴露，若未使用，也不可放回无菌包或无菌容器内。疑有污染，不得使用。避免面对无菌区谈笑、咳嗽、打喷嚏。

4. 有效保存无菌物品 无菌物品必须存放于无菌包或无菌容器内,无菌包外注明物品名称,有效期为1周,并按有效期先后顺序排放。无菌物品和非无菌物品应分别放置。无菌物品一经使用或过期、潮湿应重新进行灭菌处理。

5. 一套无菌物品只供一位患者使用 以防交叉感染。

☞考点:无菌技术的概念和原则

三、无菌技术的基本操作法

【目的】

取用、放置、保存无菌物品符合无菌操作原则,保证无菌物品和无菌区域不被污染。防止病原微生物侵入或传播给他人。

【评估】

1. 操作项目及目的是否明确。

2. 操作环境是否整洁,操作台是否清洁、干燥、平整。

3. 物品存放是否合理,无菌物品标签是否清楚,是否在消毒灭菌有效期内。

4. 工作人员衣帽穿戴是否整齐,检查指甲、洗手、戴口罩。

【计划】

1. 目标

(1)操作符合无菌操作原则,保证无菌物品及无菌区域呈无菌状态。

(2)取用、放置无菌物品有序、节力。

(3)物品存放合理,无菌物品标签清楚,在消毒灭菌有效期内。

(4)患者与工作人员未见交叉感染。

2. 用物准备

(1)无菌持物钳:常用无菌持物钳有三叉钳、卵圆钳和长、短镊子四种(图2-5)。

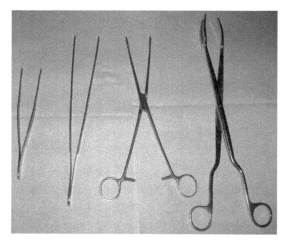

图 2-5　常用的无菌持物钳

(2)无菌容器:有无菌盒、罐、盘及储槽。

(3)无菌包:包内有无菌治疗巾、敷料、器械等。

(4)无菌溶液、启瓶器、弯盘等。

(5)无菌橡胶手套。

(6)治疗盘、纸张、签字笔。

【实施】

1. 无菌持物钳(镊)使用法 无菌持物钳是专门用于取用和传递无菌物品的,分为干式无菌持物钳、湿式无菌持物钳两种,湿式无菌持物钳应浸泡在盛有消毒溶液的无菌广口容器内(图2-6),液面需超过轴节以上2~3cm或镊子1/2处。容器底部应垫无菌纱布,容器口上加盖。每个容器内只能放一把无菌持物钳(镊)。临床常用的持物钳(镊)有卵圆钳、三叉钳和长、短镊子。

卵圆钳:钳的柄部有两环,使用时手指套入环内,钳的下端(持物端)有两个小环,可用以夹取刀、剪、钳、镊、治疗碗及弯盘等。由于两环平行紧贴,不能持重物。

三叉钳:结构和卵圆钳相似。不同处是钳的下端为三叉型,呈弧形向内弯曲。用以夹取盆、盒、瓶、罐等较重的物品。

镊子:尖端细小,使用时灵活方便。适用于夹取棉球、棉签、针头、注射器、缝针等小物品。

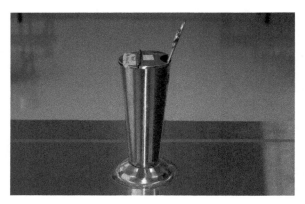

图 2-6　无菌持物钳浸泡法

(1)湿式无菌持物钳的操作法

1)洗手,戴口罩,检查灭菌有效标志和日期。

2)打开浸泡无菌持物钳的容器盖。

3)手持无菌持物钳,使钳端闭合取出。用后钳端闭合垂直放入容器,然后松开轴节,便于持物钳与消毒液充分接触。

4)无菌持物钳及容器每周高压蒸汽灭菌一次,同时更换消毒液。使用频率较高的部门(如门诊换药室、注射室等)应每天灭菌。

注意事项:

1)取放无菌持物钳时,不可触及容器口缘及液面以上容器内面,以免污染。手指不可触摸浸泡部。

使用时保持尖端向下,不可倒转向上(图 2-7),以免消毒液倒流污染尖端。如取远处无菌物品时,无菌持物钳(镊)应连同容器移至无菌物品旁使用。

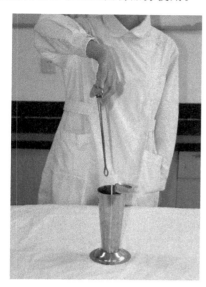

图 2-7　保持钳端向下

2)不可用无菌持物钳夹取油纱布,防止油污粘于钳端而影响消毒效果。

(2)干式持物钳的操作法

1)洗手,戴口罩,检查灭菌有效标志和日期。

2)打开无菌持物钳无菌包。

3)取用无菌持物钳,做到一台一钳、一用一消毒。

注意事项:

1)干式持物钳使用时间 1~4 小时,超过 4 小时则有污染,最佳使用时间为 1~4 小时。

2)打开无菌包时,在无菌容器上注明开启时间,若使用时间超过 4 小时应重新更换容器及持物钳。

3)不可用无菌持物钳夹取油纱布,防止油污粘于钳端而影响消毒效果。

链　接 >>>

　　干式持物钳在使用和管理上优于湿式持物钳,干式持物钳不需每周更换消毒液;使用时不残留消毒液,不会污染无菌物品;符合防止院内感染要求。

　　干式无菌持物钳在使用时,无化学消毒液的残留,在夹取无菌物品时(尤其是某些严禁潮湿,不能用 0.9% 氯化钠溶液冲洗的物品,如护皮巾、敷贴等),可避免消毒液刺激组织引起过敏反应。同时可避免在夹取浸泡于甲醛内的丝线时所造成的双重污染,即无菌持物钳上残留的戊二醛与甲醛混合,偏酸的甲醛与偏碱的戊二醛相互影响,降低了两种消毒液的消毒功效。使用干式无菌持物钳不需消毒液浸泡,减少了消毒液的消耗,降低了成本。

操作警示:保持无菌持物钳前端向下,干式无菌持物钳使用时间不超过 4 小时,无菌持物钳只能用于夹取无菌物品,不能夹取油纱布

2. 无菌容器的使用法　经灭菌处理的盛放无菌物品的器具称无菌容器,如无菌盒、储槽、罐等。

(1)操作方法

1)洗手,戴口罩,检查灭菌有效标志和日期。

2)取物时,打开无菌容器盖(图 2-8),将盖内面翻转向上置于稳妥处,或拿在手上。

3)取物后,将盖翻转内面向下,移至容器上盖严。用毕即将容器盖小心盖严,避免容器内无菌物品在空气中暴露过久。

4)持无菌容器时(图 2-9)应托住底部,不可触及容器的边缘及内面。

无菌容器应每周消毒灭菌一次。

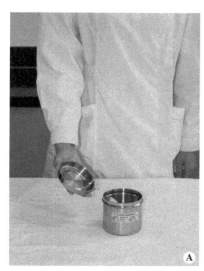
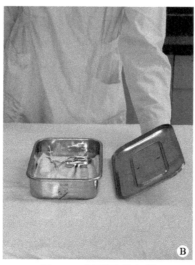
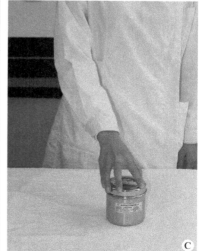

图 2-8　打开无菌容器

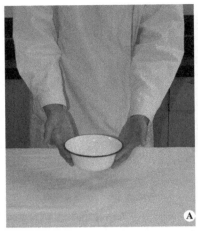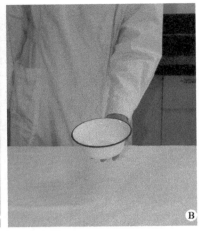

图 2-9　手持无菌容器

链接 »»

无菌技术基本操作流程图

护士自身准备 { 衣帽整洁 / 洗手、戴口罩

准备 { 环境清洁 / 无菌用物等

使用无菌持物钳、镊 {
取（持镊端上 1/3 垂直闭合，不触及容器口缘及液面以上）
用（钳、镊端向下）
放（钳、镊端向下、用后放回）
消毒（每周 1 次）
}

使用无菌包法 {
查（用物名称、灭菌日期及标记）
↓
开包（解带，揭开外、左、右内角）
↓
取物（用无菌钳，非无菌物不跨越无菌区）
↓
回包（按原折痕包右、左外角）
}

铺无菌盘法 {
备治疗盘（清洁、干燥）
↓
取无菌巾（用无菌钳取）
↓
铺盘（捏无菌巾一端两角外，扇形折叠，无菌面向上）
↓
放入（放置合理）
}

使用无菌容器法 {
注明（开包时间）
开盖（内面向上）
↓
取物（治疗碗托底部非无菌物不跨越）
↓
盖严（用闭即盖）
↓
消毒（每周 1 次）
}

倒无菌溶液法 {
查（瓶签、药质）
↓
消毒（瓶盖）
↓
开瓶盖
↓
倒液 { 瓶签向上 / 冲洗瓶口从原处倒液 }
↓
盖瓶盖
↓
注明 { 开瓶时间 / 24 小时有效 }
}

戴无菌手套法 {
查 { 灭菌日期、标记 / 号码、无破洞 }
↓
戴手套 { 撒粉 / 保持外面无菌 }
↓
脱手套 { 手套口翻转 / 脱下清洗 }
}

清理用物

（2）注意事项

1）不能在无菌容器上方翻转容器盖，防止污染容器内物品。

2）拿盖时，手勿接触盖的边缘及内面。

3）避免无菌容器内物品在空气中暴露过久。

☞ 操作警示：保持无菌容器内及盖的内面不被污染

3. 无菌包的使用法：无菌包布是用质厚、致密、未脱脂的棉布制成双层包布。其内可存放器械、敷料以及各种技术操作用物，经灭菌处理后备用。

（1）操作方法

1）洗手，戴口罩。

2）无菌包的包扎法（图 2-10）：将物品置于包布中间，内角盖过物品，并翻折一小角，而后折盖左右两角（角尖端向外翻折），盖上外角，系好带子，在包外注明物品名称及灭菌日期。

3）无菌包的打开方法

A. 取无菌包时，先查看名称、灭菌日期及标志，是否开启、干燥、松散等。

B. 将无菌包放在清洁干燥的台面上，解开系带卷放于包布角下，依次揭左右角，最后揭开内角，注意手不可触及包布内面。

C. 用无菌钳取出所需物品，放在已备好的无菌区域内。

D. 如包内物品一次未用完，则按原折痕包好，注明开包时间，有效期为 24 小时。如不慎污染包内物品或被浸湿，则需要重新灭菌。

E. 取小包内全部物品时（图 2-11），可将包打开，解开系带挽结，一手托住无菌包，另一手依次打开包布四角翻转塞入托包的手掌心内，准确地将包内物品放入无菌容器或无菌区域内（勿触碰容器口缘），盖好。

4. 无菌盘的铺法 无菌盘是将无菌治疗巾铺在清洁、干燥的治疗盘内，使其内面为无菌区，可放置无菌物品，以供治疗和护理操作使用。有效期限不超过 4 小时。

（1）操作方法

1）无菌治疗巾的折叠法（图 2-12）：将双层棉布治疗巾横折 2 次，再向内对折，将开口边分别向外翻折对齐。

2）铺无菌盘法：洗手，戴口罩，检查灭菌有效标志和日期。打开无菌包，用无菌持物钳取一块治疗巾放于治疗盘内。①单层铺盘：双手捏住无菌巾一边两角外面，轻轻展开（图 2-13），双折铺于治疗盘上，将上层三折成扇形，边缘向外，治疗巾内面构成无菌区（图 2-14）。②双层底铺盘：双手捏住无菌巾一边两角外面，轻轻展开，三折铺于治疗盘上（底为双层），将上层三折成扇形，边缘向外，治疗巾内面构成无菌区（图 2-15）。

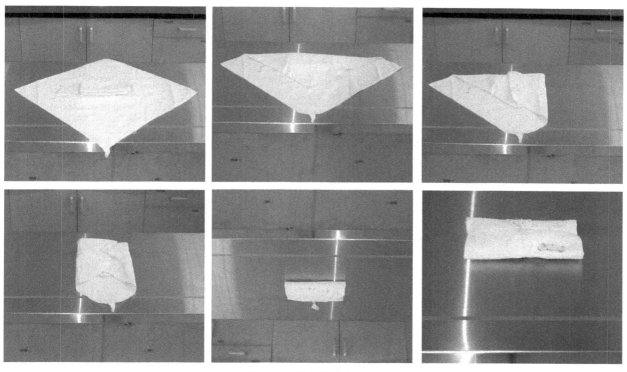

图 2-10 无菌包的包扎法

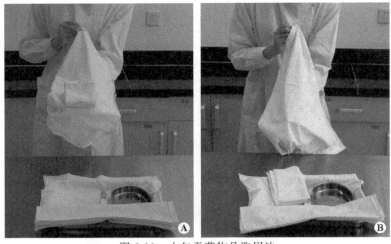

图 2-11 小包无菌物品取用法

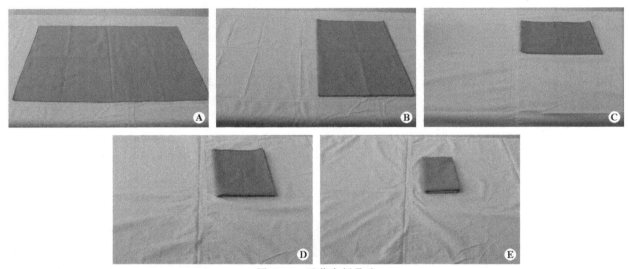

图 2-12 无菌巾折叠法

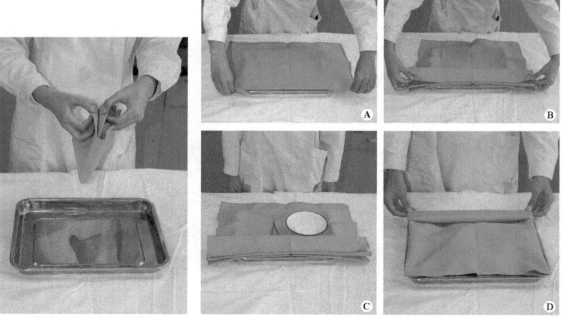

图 2-13 无菌巾打开法　　　　　图 2-14 单层铺巾法

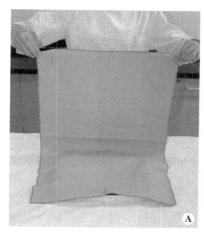
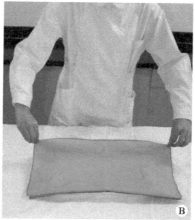
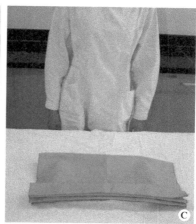

图 2-15　双层铺巾法

3）取所需无菌物品放入无菌区内,覆盖上层无菌巾,使上、下层边缘对齐,多余部分向上反折。

（2）注意事项

1）保持盘内物品无菌,无菌盘 4 小时内有效。

2）手不可触及无菌巾的内面。

☞操作警示:铺无菌盘法时呈扇形折叠,边缘向外,

有效期不得超过 4 小时

5. 取用无菌溶液法（图 2-16）

（1）操作方法

1）洗手,戴口罩

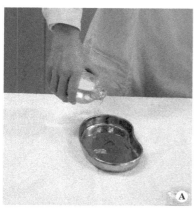

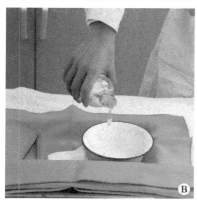

图 2-16　取用无菌溶液法

2）取无菌溶液瓶,核对灭菌药物名称、剂量、浓度、灭菌有效期,检查瓶盖有无松动,瓶壁有无裂痕,溶液有无沉淀、浑浊、变色、絮状物。符合要求方可使用。

3）揭去铝盖,常规消毒瓶塞,以瓶签侧面位置为起点旋转消毒后,用拇指与示指或双手拇指将瓶塞边缘向上翻起。用一手示指和中指撑入橡胶盖内拉出,另一手拿溶液,瓶签朝向掌心。

4）先倒少量溶液于弯盘内,以冲洗瓶口,再由原处倒出溶液于无菌容器中。

5）无菌溶液一次未用完时,按常规消毒瓶塞、盖好。注明开瓶时间,有效期不超过 24 小时。

6）如取烧瓶内无菌溶液时,解开系带,手拿瓶口盖布外面,取出瓶塞,倾倒溶液的方法同上。

（2）注意事项

1）手不可触及瓶口及瓶塞内面,防止污染瓶塞。

2）不可将物品伸入无菌溶液瓶内蘸取溶液,已倒出的溶液不能再倒回瓶内。

3）倒溶液时,勿使瓶口接触容器口边缘。

☞操作警示:正确取用无菌溶液,严格查对,

先冲洗再取用,有效期 24 小时

6. 戴无菌手套法

（1）操作方法

1）修剪指甲,洗手,戴口罩。

2）核对手套号码及有效期。

3）打开手套袋（图 2-17）。

4）取滑石粉涂抹双手,注意避开无菌区。

手套可分别或同时取出。双手分别捏住袋口外层,打开,一手持手套翻折部分（手套内面）,取出;另一手五指对准戴上。将戴好手套的手指插入另一只手套的翻折面（手套外面）,取出。同法将另一手套戴好（图 2-18）。

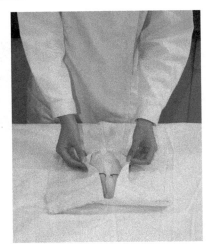

图 2-17　手套袋

5）脱手套时，一手捏住另一手套的外面，将手套口翻转脱下，再以脱下手套的手插入另一手套内，将其翻转脱下。不可用力强拉手套边缘或手指部分（图2-19）。

（2）注意事项

1）戴手套时不可强拉。最后将两手套翻折面套在工作衣袖外面。

2）注意手套外面为无菌区，应保持其无菌。

☞操作警示：未戴手套的手不可触及手套的外面，已戴手套的手不可触及未戴手套的手及手套的内面

【评价】

1．操作过程中无菌物品和无菌区域未被污染。

2．物品取放有序、节力，动作熟练、准确。

☞考点：无菌技术操作方法、注意事项

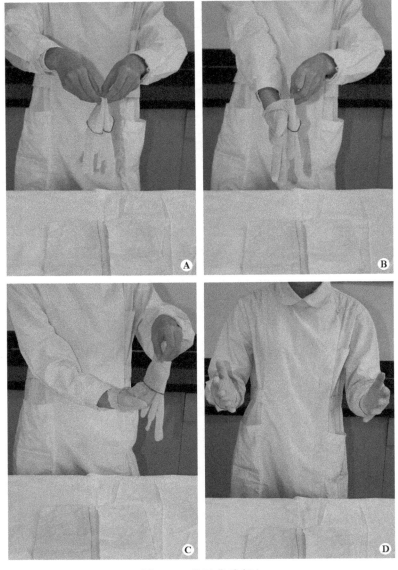

图 2-18　戴无菌手套法

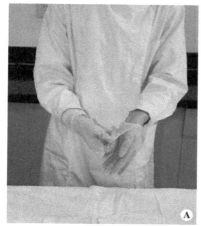
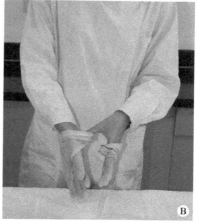
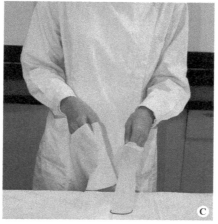

图 2-19　脱无菌手套法

第 4 节　隔离原则与技术

导致医院感染病的病原体可以从被感染的患者或病原体携带者身上传播给其他患者和医务工作者,任何传染病的流行都需具备三个环节:传染源、传播途径和易感宿主。控制感染发生的主要手段是阻断感染链的形成。通过隔离技术可以防止微生物在患者、工作人员中扩散,最终有效控制医院内感染。

///■ 案例 2-4

2003 年,传染性非典型肺炎(SARS)导致许多医务人员在救治 SARS 患者的过程中产生了感染,甚至付出了宝贵的生命。在采取一系列隔离防护救治措施后,才使 SARS 得到了有效的控制。对传染患者采取有效的隔离消毒,是保证医患双方安全的重要环节之一。

思考:

1. 何谓隔离?

2. 隔离技术有哪些?

一、隔 离 概 述

(一)概念

隔离可分为传染病隔离和保护性隔离两种。传染病隔离是将处于传染期的传染病患者、可疑患者安置在指定的地点,暂时避免与周围人群接触,便于治疗和护理。通过隔离,可以最大限度地缩小污染范围,减少传染病传播的机会,如传染病流行时的疫区、传染病院等。保护性隔离指将免疫功能极度低下的易感者置于相对无菌的环境中,使其免受感染,如器官移植病区等。

(二)传染病区的设置和划分

1. 传染病区的设置要求　传染病区应与普通病区分开,并远离水源、食堂和其他公共场所。传染病区应设有多个出入口,以便工作人员和患者分道进出。隔离单位有两种划分方法:一是以患者为单位,每位患者有单独的生活环境和用具,与其他患者隔开,如综合性医院普通病区的隔离患者。二是以病种为单位,同种传染病的患者可住在同一病室,但应与其他病种的传染患者相隔离。凡未确认或发生混合感染及危重患者有强烈的传染性时,应住单间隔离。

2. 清洁区与污染区的划分

（1）清洁区：凡未被病原微生物污染的区域称为清洁区，如更衣室、值班室、配膳室及库房等。

（2）半污染区：有可能被病原微生物污染的区域称为半污染区，如医护办公室、医疗室、内走廊及出院卫生处置室等。

（3）污染区：凡被病原微生物污染或被患者直接接触和间接接触的区域。

☞考点：清洁区与污染区的划分

（三）隔离消毒的原则

1. 一般消毒隔离

（1）明确清洁与污染的概念，病室门口和病床要悬挂隔离标志。门口备有泡手的消毒液及洒有消毒液的擦鞋垫和挂隔离衣用的立柜或壁橱。

（2）进入隔离区按规定戴工作帽、口罩及穿隔离衣。穿隔离衣前，备齐所用物品，不易消毒的物品应放入塑料袋内避污。穿隔离衣后，只能在规定范围内活动。

（3）病室内每日需用紫外线进行空气消毒一次，或用消毒液喷洒消毒。每日晨起后用1%消毒灵溶液或其他消毒液擦拭病床及床旁桌椅。

（4）凡患者接触过的物品应视为污染，必须经过消毒后再用。传染患者各类污染物处理见表2-2。

表2-2　传染病污染物品消毒方法

类别	物品	消毒方法
病室物品	房间地面、墙壁、家具	乳酸、甲醛或2%过氧乙酸溶液熏蒸消毒剂喷洒
医疗用具	玻璃类、搪瓷类、橡胶类	（1）消毒剂浸泡
		（2）高压蒸汽或煮沸消毒
	金属类	（1）0.1%氯己定溶液浸泡
		（2）环氧乙烷气体灭菌
		（3）2%戊二醛溶液浸泡
	血压计、听诊器、手电筒	（1）环氧乙烷气体灭菌
		（2）消毒剂擦拭
	体温计	消毒剂浸泡
日常用品	食具、茶壶、药杯	（1）煮沸15～30分钟
日常用品	日常用品食品、茶壶、药杯	（2）环氧乙烷气体灭菌
		（3）消毒剂浸泡
	信件、书报、票、证及各种印刷品	（1）环氧乙烷气体灭菌
		（2）甲醛熏蒸，按80ml/m³加水40ml，加热10分钟密闭24小时

续表

类别	物品	消毒方法
被服类	布类、衣物	（1）环氧乙烷气体灭菌
		（2）高压灭菌
		（3）煮沸消毒
	枕芯、被褥、毛纺制品	（1）臭氧消毒
		（2）环氧乙烷气体灭菌
其他	排泄物、分泌物	（1）漂白粉消毒
		（2）痰盛于蜡纸盒内焚烧
	便器、痰盂	消毒液浸泡
	剩余食物	煮沸30分钟后倒掉
	垃圾	焚烧

（5）在对患者严密隔离的同时，要给予患者关心和心理上的支持，防止患者因隔离而出现恐惧、自卑、孤独，并向患者和家属说明隔离的重要性，以取得理解和合作。

（6）患者的传染性分泌物经培养三次，结果均为阴性，经医生开出医嘱解除隔离。

☞操作警示：对传染患者严格执行隔离消毒原则

2. 终末消毒处理　终末期处理是对转科、出院或死亡患者及其所住病室、用物的消毒。

（1）患者的终末处理

1）解除隔离后患者经过沐浴更衣方可离开，物品需经消毒处理才可带出医院。

2）患者死亡后，用消毒液擦拭尸体，必要时用消毒液棉球填塞口、鼻、耳、肛门等孔道，伤口处更换敷料，用不透水的一次性尸单包裹尸体，送传染科太平间。

（2）病室单位分类处理：将布类包好，注明"隔离用物"送洗衣房消毒清洗；茶壶、脸盆、痰杯煮沸消毒；被褥、枕芯、床垫用臭氧消毒机消毒；病室空气进行紫外线照射，药物熏蒸，通风，用消毒液擦拭床单位。

☞操作警示：患者的终末处理先消毒再清洗

☞考点：隔离消毒原则

（四）隔离种类及措施

传染病患者是病原携带者，能向体外排出病原体而成为传染源，所以，应根据不同传染病病原体的排出方式与传播途径，采用不同的隔离措施。

1. 严密隔离　适用于传染性强或传播途径不明的疾病所需采取的隔离措施，如鼠疫、霍乱等烈性疾病。其隔离措施如下。

（1）患者住单人房间，室内物品力求简单并耐消毒，门口挂有醒目标志，禁止探视。

（2）进入病室要戴口罩、手套,穿隔离衣,换鞋,不得随意开启门窗;物品一进病室即视为污染,均应严格消毒处理。

（3）接触患者、污染敷料后或护理另一个患者前应刷手、消毒手、洗手。

（4）室内空气每日消毒 1 次,地面及距地面 2 米以下的墙壁、家具用消毒液每日擦洗 1 次。

（5）已被污染的用具和敷料应严格消毒或焚烧。

2. 呼吸道隔离 适于病原体经呼吸道传播的疾病所采取的隔离方法,如麻疹、白喉、百日咳、流行性脑脊髓膜炎等。其隔离措施如下。

（1）同种患者可住一室,但相互间不得借用物品或传阅书籍。

（2）接近患者时应戴口罩、帽子和穿隔离衣,并保持干燥。

（3）患者到其他科室会诊或治疗时应戴口罩,患者呼吸道分泌物经消毒后方可倒入专用下水道或焚烧。

（4）病室内空气每日消毒 1 次。

3. 消化道隔离 适于病原体通过污染食物、食具、手及水源,并经口引起传播的病症所给予的隔离方法,如病毒性肝炎、伤寒、细菌性痢疾等。其隔离措施如下。

（1）不同患者应尽可能分室收住,如同住一室两床相距不少于 2 米。

（2）接触患者时应穿隔离衣,护理不同病种的患者应更换隔离衣,并消毒双手。

（3）患者的食具、便器、呕吐物、排泄物须严密消毒。

（4）病室地面、家具每日消毒液喷洒或擦拭;病室应有完善的防蝇设施。

4. 接触隔离 适于病原体经皮肤或黏膜进入体内的传染病所采取的隔离方法,如破伤风、炭疽、狂犬病等传染病。其隔离措施如下。

（1）不同种患者分室收住,不得接触他人。

（2）进行治疗护理时必须戴口罩、手套、穿隔离衣;接触患者或可能污染物品后或护理另一患者前要洗手。

（3）已被污染的用具和敷料应严格消毒或焚烧。

5. 昆虫隔离 适于病原体通过蚊、虱、蚤等昆虫传播的疾病所进行隔离的方法,如流行性乙型脑炎、疟疾、斑疹伤寒等。其隔离措施如下。

（1）由蚊传播疾病(如疟疾、流行性乙型脑炎等),病室应有严密的防蚊设备。

（2）虱传播的疾病(如斑疹伤寒、回归热等),患者要洗澡、更衣并经灭虱处理后方可进入病室。

6. 保护性隔离 适用于抵抗力低下或易感染的患者,如大面积烧伤患者、早产婴儿、白血病患者及脏器移植患者等所采取的保护性措施,避免由他人(包括医护人员)将病室外的致病菌带进病室内而采用的隔离方法。其隔离措施如下。

（1）设专用隔离室,患者住单间病室隔离。

（2）接触患者前需洗手,戴口罩、帽子,换鞋并穿清洁隔离衣;患有呼吸道疾病者或咽部带菌者应避免接触患者。

（3）探视者应采取相应措施。

（4）未经消毒处理的物品不可进入隔离区。

（5）病室每日紫外线照射消毒。

7. 血液、体液隔离 适于病原体通过血液、体液(引流物、分泌物)等传播的疾病的隔离方法,如肝炎、艾滋病病毒等疾病。其隔离措施如下。

（1）同种病原感染者可同室隔离。

（2）接触血液或体液时应穿隔离衣、戴手套。被患者血液或体液污染的物品应立即消毒。

（3）防止注射针头等刺伤;患者用过的针头应放入防水、防刺破并有标记的容器内。

☞考点:不同的传染病患者采取不同的隔离措施

二、隔离技术

【目的】

防止病原菌在工作人员和患者间的传播,切断传播途径,防止医院内感染。

【评估】

1. 病室环境是否符合隔离原则。

2. 患者的病种、治疗和护理措施、目前状况;患者目前采取的隔离种类、隔离措施。

3. 患者的心理状况和对疾病的认识程度。

【计划】

1. 目标

（1）患者理解隔离的目的,能配合护理工作。

（2）护患之间未造成交叉感染。

（3）患者及家属知道隔离原则,学会简易隔离方法。

2. 用物准备

（1）治疗盘内盛:已消毒的手刷、10％皂液、清洁干燥小毛巾、避污纸、盛放用过的刷子、小毛巾、避污纸的容器各一(无洗手池设备时,另备消毒液和清水各一盆)。

（2）隔离衣一件。

（3）按需准备操作用物。

【实施】

操作步骤

（1）工作帽的使用：工作帽可防止头发上的灰尘及微生物落下造成污染，护理传染患者时也可保护自己。工作帽大小适宜，头发全部塞入帽内，不得外露。每周更换两次，手术室或严密隔离单位，应每次更换。普通病房护士可戴燕帽。

（2）口罩的使用：戴口罩（图2-20）是保护患者和工作人员，避免相互感染，并防止飞沫污染无菌物品的有效措施。口罩应盖住口鼻，系带松紧适宜，不可用污染的手触及。不用时不宜挂于胸前，应将清洁面向内折叠后，放入干净衣袋内。口罩应4～8小时更换一次，若有潮湿，应及时更换。

☞操作警示：口罩摘下后将污染面向内折叠；使用一次性口罩不得超过4小时

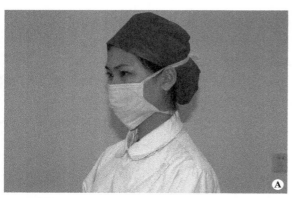

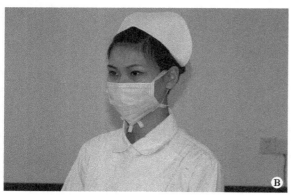

图2-20　工作帽、口罩的使用

（3）手的消毒：病房及各诊疗科室应设有流动水洗手设施，开关采用脚踏式、肘式或感应式；备肥皂或液体皂、擦手毛巾或风干机；不便于洗手时，应配备快速手消毒剂。

1）洗手：用普通肥皂和水反复揉搓掌心、指缝、手背、手指关节、拇指、指腹、指尖、腕部，时间不少于10秒，流动水洗净。按照规定动作（图2-21），有力地机械摩擦涂有肥皂的手的各面，每个步骤中双手相互摩擦10个来回，然后用流动水冲洗，用风干机或毛巾擦干。

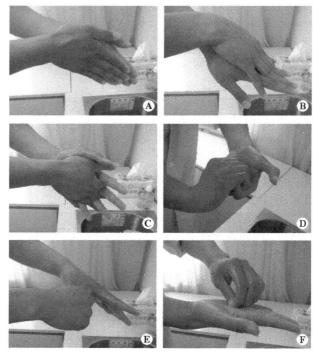

图2-21　洗手技术（续）

链接 >>>

手消毒方法种种

卫生手消毒：医护人员在各种操作前，应用肥皂、流动水冲洗双手，进行各种操作后，应进行手的卫生消毒。

（1）各种操作治疗前的消毒：用肥皂、流动水冲洗双手，如果双手被感染性物品污染，应使用有效消毒剂搓擦2分钟后，再用肥皂、流动水冲洗。

（2）连续治疗和操作的消毒：每接触一个患者后都应用抗菌皂液、流动水洗手或用快速消毒液搓擦2分钟。

（3）接触传染病患者后手的消毒

1）医务人员为特殊传染病患者检查、治疗、护理之前，应戴一次性手套或无菌乳胶手套，每接触一个患者后应更换手套，用肥皂及流动水洗手。

2）若双手直接为传染病患者检查、治疗、护理或处理传染病患者污染的物品之后，应将污染的双手使用消毒液揉搓消毒2分钟后，再用肥皂和流动水洗手。

（4）接触污染物品、微生物实验室操作后手的消毒：医护人员接触污染源之前，应戴好一次性手套或乳胶手套，然后进行操作，操作后脱手套，用肥皂、流动水洗净。如手直接接触污物者，操作后应将污染的双手使用手消毒剂搓擦2～3分钟，再用肥皂、流动水洗净。

2）刷手：取无菌刷蘸肥皂乳（或肥皂块），按前臂、腕部、手背、手掌、手指、指缝、指甲顺序彻底刷洗，刷半分钟，用流动水冲净皂沫，换刷另一手，反复两次，共刷 2 分钟，用毛巾擦干双手。

3）消毒液浸泡消毒手：将双手浸泡于消毒液中，用小毛巾或手刷反复擦洗 2 分钟，再用清水冲洗揩干双手。

☞操作警示：刷手时，身体应与洗手池保持一定距离，腕部低于肘部，使污水流向指尖

（4）污物袋的使用及处理：凡被污染而无需回收的物品，可集中于不透水的塑料袋或双层布的污物袋中，封口或扎紧袋口，袋上应有"污染"标记，送指定地点焚烧处理。可再用的物品按上述袋装标记后，按先消毒后清洁的原则处理。

（5）避污纸的使用及处理：避污纸即为清洁纸片。使用避污纸拿取物品或作简单操作，保持双手或用物不被污染，以省略消毒手续。如收取污染的药杯，拿患者用过的物品，或拾取掉在污染区地面上的物件等，可垫避污纸以避免污染工作人员的手；已污染的手接触清洁物品时，可垫着避污纸，避免污染用物，如开自来水龙头、电源或门窗。使用避污纸时，要从页面抓取，不可掀页撕取（图 2-22）。用后放进污物桶内，集中焚烧。

☞操作警示：从页面抓取，不可掀页撕取

（6）隔离衣的使用

1）穿隔离衣（图 2-23）

A：洗手，备齐操作用物。戴好口罩及帽子，取下手表，卷袖过肘（冬季卷过前臂中部即可）。

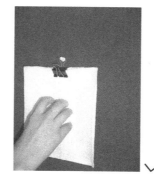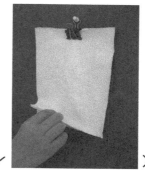

图 2-22　避污纸的使用

B：手持衣领取下隔离衣，清洁面朝自己；将衣领两端向外折齐，对齐肩缝，露出袖子内口。

C：右手持衣领，左手伸入袖内；右手将衣领向上拉，使左手套入后露出。

D：换左手持衣领，右手伸入袖内；举双手将袖抖上，注意勿触及面部。

E：两手持衣领，由领子中央顺着边缘向后将领扣扣好，扣肩扣再扎好袖口（此时手已污染），松腰带活结。

F：将隔离衣一边约在腰下 5cm 处渐向前拉，直到见边缘，则捏住；同法捏住另一侧边缘，注意手勿触及衣内面。然后双手在背后将边缘对齐，向一侧折叠，一手按住折叠处，另一手将腰带拉至背后压住折叠处，将腰带在背后交叉，回到前面系好。

G：扣上隔离衣后侧下部边缘的扣子。

2）脱隔离衣（图 2-24）

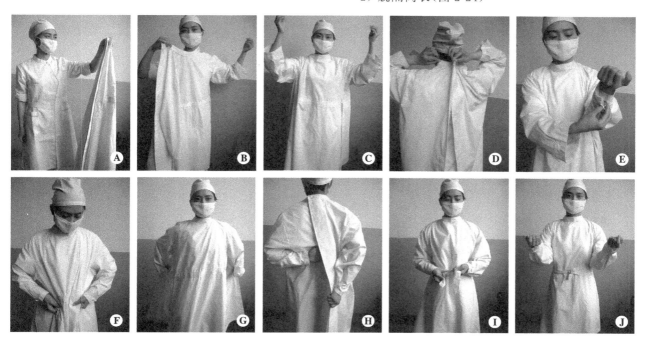

图 2-23　穿隔离衣

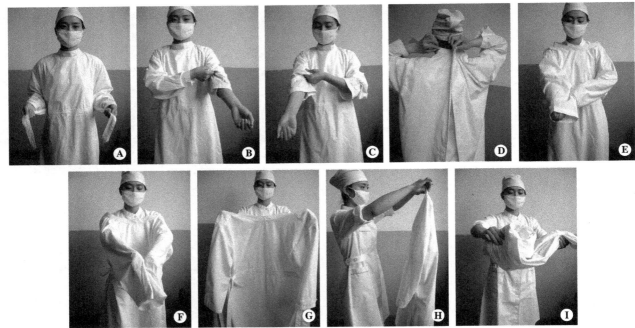

图 2-24 脱隔离衣

链 接 »»

穿脱隔离衣操作流程

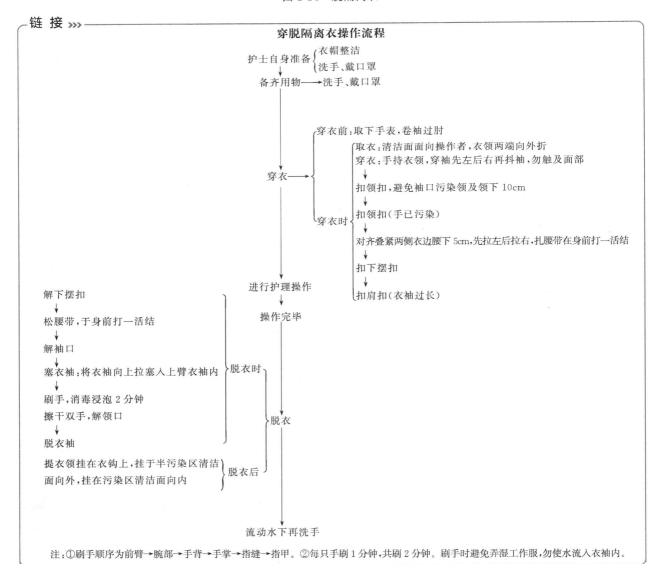

注：①刷手顺序为前臂→腕部→手背→手掌→指缝→指甲。②每只手刷 1 分钟，共刷 2 分钟。刷手时避免弄湿工作服，勿使水流入衣袖内。

A. 松开隔离衣后侧下部边缘的扣子,解开腰带,在前面打一活结。

B. 解开两袖口,在肘部将部分袖子套塞入袖内,便于消毒双手。

C. 消毒清洗双手后,解开领扣,右手伸入左手腕部套袖内,拉下袖子过手;用遮盖着的左手握住右手隔离衣袖子的外面,将右侧袖子拉下,双手转换渐从袖管中褪出。

D. 用左手自衣内握住双肩肩缝,撤右手,再用右手握住衣领外面反折,脱出左手。

E. 左手握住领子,右手将隔离衣两边对齐,挂在衣钩上(若挂在半污染区,隔离衣的清洁面向外;挂在污染区,则污染面朝外)。不再穿的隔离衣脱下时清洁面向外,卷好投入污染袋中。

☞ 操作警示:穿脱隔离衣,注意始终保持衣领清洁

3)注意事项

A. 保持隔离衣里面及领部清洁,系领带(或领扣)时勿使衣袖及袖带触及面部,衣领及工作帽等。隔离衣需全部覆盖工作衣,有破洞或潮湿时,立即更换。

B. 穿隔离衣时避免接触清洁物;穿隔离衣后,只限在规定区域内进行工作,不允许进入清洁区及走廊。

C. 清洁隔离衣只使用一次时,穿隔离衣方法与一般方法相同,无特殊要求。脱隔离衣时应使清洁面朝外,衣领及衣边卷至中央,弃衣后消毒双手。

D. 隔离衣应每天更换一次。接触不同病种患者时应更换隔离衣。

【评价】

1. 患者、工作人员安全,未发生交叉感染。

2. 患者对隔离有正确认识,心理状况良好。

3. 患者及家属配合护理工作。

☞ 考点:隔离的技术要点及注意事项

▲三、隔离患者的常用护理操作

护士进入病室进行各项操作时,须先备好所需用具,然后穿隔离衣。一切物件接触传染病患者后或掉在地上,均应消毒。

1. 铺床 给不同病种铺床时,必须更换隔离衣,戴口罩,其余同普通病室铺床法。

2. 测量体温、脉搏、呼吸 隔离患者体温计应固定使用。给严密隔离患者测体温时,应穿隔离衣,手表置入小有机玻璃盒内或装入小透明袋内,以免污染。如给一般隔离(呼吸道、消化道、接触及昆虫隔离)患者测体温时,可不穿隔离衣,但要注意工作衣不能接触患者及床单位。另需备浸泡消毒液的小毛巾。

护士保持一手清洁,以便记录;一手诊脉和取体温计,看清读数后,将体温计放入盛有 1‰ 过氧乙酸溶液消毒液瓶中。每测一患者体温、脉搏、呼吸,经小毛巾擦手消毒后,方可测另一患者。

3. 测量血压 严密隔离者或须密切观察血压的患者,血压计、听诊器应固定使用,最后作终末消毒。一般隔离患者血压计不需专用时,可在血压计臂带外加薄膜或布袖套。操作时将布袖套套于患者臂部,其余部分铺在床上及患者身上,使成一清洁区,血压计放在清洁区测量。测毕,取出血压计,将清洁面向外折叠,定期更换消毒。不同病种患者,用后应即换下消毒,备用。

4. 服药、注射 将备好的服药盘、注射盘及服药本、注射本一并放在治疗车上,车下层放水壶及盛消毒液的盆 2 个,推车至病室门口,核对无误后为患者服药。药杯用避污纸取回放入专用消毒液内,然后为患者注射,注射毕,将注射器置入另一消毒液内。消毒双手,再为另一病种的患者注射。一次性药杯和注射器用后可集中处理。

5. 搬运患者 用担架接送人去他室检查或治疗时,应在担架上铺清洁布单,移患者至担架上,盖好被子,将布单两边包住患者,到达诊疗室后,将布单连同患者一齐移至检查床上。用毕将布单清洁面向外卷好,投入污衣袋内。若为呼吸道隔离病员,应加戴口罩。

▲四、隔离预防技术

隔离预防技术主要包括设立隔离室、分组护理、管理探视者、卫生手消毒、戴口罩、戴手套、穿隔离衣、使用污物袋、对患者标本及污物进行正确的处理、护理患者及病原携带者、正确处理医用器械、随时与终末消毒等。

1. 隔离室 设立隔离室的目的是将感染源和易感染者从空间上分开,减少病原体经任何途径的传播机会,也提醒医务人员注意执行隔离常规。隔离室有单人隔离室和同室隔离两种。将可能污染环境的患者安置在隔离室,关闭房门;房间内应保持负压,每小时换气 6~12 次,空气在排除室外或流向其他区域之前应经高效过滤处理。

2. 分组护理 将患者分为隔离组、观察组和新转入患者分别进行护理,各组护理人员按组固定,以缩小带菌者的范围和交叉感染的机会。

3. 探视者的管理 探视者进入隔离患者的房间之前要报告护士站工作人员,医务人员要指导其正确使用口罩、手套及隔离衣,并督促执行其他预防隔离措施。

4. 洗手 ①当可能接触患者黏膜、破损的皮肤、血液、体液、分泌物、排泄物和污染物后应立即洗手。

②接触不同患者要进行手消毒。③接触同一患者身体的不同部位应洗手。

5. 戴手套 ①当接触患者黏膜、破损的皮肤、血液、体液、分泌物、排泄物和污染物时应戴手套,摘去手套后及时洗手。②接触两个患者之间应更换手套,摘去手套后及时洗手。

6. 戴面罩、护目镜和口罩 防止患者的体液、血液、分泌物等传染性物质溅入到医护人员眼睛、口腔及黏膜时使用。

7. 穿隔离衣 防止被传染性的血液、分泌物、渗出物和大量的传染性材料污染时使用。

(1)穿防护用具程序

1)从清洁区进入半污染区前:

洗手 → 戴帽子 → 戴防护口罩 → 穿防护服 → 换工作鞋袜

2)从半污染区进入污染区前:

洗手 → 戴一次性工作帽 → 戴一次性外科口罩 → 戴防护眼镜 → 穿隔离衣 → 戴手套 → 穿鞋套

(2)脱防护用具程序

1)从污染区进入半污染区前:

清洁消毒双手 → 脱防护眼镜 → 脱外层口罩 → 脱一次性工作帽 → 脱隔离衣 → 脱鞋套 → 脱手套

2)从半污染区进入清洁区前:

清洁消毒双手 → 脱防护服 → 脱防护口罩 → 脱工作帽 → 清洁消毒双手

8. 可重复使用的设备 当被污染,应在下一个患者使用之前清洁干净和适当地消毒灭菌。一次性使用的物品应集中消毒毁形处理。

9. 环境控制 保证医院有适当的日常清洁标准和卫生处理程序,并保证该程序的落实。

10. 被服、触摸、传送被血液、体液、分泌物、排泄物污染的被服时,应避免翻动,以防微生物污染其他患者和环境。

11. 职业教育 ①操作中防止被利器(针、刀、其他利器)刺伤。②尖锐物品使用后应弃于耐刺的硬壳防水容器内。③在需要使用口对口呼吸时应尽可能使用可代替口对口呼吸的设备。

12. 排泄物、分泌物 必须在明确指定的污水槽中倾倒处理,同时正确地清洗和消毒盛放容器。

13. 废弃物 医用废弃物应装入规定的塑料袋中,密封并标记好,将其焚化处理或深埋。

14. 针筒和针头 与患者的血液或体液接触过的针头可以污染有 HBV(乙型肝炎病毒)或 HIV(人类免疫缺陷病毒)等微生物。为防止针头刺伤而感染,用过的针头不要再套针帽,不要用手弄弯或折断,最好用一次性注射器,用后立即放入有标签的耐刺容器内,集中统一焚毁处理。

15. 终末消毒 隔离室内的清洁工具应专用,每天需进行日常清洁整理工作,随时对污染物清洗消毒,及时送走废弃物。在患者出院后(转出或死亡后),应进行终末消毒,以防止患者留下的污染物品成为新的感染媒介。

▲ 五、污物袋的使用

1. 污物袋使用材料、容积、物理机械性能等应符合国家规定的标准。

2. 正常使用时不得渗漏、破裂、穿孔。

3. 污物袋颜色为黄色,有盛装医疗废物类型的文字说明,如盛装感染性医疗废物,应在包装袋上加注"感染性废物"字样。

▲ 六、利器盒使用

1. 利器盒使用材料、容积、物理机械性能等应符合国家规定的标准。

2. 正常使用时不得渗漏、撒漏、破裂、穿孔。一旦被使用,则无法在不破裂的情况下被再次打开。

3. 利器盒颜色为黄色,在盒体侧面注明"损伤性废物"及印刷医疗废物警示标志(图 2-25)。

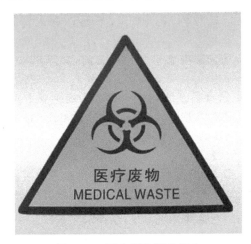

图 2-25 医疗废物警示标志

▲ 第 5 节 供应室工作

供应室是医院供应无菌医疗器械和敷料的专业部门。它的主要任务是对医疗用品进行回收、清洗、包装、消毒、保管和发放,以保证医疗、护理、教学和科研工作的顺利完成。

一、供应室的设置与布局

供应室的设置和布局,应根据医院的条件决定。一般要求靠近院部和门诊部之间,周围环境清洁、无污染源,成为一个相对独立的区域。室内应有足够的照明、通风、净化和污水排放设施,墙面、地面应光滑,便于冲洗。供应室一般分为三个区,即污染区、清洁区和无菌区。清洗、消毒物品的路线不可逆行,应采用管制通过方式。

(一)污染区

1. 回收室 负责回收各种用过的污染物品,进行分类。

2. 洗涤室 负责清洗各种回收物品,如注射器、针头、输液器、导管及各种治疗物品。

(二)清洁区

1. 包装室 将已清洗的物品进行包装,标明名称,送灭菌处理。

2. 敷料室 负责加工各种敷料。

3. 储藏室 储藏各种器械和未加工的原料,如脱脂棉、纱布等。

(三)无菌区包括无菌室、无菌区

1. 灭菌室 由专人负责,根据欲灭菌物品的不同,选择适宜、有效的灭菌方法,达到最佳灭菌效果且不损坏被灭菌物品的性能。

2. 无菌区 工作人员应穿戴特定的衣服、专用鞋,非本区工作人员不得随意入内。经过灭菌的无菌物品存放在无菌区。一次性使用的无菌医疗用品拆除大包装后方可移入无菌间。无菌间保持洁净。无菌物品从灭菌器取出后直接放在无菌间的储物架上,不能有中间环节。储物架应离地面 25cm、离天花板至少 50cm、离墙 5cm 以上,物品摆放整齐、有序、不挤压。无菌物品上要有明显的灭菌指示标记、灭菌日期。

3. 高压蒸汽灭菌室 应单独设置,由专人负责将包装好的物品进行灭菌处理。

4. 发放室 负责给灭菌的物品标明失效期,存放已灭菌物品和分发各种无菌物品。发放无菌物品应设有特定通道和窗口。发放无菌物品时应遵循“先进先出”的原则,即先灭菌的无菌物品先行发放。室内温湿度要适宜,并定期进行空气细菌监测。

二、供应室的管理

(一)人员管理

1. 人员编制 供应室的人员编制,应根据医院规模、性质、任务等需要配备,原则上应配备护士长(或组长)、护士、卫生员和消毒员,其中二分之一以上应具有护理专业技术职称,以中、青年为主,其他人员均需培训后方可上岗。传染病患者不得从事供应室工作。

2. 领导编制 供应室与临床各科和总务后勤部门有着密切联系,在医院占有重要地位,应由院长领导和护理部或总护士长进行业务指导,或由护理部直接领导,与临床各科室协调合作。总务后勤等部门在设备、安装、维修、物资供应等方面予以保证。

(二)一次性使用医用器具的管理

医院感染管理科或专职人员负责对本单位一次性使用医用器具的采购、使用管理及回收处理进行监督,并对购入产品的质量进行监测。

1. 医院所购一次性使用医疗器具的生产厂家,应具有医药部门和省级以上卫生行政部门颁发的“生产许可证”和“卫生许可证”;推销员应具有省、市卫生行政部门核发的“推销员”证件。

2. 每次购置,必须进行质量验收,做到推销员证件、订货合同、发货地点及货款汇寄账号与生产企业相一致;并查验每一批号产品的检验合格证、消毒日期、出厂日期和有效期。

3. 建立登记账册,记录每次订货与到货的产品名称、数量、规格、单价、产品批号、消毒日期、出厂日期、卫生许可证号、有效期限及供需双方经办人姓名等。

4. 严格保管,不得将包装破损、超过“灭菌有效期”以及包装上未注明出厂日期和有效期的一次性医用器具应用于临床。

5. 使用时若发生热原反应、感染或有关医疗事件,必须按规定登记,如发生时间、种类、受害者临床表现、结局,所涉及一次性器具的生产单位、生产日期、批号及供货单位、供货日期等,并及时上报。

6. 一次性医用器具用后,必须毁形和无害化处理,严禁重复使用和回流市场。

三、物品的准备与灭菌

(一)无菌包

1. 清洗 金属器械放入 1% 肥皂水中煮沸 15 分钟,再用清水刷洗、冲净、擦干,整理包装。锐利器械分开轴节,浸没于第一次消毒液内,按时取出。再用肥皂水刷洗,清水、蒸馏水冲净、擦干,分开轴节浸没于第二次消毒液内,达消毒时限方可使用。

2. 检查和包装 根据无菌包的物品清单卡,备齐物品,检查物品质量。各种穿刺针头应放在有软垫的试管内,针头向下,以保护针头的锐利。各种器械应放置妥当。特殊的无菌包,还应写上包装者的姓名。最后用双层包布包裹,外面标明无菌包名称。

3. 灭菌 包装的物品进行灭菌处理,灭菌结束后,首先检查无菌检测标本,关闭储槽的通气孔。取出的物品如仍潮湿,应立即烘干,或放在通风处,散发残留的气体,再将无菌物品送至发放室。

（二）导管

导管用后分类浸入消毒液中，然后清水冲洗或煮沸后清洗，用乙醚擦去胶布痕迹，皂水刷洗，用机器挤压或用手揉搓，最后清水冲净。检查导管有否老化或破损，装盒，注明标签，送灭菌处理。

（三）手套

先用消毒液浸泡、洗净、晾干正反面，检查有否漏气破损。手套正反两面均撒上滑石粉。按号码整理，将手套口向外反折 7cm，左右分开，放入双层布套内，内放小包滑石粉。包装，标明手套号码，送灭菌处理。

严禁反复使用的物品，如头皮静脉穿刺针头、一次性输液器、输血器、注射器，一次性手套，各种一次性导管等，使用后浸于消毒液内，集中统一回收处理。

四、敷料的加工

（一）敷料制备原则

（1）敷料应用脱脂棉或纱布制成。敷料质量根据用途选择，如方纱布、长纱布用一般纱布；纱条用稀纱布；引流条用纱带或稀纱布。

（2）敷料的包装不宜过大，以免长期不用而污染。灭菌后的敷料应放于通风干燥处储存，并按消毒灭菌先后次序排列，作好标记。

（二）敷料加工法

1. 纱布类

（1）方纱布：用于覆盖伤口等。

大方纱：取 21cm×32cm 纱布，折成 8cm×8cm。

小方纱：取 16cm×22cm 纱布，折成 6cm×6cm。

（2）纱球：用于各种擦洗等。取 32cm×16cm 纱布，折成条状，卷成 4cm×5cm 的纱球。

（3）引流条：用于各种伤口引流，分别取 0.5cm、1cm、2cm 宽纱带或稀纱布，除去引流条边缘的碎纱，扇形折叠，每个用纸包装并注明标签。

（4）凡士林纱布、纱条：用于保护皮肤和伤口引流。除去纱布或纱布条边缘的碎纱，毛边向内，折叠敷料放于盒内。倒入已溶化的凡士林，经高压蒸汽灭菌后备用。

2. 棉花类

（1）棉球：人工或机器制成棉块或棉球。

（2）棉签：取小片棉花，紧卷在细签上，顶端略大。棉签长短应根据临床需要而定。

（3）棉垫：取双层纱布，中间夹棉花制成。

3. 布类

（1）治疗巾：取棉布，制成 75cm×45cm 的长方形布。

（2）洞巾：取棉布，制成 80cm×85cm 布块，中央开一直径 12cm 的圆洞。折叠时，圆洞须露在外面。

（3）包布分别：取 108cm、75cm、45cm 见方的 3 种规格棉布，缝制成双层，一角有双带。

4. 其他

（1）有带纱球：取 12cm×12cm 纱布，内包一团棉花，制成 4cm 圆球，开口处用线扎紧，线尾长 40cm。

（2）一次性成品纱布、棉签和棉垫等。

（3）各专科应用的敷料，可由各科自制，送供应室消毒灭菌后使用。

▲第 6 节　医疗废物管理

1. 医疗卫生机构应当及时收集本单位产生的医疗废物，并按照类别分置于防渗漏、防锐器穿透的专用包装物或者密闭的容器内。

2. 医疗废物专用包装物、容器，应当有明显的警示标志和警示说明。

3. 医疗废物专用包装物、容器的标准和警示标志的规定，由国务院卫生行政主管部门和环境保护行政主管部门共同制定。

4. 医疗卫生机构应当建立医疗废物的暂时储存设施、设备，不得露天存放医疗废物；医疗废物暂时储存的时间不得超过 2 天。

5. 医疗废物的暂时储存设施、设备应当远离医疗区、食品加工区和人员活动区以及生活垃圾存放场所，并设置明显的警示标志和防渗漏、防鼠、防蚊蝇、防蟑螂、防盗以及预防儿童接触等安全措施。

6. 医疗废物的暂时储存设施、设备应当定期消毒和清洁。

7. 医疗卫生机构应当使用防渗漏、防遗撒的专用运输工具，按照本单位确定的内部医疗废物运送时间、路线，将医疗废物收集、运送至暂时储存地点。运送工具使用后应当在医疗卫生机构内指定的地点及时消毒和清洁。

8. 医疗卫生机构应当根据就近集中处置原则，及时将医疗废物交由医疗废物集中处置单位处置。

9. 医疗废物中病原体的培养基、标本和菌种、毒种保存液等高危险废物，在交医疗废物集中处置单位处置前应当就地消毒。

10. 医疗卫生机构产生的污水、传染病患者或者疑似传染病患者的排泄物，应当按照国家规定严格消毒；达到国家规定的排放标准后，方可排入污水处理系统。

11. 不具备集中处置医疗废物条件的农村，医疗卫生机构应当按照县级人民政府卫生行政主管部门、环境保护行政主管部门的要求，自行就地处置其产生的医疗废物。自行处置医疗废物的，应当符合下列基本要求。

（1）使用后的一次性医疗器具和容易致人损伤的医疗废物，应当消毒并作毁形处理。

（2）能够焚烧的，应当及时焚烧。

（3）不能焚烧的，消毒后集中填埋。

目标检测

A₁型题

1. 关于医院感染概念的叙述错误的是（　　）
   A. 婴幼儿经胎盘获得的感染是医院感染
   B. 入院时处于潜伏期的感染一定不是医院感染
   C. 出院之后发生的感染可能不是医院感染
   D. 直接与上次住院有关的感染是医院感染
   E. 医院感染是指在医院内获得的感染

2. 能杀灭所有微生物以及细菌芽孢的方法是（　　）
   A. 清洁　　　　　　B. 消毒
   C. 抑菌　　　　　　D. 灭菌
   E. 抗菌

3. 用煮沸法消毒物品，正确的是（　　）
   A. 水沸后放橡胶管　B. 组织剪刀应打开轴节
   C. 水沸后放入玻璃物品　D. 大小相同的治疗碗可重叠
   E. 煮沸中途加入物品应从加入开始计时

4. 下列哪种化学消毒灭菌剂不能杀灭芽孢？（　　）
   A. 碘酊　　　　　　B. 过氧乙酸
   C. 戊二醛　　　　　D. 甲醛
   E. 乙醇

5. 配制0.2%的过氧乙酸溶液1000ml，应取5%的过氧乙酸溶液的量是（　　）
   A. 10ml　　　　　　B. 20ml
   C. 30ml　　　　　　D. 40ml
   E. 50ml

6. 不属于物理消毒灭菌的方法是（　　）
   A. 燃烧法　　　　　B. 臭氧灭菌灯消毒法
   C. 微波消毒灭菌法　D. 浸泡法
   E. 空气净化法

7. 紫外线灯管消毒，应从灯亮后几分钟开始计时？（　　）
   A. 1～3　　　　　　B. 3～5
   C. 5～7　　　　　　D. 7～9
   E. 9～11

8. 使用化学消毒剂的注意事项中，下列哪一项是错误的？（　　）
   A. 严格掌握药物的有效时间和浓度
   B. 浸泡前要打开器械的轴节
   C. 物品应全部浸没在消毒液中
   D. 消毒液容器要盖严
   E. 使用前用3%氯化钠溶液冲净，以免药液刺激组织

9. 用于浸泡金属器械的高效类消毒剂是（　　）
   A. 0.5%过氧化氢溶液　B. 2%戊二醛溶液
   C. 0.1%苯扎溴铵溶液　D. 3%漂白粉澄清液
   E. 75%乙醇溶液

10. 取用无菌溶液正确的是（　　）
    A. 取用前首先检查溶液性状
    B. 手指触及瓶盖内面
    C. 倒溶液时溶液瓶口触碰无菌容器
    D. 将无菌敷料直接深入瓶内蘸溶液
    E. 溶液未用完注明开瓶日期和时间

A₂型题

11. 患者江某，26岁。右下肢受伤后，未得到正确的处理而导致破伤风。为其伤口换药后污染敷料处理方法是（　　）
    A. 过氧乙酸浸泡后清洗
    B. 高压灭菌后清洗
    C. 丢入污物桶后再集中处理
    D. 日光下暴晒再清洗
    E. 送焚烧炉焚烧

12. 患者李某，女性，30岁，高热腹泻，诊断为细菌性痢疾，对其应采取（　　）
    A. 严格隔离　　　　B. 接触隔离
    C. 消化道隔离　　　D. 呼吸道隔离
    E. 保护性隔离

13. 患者张某，7岁，因猩红热入院治疗，其床旁固定使用的体温计消毒应选用（　　）
    A. 甲醛　　　　　　B. 乙醇
    C. 苯扎溴铵　　　　D. 氯已定
    E. 环氧乙烷

14. 患者男性，52岁，住感染区。为其护理时使用避污纸的正确方法是（　　）
    A. 掀页撕取　　　　B. 戴手套后抓取
    C. 用镊子夹取　　　D. 随便撕取
    E. 从页面中间抓取

A₃型题

(15、16题共用题干)

患者李某，男性，30岁，诊断为肺结核。

15. 护理对其病室空气消毒时，正确的方法是（　　）
    A. 2%过氧乙酸溶液喷洒
    B. 食醋熏蒸
    C. 开窗通风
    D. 臭氧灭灯消毒
    E. 甲醛熏蒸

16. 患者使用的体温计应每日消毒，正确的方法是（　　）
    A. 煮沸消毒　　　　B. 2%碘酊溶液擦拭
    C. 75%乙醇溶液浸泡　D. 0.1%氯已定溶液浸泡
    E. 微波消毒

A₄型题

(17～20题共用题干)

患者吴某，男性，42岁。诊断为甲型肝炎入院治疗。

17. 护士应将其安置在（　　）
    A. 危重病房　　　　B. 普通病房

C. 隔离病房　　　　　D. 急诊病房

E. 保护性隔离

18. 护士应对其采取(　　　)

A. 严格隔离　　　　　B. 接触隔离

C. 消化道隔离　　　　D. 呼吸道隔离

E. 监护病房

19. 患者的粪便消毒的正确方法是(　　　)

A. 粪便 5 份加漂白粉 2 份,搅拌后放置 1 小时

B. 粪便 5 份加漂白粉 1 份,搅拌后放置 1 小时

C. 粪便 5 份加漂白粉 2 份,搅拌后放置 30 分钟

D. 粪便 5 份加漂白粉 1 份,搅拌后放置 3 小时

E. 粪便 5 份加漂白粉 2 份,搅拌后放置 21 小时

20. 护士接触患者后手的消毒错误的是(　　　)

A. 护理之前,应戴一次性手套

B. 每接触一个患者后应更换手套

C. 更换手套后立即洗手

D. 直接接触污染物后先用消毒液揉搓消毒 2 分钟,再洗手

E. 接触同一病种患者后应更换手套

第3章 患者的安全与舒适

学习目标

1. 了解以下知识点 保护具使用的目的、种类；医院中的不安全因素，卧位的性质；睡眠的生理周期

2. 理解以下知识点 舒适、休息及安全护理的意义

3. 掌握以下知识点与技能 安全、主动卧位、被动卧位、被迫卧位、舒适及休息等概念；病房安全防范措施；正确为患者安置及更换各种卧位；保护具的使用方法；促进患者睡眠的护理措施

安全是人类基本需要之一，也是个体维持生存的必要条件。在医疗照顾工作中，护理人员应具有评估环境安全性的能力，各个环节把好安全关，避免患者在医疗照顾机构中出现进一步的损伤，使其尽快恢复健康。

第1节 安全概述

案例 3-1

患者王某，45岁，因车祸致左下肢骨折，急诊手术。术后返回病房，患者意识仍不清醒，后又出现烦躁不安、躁动，为防止患者出现伤害及坠床，值班护士小李给患者使用了床栏和腕部约束带，以保证患者的安全。

思考：

1. 安全的内容有哪些？

2. 医院常见的不安全因素有哪些？应如何采取护理措施？

一、安全的概念

安全在马斯洛的需要层次理论中，是生理需要满足之后的第二层次的需要。安全是指不受威胁，没有危险、危害及损失。人们都希望生活在安全的环境中，使自己身心不受到伤害。在医疗照顾机构中，安全显得尤为重要。

二、安全的重要性

维持环境的安全是每个人共同的职责，尤其是医院环境，关系到患者的心理状态及疾病的转归，不同患者对环境有不同的需求，部分特殊患者对温度、湿度及光线等需求存在差异，作为健康照顾者应为患者提供一个安全、舒适的环境。在医院环境中可能存在各种影响安全的因素，如物理性、生物性、化学性、医源性等，护理人员应熟悉医院常见不安全因素，并积极给以防范。如铺床时避免弯腰造成自身的损伤，避免接触有毒、有害的物质，感觉障碍会导致损伤，因注意力不集中无法预警危险等。

三、医院环境中常见的不安全因素及护理措施

在医院的物理环境中存在以下各种可能危害安全的因素。

（一）机械性损伤

机械性损伤常见的有跌伤、撞伤、阻塞等损伤，对这些损伤要注意预防。对昏迷、神志不清、躁动不安的患者及婴儿可用床栏保护，必要时可用约束带，对年老体弱、行动不便的患者应给予搀扶；病室内地面应注意保持干燥、整洁，物品放置稳妥；患者常用物品应放在其容易拿取处；走廊、浴室、厕所应设置扶手，供患者活动不便时使用；浴室和厕所还应设置呼叫系统，以利患者必要时使用(图3-1)；在精神科病房，应注意将刀片、剪刀等锐器、钝器收藏好，不让患者接触到。应用各种导管、器械进行操作时，应掌握操作规程，动作轻柔，防止损伤患者皮肤黏膜。妥善固定导管，注意保持引流的通畅。

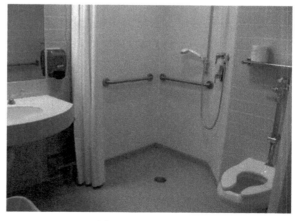

图 3-1 厕所的设置

（二）温度性损伤

常见的温度性损伤有热水袋、热水瓶所致的烫

伤;易燃易爆物品如氧气、煤气、酒精、汽油等所导致的各种烧伤;各种电器如烤灯、高频电刀等所导致的灼伤;应用冰袋等所导致的冻伤等。护理人员在应用冷、热疗法时,应严格掌握操作要求,注意观察局部皮肤的变化,鼓励患者及时反映不适,对于小儿或容易受伤的患者(如意识不清或使用镇静剂者)在热疗期间有专人陪伴;对易燃易爆的物品应妥善保管,并设有防火措施,护理人员应熟练掌握各类灭火器的使用方法;对医院内各种电器设备应经常检查,及时维修,以防发生由于电所致的温度性损伤。

(三)化学性损伤

应用各种化学性药物时,由于药物剂量过大或浓度过高,用药次数过多、方法不合理、配合不当,甚至用错药均可引起化学性损伤。护理人员应具备一定的药理知识,掌握常用药物的保管原则和药物治疗原则;进行药物治疗时,严格执行"三查七对",注意所用药物有无配伍禁忌,并注意观察患者用药后的反应。

(四)生物性损伤

生物性损伤包括微生物及昆虫等对患者所造成的伤害。前者系交叉感染所致,如伤口感染、呼吸道感染、肠道感染等。其预防原则为控制感染源,切断传播途径,保护易感人群。具体措施为严格执行消毒隔离制度,遵守无菌技术操作原则,加强危重患者的护理、增强患者的体质等。昆虫损害在医院也常见,如蚊、蝇、虱、蚤、蟑螂等。昆虫叮咬不仅搅扰睡眠,严重影响患者休息,还可导致过敏性伤害,更重要的是传播疾病,应采取有力措施予以消灭并加强防范。

(五)医源性损伤

无论是物理性、化学性、生物性还是心理性损伤,如果是由于医护人员言谈及行为上的不慎,或操作上的不当、失误而造成患者心理或生理上的损害,均为医源性损伤。如有些医务人员对患者不够尊重,语言欠妥当,缺乏耐心,使患者心理上难以承受而造成的痛苦。还有个别医务人员因责任心差、工作疏忽导致医疗差错、事故的发生,轻者使患者病情加重,重者甚至危及生命。对此,医院要加强医护人员的思想道德教育,培养医护人员良好的医德医风。加强医护人员的素质教育,提高专业技术水平。强调良好的服务态度,并制定相应的杜绝医疗事故的措施。严格执是行各项规章制度和操作规程,做到有效的防范,保障患者的安全。

(六)放射性损伤

各种放射性治疗如深部 X 射线、直线加速器等疗法是治疗肿瘤的一个有效的局部治疗手段。但如治疗过程中处理不当,可导致放射性皮炎、皮肤溃疡坏死,甚至导致死亡。因此,使用 X 线及其他放射性物质进行诊断或治疗时,要对在场人员采取适当的保护措施,如穿铅衣外套、手套等。对于接受放射性诊断或治疗的患者,应尽量减少患者身体不必要的暴露,保持照射野的标记,同时要正确掌握照射剂量和时间。对患者进行教育,保持接受发射部位皮肤的清洁干燥,避免搔抓、用力擦拭和用肥皂擦洗皮肤等。

☞ 考点:医院常见的不安全因素及护理措施

链接 >>>

电离辐射

电离辐射包括 X 射线、γ 射线、亚原子微粒的辐射。长期接触这些射线易致白血病、皮肤癌、肺癌等。日本广岛和长崎在遭受原子弹爆炸后,白血病、甲状腺癌和乳腺癌的发病率明显增高就说明了这一点。辐射损害的程度与其剂量成正比,还与暴露的部位和范围、年龄、激素水平、用药及有无其他疾病等有关。

第2节 各种卧位及应用

卧位指卧床的姿势。临床工作中为了便于给患者进行检查、治疗及护理,采取不同的卧位。正确的卧位可使患者得到休息,感到舒适;不正确的卧位可使患者出现损伤,影响疾病的预后。因此,护士应据患者需要为其安置正确的卧位。

/// 案例 3-2

患者李某,男性,38 岁。胃溃疡穿孔,大出血,术后,呼吸急促,出冷汗,经检查患者脉搏 125 次/分,血压 72/45mmHg[①]。

思考:

1. 护士应为患者安置何种体位?为什么?
2. 常用卧位及其适用范围是什么?

一、卧位的性质

(一)主动卧位

主动卧位指患者能根据自己的意愿和习惯采取自己认为舒适的卧位。

(二)被动卧位

被动卧位指患者卧于他人安置的卧位。患者本身无变换卧位的能力。

(三)被迫卧位

被迫卧位指患者意识清楚,有能力变换自己的卧位,因疾病或治疗的原因,被迫采取的卧位。如急性

---

① 1mmHg = 0.133kPa

腹膜炎的患者,为减轻腹痛而采取屈膝仰卧位。

☞考点:不同卧位及其应用

链接 »»»

预防血栓形成

　　久病卧床(手术后、心力衰竭)患者,下肢静脉或盆腔静脉内易形成血栓。二尖瓣狭窄时,左心房内血流缓慢并出现涡流易诱发血栓形成。因此,鼓励长期卧床患者做适当的床上活动(肌肉运动)或早期下床活动,可促进血液循环,防止血栓形成。

二、常用卧位

(一)仰卧位

　　仰卧位又称平卧位,为一种自然的休息姿势,也适用于胸部检查时。患者仰卧,头下放一枕,两臂放身体两侧,两腿伸直自然放直。分去枕仰卧位、屈膝仰卧位、中凹卧位(休克卧位)。

　　1. 去枕仰卧位

　　(1)操作方法:协助患者去枕仰卧,头偏向一侧,两臂放于身体两侧,枕头横立于床头(图3-2)。

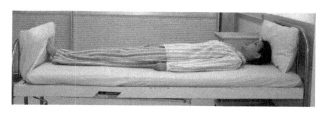

图 3-2　去枕仰卧位

　　(2)适用范围

　　1)适用于昏迷或全身麻醉未清醒的患者。保证脑部保持一定量的血供,以避免呕吐物误入呼吸道而引起窒息或肺部并发症。

　　2)椎管内麻醉或脊髓腔穿刺后的患者,采用此种卧位,防止穿刺后脑脊液从穿刺处漏出而导致脑压过低,引起头痛。

　　2. 屈膝仰卧位

　　(1)操作方法:患者平卧,头下垫枕,两臂放于身体两侧,两膝屈起,稍向外分开(图3-3)。

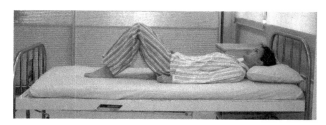

图 3-3　屈膝仰卧位

　　(2)适用范围:适用于腹部检查的患者,可使腹

肌放松便于检查;女患者导尿及会阴冲洗时,以暴露操作部位。

　　3. 中凹卧位(休克体位)

　　(1)操作方法:患者头胸部抬高 10°～20°,下肢抬高 20°～30°(图3-4)。

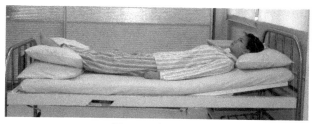

图 3-4　中凹卧位

　　(2)适用范围:休克患者抬高头胸部,有利于保持气道通畅,增加肺活量,改善缺氧症状;抬高下肢,可促进静脉血回流,增加心排血量而缓解休克症状。

(二)侧卧位

　　(1)操作方法:患者侧卧,两臂屈肘,一手放在枕旁,另一手放在胸前,下腿伸直,上腿弯曲。在两膝之间、胸腹部、背部可放置软枕支撑患者,稳定卧位,使患者舒适(图3-5)。

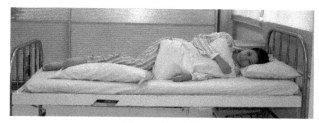

图 3-5　侧卧位

　　(2)适用范围:适用于灌肠、肛门检查及配合胃镜、肠镜检查(左侧卧位,便于沿胃小弯走行入胃);臀部肌内注射;预防压疮,与平卧位交替使用,避免局部皮肤长时间受压,并便于擦洗和按摩受压部位。

(三)半坐卧位

　　(1)操作方法

　　1)摇床:先摇床头支架成 30°～50°,再摇起膝下支架,以防患者下滑。必要时,床尾可置一枕,垫于患者的足底;放平时,先摇平膝下支架,再摇平床头支架(图3-6)。

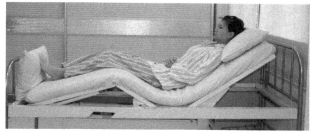

图 3-6　半坐卧位摇床法

2）靠背架：将患者上半身抬高，在床褥下放一靠背架，下肢屈膝，用小单包裹膝枕，垫在膝下，小单两端的带子固定于床缘，以防患者下滑。床尾足底垫软枕（图3-7）。

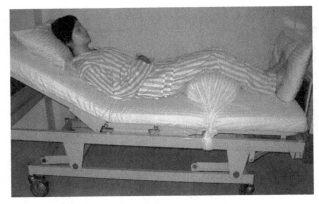

图3-7　半坐卧位靠背架法

（2）适用范围

1）心肺疾患所引起呼吸困难的患者：采取半坐卧位，可使膈肌位置下降，胸腔容积增大，腹腔内脏器对心肺的压力降低，呼吸改善。急性左心衰的患者因血液滞留于下肢和盆腔内，使回心血量减少，减少肺淤血，减轻心脏负担。

2）胸、腹、盆腔手术后或有炎症的患者：便于腹腔渗出物流入引流瓶或流入盆腔，采取半卧位，可使感染局限化，防止感染向上蔓延，避免出现膈下脓肿，减轻患者痛苦。盆腔腹膜抗感染性强，吸收性差，减少炎症扩散及毒素吸收，降低中毒反应的发生。

3）腹部手术后的患者：采取半坐卧位，可减轻切口张力，减少疼痛，促进伤口愈合。

4）某些面部及颈部手术后的患者：采取半坐卧位，减轻局部充血，减少出血。

5）恢复期体质虚弱者，便于向站立过渡。

（四）端坐位

1. 操作方法　床头抬高70°～80°，患者身体稍向前倾，床上放一跨床小桌，桌上放一软枕，患者可伏桌休息，必要时加床栏，保证患者安全。膝下支架抬高10°～20°，防止身体下滑（图3-8）

2. 适用范围　适用于心力衰竭、心包积液及支气管哮喘发作的患者。由于极度呼吸困难，患者被迫端坐。

（五）俯卧位

1. 操作方法　患者俯卧，两臂屈曲放于头的两侧，两腿伸直，胸下、髋部及踝部各放一软枕，头偏向一侧（图3-9）。

2. 适用范围　适用于腰背部检查或配合胰、胆管造影检查时；脊椎手术后或腰、背、臀部有伤口，不能平卧或侧卧的患者；胃肠胀气所致腹痛。俯卧位时

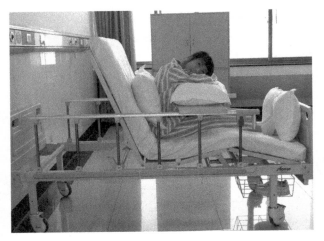

图3-8　端坐位

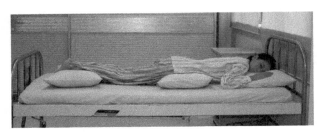

图3-9　俯卧位

腹腔容积大，可缓解胃肠胀气引起的腹痛。

链 接 ▶▶▶

全范围关节活动

全范围关节运动（ROM）是根据每一特定关节可活动的范围对此关节进行屈曲和伸展的运动，是维持关节可动性的有效锻炼方法。对于长期卧床的患者，不仅要定期更换体位，而且要对关节进行主动的或被动的ROM。对于躯体无法移动者需要护理人员协助，为被动ROM；对躯体可移动者，则鼓励患者进行主动ROM。理论上，每天应进行2～3次ROM。

（六）头低足高位

1. 操作方法　患者仰卧，枕头横立于床头，床尾用支托物垫高15～30cm（颅内压高者禁用）（图3-10）。

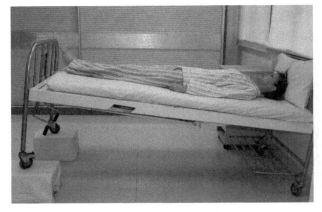

图3-10　头低足高位

2. 适用范围　肺部分泌物引流,使痰易于咳出;十二指肠引流术有利于胆汁引流(需采取右侧卧位);妊娠时胎膜早破,防止脐带脱垂;跟骨、胫骨结节牵引时利用人体重力作反牵引力。

（七）头高足低位

1. 操作方法　患者仰卧,床头脚用支托物垫高15～30cm,或根据病情而定,枕头横立于床尾(图3-11)。

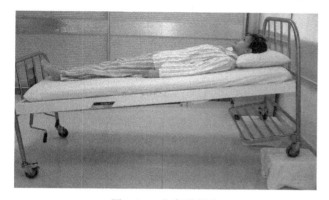

图 3-11　头高足低位

2. 适用范围　适用于颈椎骨折进行颅骨牵引时作反牵引力;减低颅内压,预防脑水肿;开颅手术后。

（八）膝胸卧位

1. 操作方法　患者跪卧,两小腿平放于床上,稍分开,大腿与床面垂直,胸贴床面,腹部悬空,臀部抬起,头转向一侧,两臂屈肘,放于头的两侧(图3-12)。

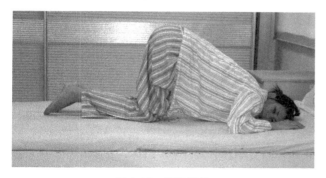

图 3-12　膝胸卧位

2. 适用范围　适用于肛门、直肠、乙状结肠镜检查或治疗;矫正子宫后位或胎位不正;促进产后子宫复原。

（九）截石位

1. 操作方法　患者仰卧于检查台上,两腿分开,放于支腿架上,臀部齐台边,两手放于身体两侧或胸前(图3-13)。

2. 适用范围　适用于会阴、肛门部位的检查、治疗或手术,如膀胱镜、妇产科检查、产妇分娩。

☞操作警示:安置患者各种卧位时,使其肢体处于功能位置,防止损伤

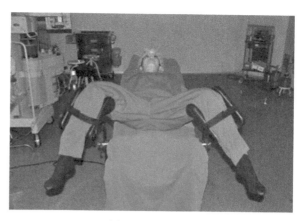

图 3-13　截石位

三、注意事项

（1）根据病情需要采取合适的卧位,注意评价效果。

（2）保证患者的舒适,身体各部位要注意保持良好的功能位。

（3）注意保护受压部位,用软枕支托,体位正确;特殊部位暴露时:态度严肃,做好解释,注意遮蔽。

（4）定时更换卧位。根据医嘱或至少2小时一次,预防压疮发生。

☞考点:各种卧位的操作方法及应用

第3节　帮助患者更换卧位

卧床患者由于疾病或治疗措施的限制,有时无法自由翻身、改变姿势。患者若长期卧床不动,身心压力很大,易出现精神委靡、消化不良、便秘、肌肉萎缩等很多并发症。由于局部皮肤长期受压,血液循环障碍,呼吸道分泌物不易咳出,有些患者出现压疮、坠积性肺炎等。故护士应随时协助患者移动身体或变换姿势,维持自然、舒适的体位,预防并发症。

///▶ 案例 3-3
患者王某,男性,56岁,因脑血栓导致右半身瘫痪,患者长期卧床,自理活动受限。为了避免压疮等并发症的发生,请正确给患者翻身。
思考:
1. 帮助患者更换卧位的适应证?
2. 护士如何帮助患者更换卧位?
3. 为患者更换卧位时应注意哪些问题?

帮助患者更换卧位法

【目的】

1. 协助不能起床的患者更换卧位,使患者舒适。

2. 预防并发症,如压疮、坠积性肺炎等。

3. 适应治疗、护理的需要　如背部皮肤护理、便于更换床单或整理床单位。

【评估】

1. 患者的心理状况,配合翻身的情况。

2. 患者的病情及治疗需求、体重、肢体活动状况。

3. 患者的心理状况,配合翻身的情况。

4. 有无身体创伤、骨折固定、牵引、留置多种导管等情况。

【计划】

1. 护理目标

(1) 患者感觉安全、舒适,无并发症。

(2) 患者及家属知道更换卧位的作用。

2. 物品准备　准备好枕头等物品,视患者的情况,有一个或两个护士参与。

【实施】

1. 操作步骤

(1) 协助患者翻身侧卧

1) 一人协助法:适用于体重较轻的患者。认真核对患者床号、姓名,向患者及家属解释目的、过程及注意事项,取得合作;患者仰卧,双手放于腹部,两腿屈膝;分别将患者的肩部、臀部移向近护士一侧,然后一手扶肩,一手扶膝,轻推患者转向对侧,使之背向护士,按侧卧位安置患者,用枕头将患者背部和肢体垫好,使患者舒适、安全(图3-14)。

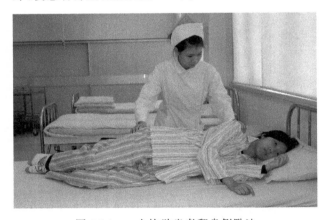

图3-14　一人协助患者翻身侧卧法

2) 二人协助法:适于体重较重或病情较重的患者。认真核对、解释后,护士两人站在床的同一侧,一人托住患者的颈肩部和腰部,另一人托住患者臀部和腘窝,两人同时将患者抬起移向自己,然后分别扶患者的肩、腰、臀、膝,轻推,使患者转向对侧,背向护士,其余的操作同上(图3-15)。

(2) 协助已滑向床尾不能自己移动的患者移向床头

1) 一人协助法:适用于有一定活动能力的患者。向患者解释移动的目的及配合的方法。酌情放平床

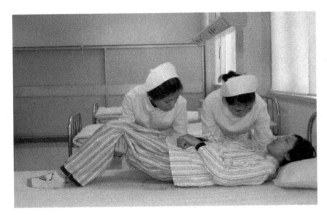

图3-15　两人协助患者翻身侧卧法

头支架,将枕头横立于床头,以防碰伤头部。患者仰卧屈膝,双手握住床头栏杆。护士用手分别托住患者肩部及臀部,在托起的同时嘱患者两脚蹬床面,挺身上移(护士重心由后脚到前脚)。整理好床单位,协助患者取舒适卧位(图3-16)。

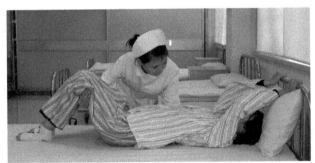

图3-16　一人协助患者移向床头

2) 二人协助法:适用于极度虚弱、昏迷等无法配合移动或体重较重的患者。护士两人分别站于床的两侧,交叉托住患者的颈肩部和臀部,同时行动,协调的将患者抬起移向床头。也可以两人站在同一侧,一人托住颈肩部和腰部,一人托住臀部和腘窝,两人协调地将患者抬起移向床头,其余操作同上。

☞ 操作警示:帮助患者更换卧位时应注意避免推、拖、拉、拽等

2. 注意事项

(1) 帮助患者翻身时,不可拖拉,以免擦伤皮肤,应将患者身体稍抬起再行翻身;移动体位后,需用软枕垫好背部及膝下,以维持舒适;两人协助翻身时,注意动作协调轻稳,并注意节力原则。

(2) 根据病情及皮肤受压情况,确定翻身间隔时间。必要时,增加翻身次数,做好交班。

(3) 若患者身上置有多种导管,翻身时应先将导管安置妥当;翻身后,检查各导管是否扭曲,注意保持导管通畅。

(4) 为手术后患者翻身时,应先检查敷料是否脱

落,如分泌物浸湿敷料,应先换药再翻身;颅脑手术后,头部翻转不可过剧,以免引起脑疝压迫脑干,导致突然死亡,故一般只能卧于健侧或平卧;颈椎和颅脑牵引的患者,翻身时不可放松牵引,如不能翻身时,只能将患者轻轻抬离床面,用手掌平坦地按摩背部;石膏固定和伤口较大的患者,翻身后应将患处放于适当位置,防止受压。

(5) 翻身时应固定床轮及拉起对侧的床栏以保证安全。

☞考点:移动患者的方法及注意事项

【评价】

1. 患者感觉安全、舒适,无并发症。

2. 患者及家属知道更换卧位的作用。

3. 护士动作轻稳、协调,护患沟通成功,患者配合好。

第 4 节　保护具的应用

保护具是用来限制患者身体或机体某部位的活动,以达到维护患者安全与治疗效果的各种器具。防止高热、谵妄、昏迷、躁动及危重患者因意识不清而发生坠床、撞伤及抓伤等意外,确保患者安全和治疗、护理顺利进行。

///案例 3-4

患者李某,男性,35 岁,因有机磷农药中毒入院治疗。入院后患者烦躁不安,躁动。在住院治疗期间,为保证患者安全,保证治疗护理工作的顺利进行,给患者用约束带固定双手。

思考:

1. 保护具适用于哪些患者?

2. 保护具的种类有哪些?各自的适用范围?

3. 应用保护具需要注意哪些问题?

保护具的应用法

【目的】

1. 防止小儿、高热、谵妄、昏迷、躁动及危重患者因虚弱、意识不清或其他原因而发生坠床、撞伤、抓伤等意外,确保患者安全。

2. 确保治疗、护理的顺利进行。

【评估】

1. 患者的病情、年龄、意识、生命体征、肢体活动等情况。

2. 患者与家属对保护具使用的目的及方法的了解程度、配合程度。

【计划】

1. 护理目标

(1) 患者或家属了解使用保护具的原因和目的,

能理解和配合。

(2) 患者安全、无血液循环不良、皮肤破损等并发症或意外损伤发生。

2. 用物准备　根据需要准备床栏、支被架、约束具等。

【实施】

1. 床栏　常用于保护患者,以防坠床,使用时将床栏放置在床的两侧床沿。常用的床栏有两种,一种是多功能床栏,使用时插入两边床沿,不用时插于床尾(图 3-17);第二种是半自动床栏,固定在两侧床沿,按需升降(图 3-18)。要经常检查床栏是否结实,安装是否牢靠,以防意外发生。

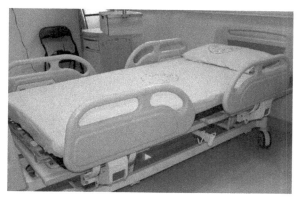

图 3-17　多功能床栏

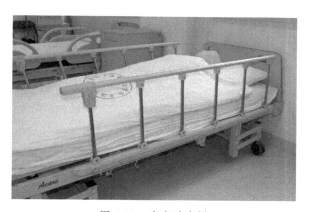

图 3-18　半自动床栏

2. 约束带　保护躁动的患者,限制患者身体及失控的肢体活动,使患者免于伤害自己和他人。

(1) 宽绷带:常用于固定腕及踝部。先用棉垫包裹手腕和踝部,以增进舒适并保护皮肤,再用宽绷带打成双套结,套在棉垫外,稍拉紧,使之不脱出,松紧度以不影响血液循环为宜,然后将绷带系于两侧床缘(图 3-19)。

(2) 肩部约束带:常用于固定肩部,限制患者坐起。肩部约束带用宽布制成,宽 8cm,长 120cm,一端制成袖筒,使用时患者两侧肩部套上袖筒,腋窝衬棉

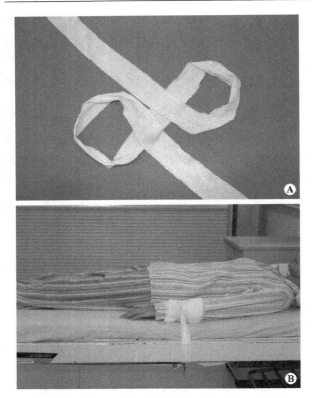

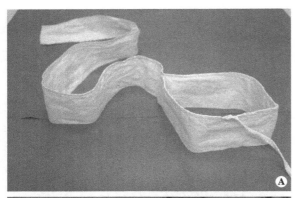

图 3-19　宽绷带约束法

垫,两袖筒上的细带在胸前打结固定,将两条长宽带系于床头。必要时将枕横立在床头(图 3-20)。

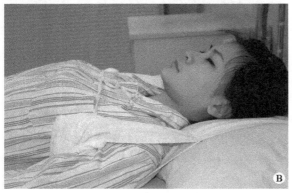

图 3-20　约束带肩部约束法

(3)膝部约束带:用于固定膝部,限制患者下肢活

动。膝部约束带用宽布制成,宽 10cm,长 250cm,宽带中间相距 15cm,分别钉两条两头带,使用时,两膝、腘窝衬棉垫,将约束带横放于两膝上,宽带下的两头系带各固定一侧膝关节,然后将宽带系于床缘。用大单固定时,将大单斜折成 30cm 宽的长条,横放在两膝下,拉宽带的两端向内侧压盖在膝上,并穿过膝下的横带,拉向外侧使之压住膝部,将两端系于床缘(图 3-21)。

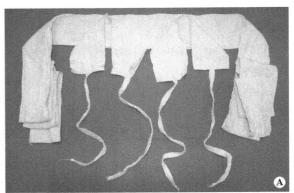

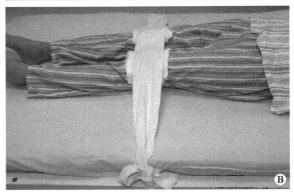

图 3-21　约束带膝部约束法

(4)尼龙搭扣约束带:可用于固定手腕、上臂、膝部、踝部。约束带由宽布和尼龙搭扣制成。使用时,在被约束部位衬棉垫,将约束带放于关节处,对合约束带上的尼龙搭扣,松紧适宜,然后将带子系于床缘(图 3-22)。

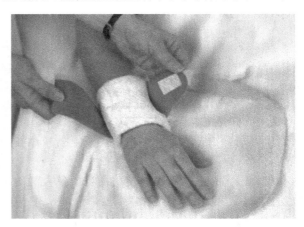

图 3-22　尼龙搭扣约束带

3. 支被架　主要用于肢体瘫痪或极度衰弱的患者,防止盖被压迫肢体,影响肢体的功能位置(图3-23)。对需采取暴露疗法的烧伤患者保暖时可用此法。

☞操作警示:患者使用保护具前一定要争取患者或其家属的同意。

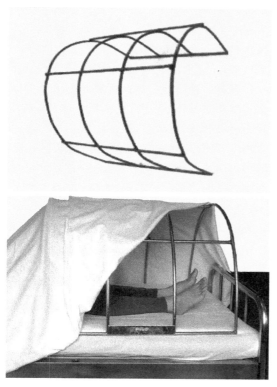

图 3-23　支被架的使用

4. 注意事项

(1) 严格掌握保护具的使用指征,保护患者自尊。

(2) 使用前要向患者及家属解释使用保护具的目的,取得患者及家属的理解,并做好心理护理。

(3) 保护性制动措施只能短期使用,要使肢体处于功能位置,注意定期松解约束带,协助患者翻身,必要时进行局部按摩。

(4) 防止约束伤害的出现,密切观察(至少15分钟一次)患者生命体征、皮肤颜色、温度、活动及感觉,若发现肢体苍白、麻木、冰冷时,应立即放松约束带;每2小时解开、放松约束带一次,保持肢体处于功能位置,保证患者安全、舒适。

(5) 记录使用保护具的适应证、时间、方法、患者的反应、护理措施、停止使用的时间。

【评价】

1. 患者或家属了解使用保护具的原因和目的,能理解和配合。

2. 患者安全、舒适,无血液循环不良、皮肤破损、

坠床等并发症或意外损伤发生。

☞考点:保护具的种类和应用

第 5 节　舒 适 概 述

舒适(comfort)是人类基本的需要,包括生理、心理及社会等各方面。一般情况下,能自理的人可维持自身的舒适,但在特定情况下,如患病期间,个体常常出现不舒适状态,为使其尽快恢复舒适,护理者应及时消除各种不舒适因素,这也是评价护理质量的标准之一。

/// 案例 3 - 5

患者李某,女性,45 岁,因子宫肌瘤入院。医嘱:次日手术。夜间患者辗转反侧,不能入睡。护士考虑到患者入院时间短,对环境不熟悉,且对手术存在焦虑,遂与其进行了很好的解释和沟通,解决了患者的思想顾虑,使其很好地入睡。

思考:

1. 什么是舒适?

2. 引起不舒适的原因有哪些?

3. 如何才能很好地休息?

4. 睡眠异常应采取哪些护理措施?

一、舒适与不舒适的概念

(一) 舒适

舒适是个体在其环境中保持一种平静安宁的精神状态,是一种自我满足的感觉,是身心健康、没有疼痛、没有焦虑的轻松自在的感觉。每个人由于经历、自身情况不同,对舒适有不同的解释和体验。一般来说,最高水平的舒适是一种健康状态,表现为心情稳定,心情舒畅,精力充沛,感到安全和完全放松,生理和心理需要均能得到满足。舒适是患者最希望能通过护理得到的基本需要之一。用整体观来解释舒适,其包括四个相互关联的因素。①生理因素:指身体感觉舒适。②心理精神因素。指自我价值、信念及尊重等精神层面得到满足。③社会因素。指个人、家庭、社会相处融洽,和谐。④环境因素。指外在的影响因素,如温度、湿度及光线等对人的影响。以上四个因素互为因果,其中某一因素出现障碍,即会感到不舒适。

(二) 不舒适(discomfort)

当人的基本身心需要无法完全满足,外界环境有不良刺激或身体出现病理现象时,舒适程度会不断下降,不舒适(discomfort)最终取代舒适。不舒适也是一种自我感觉,表现为烦躁不安、紧张、精神不振、失眠多梦以及身体无力,难以坚持日常生活与工作。疼

痛是不舒适中最为严重的形式。

舒适与不舒适都属于人的主观感觉,因为每个人受自身生理、心理、社会、文化等多方面的影响,对他们的界定都不同,所以护士很难准确评估患者舒适或不舒适的程度。护士应与患者建立相互信任的感情,仔细观察,倾听患者及家属提供的线索,运用知识与技巧进行科学分析。

二、不舒适的原因

采取一般的护理措施,使患者暂时得到舒适虽然很重要,但对护士而言并不是最终目的。要解决舒适问题,必须要找到不舒适的原因,才能针对性地采取有效措施,使患者得到真正的舒适。

(一)生理因素

1. 疾病 疾病本身会引起机体不适,如恶心、疼痛、咳嗽、饥饿、口渴等,其中疼痛是最常见、最严重的一种不舒适。

2. 个人卫生不良 患者因疾病无法完成必要的清洁工作,可致卫生状况不佳。常出现口臭、头发及皮肤有污垢、瘙痒,衣物、被褥凌乱,均可引起不适。

3. 活动受限、姿势不当 如关节过度屈曲、伸张,某些疾病所导致的强迫体位,使患者肌肉酸痛,疲劳;使用约束带、石膏绷带、夹板等限制患者活动时可造成不舒适。

(二)心理因素

1. 焦虑 因为患病,患者的心理上承受很大压力,如担心疾病的危害、感到无助、害怕手术及治疗等。

2. 自尊受损 患者经常会害怕受到医务人员的疏忽、冷落,得不到亲友及工作人员的照顾与关心,这些使患者感觉到不被重视或自尊心受到损害。

(三)社会因素

1. 生活习惯的改变 住院后,各种生活习惯改变,作息时间紊乱,患者往往感到不适。

2. 角色的改变 在适应患者的角色过程中,可能出现角色冲突、角色缺如等问题。

3. 担心疾病对经济、家庭、工作的影响。

(四)环境因素

1. 住院环境陌生 新入院患者进入一个陌生环境,会感到紧张和不安,缺乏安全感。

2. 环境条件不良 如室内空气不洁、温度湿度不适宜、噪声干扰等,都会造成患者的不适。

综上所述,不舒适的原因很多。在护理过程中,护士要认真评估,以预防为主,发现并消除可能会导致患者不舒适的因素。

☞考点:舒适的相关因素、不舒适的原因

三、休 息

维持身体健康的最佳状况,休息(rest)起着重要的作用,患者在患病期间适当地休息可以促进康复。休息与机体的舒适程度息息相关,身心的放松才能获得良好的休息,而充分的休息会使人感到精力充沛,精神振奋。

(一)休息的概念

休息是指一段时间内,通过机体活动量的减少,使人从生理、心理上减轻或消除疲劳,恢复精力的过程。它代表着一种宁静、安详、无焦虑以及无拘无束的状态。休息并不是不活动,只是从一种紧张的工作状态转为轻松、愉快的状态,就是休息。因此,获得休息的方法因人而异,如阅读、静坐、听音乐、看电视等。休息的各种形式中,睡眠是最重要、最常见的一种,它直接影响休息的质量。

(二)休息的意义

1. 健康与休息 充足的休息是维持健康所必需的。当一个人过于疲劳、休息不足时,往往表现为生理上疲倦、困乏、全身无力,轻微活动就会感到筋疲力尽;精神上注意力分散,难以进行日常生活与工作。这些休息不足的现象,虽然不是很严重的问题,但会妨碍人们获得最佳健康状态,如果再有外界不良因素同时作用,人体很容易罹患疾病。

2. 疾病与休息 住院的患者因为病痛的困扰、生活环境的改变,往往感到身心疲惫不堪,需要长时间的休息,以恢复体力。对于患者而言,休息具有以下作用:①消除疲劳,缩短病程。②提供充足的营养物质,新陈代谢减慢,有利于组织修复和器官功能的恢复。③提高治疗效果,促进机体康复。

(三)满足休息的先决条件

要得到真正的休息必须满足三个先决条件。

1. 充足的睡眠 休息最基本的先决条件是充足的睡眠。每个人每日至少需要数小时的睡眠时间。如果睡眠不足或睡眠质量不高就会导致身体和精神上的不适,出现不安、紧张、易怒、伴随全身疲倦,注意力难以集中等,住院患者由于焦虑、环境改变等原因往往很难入睡,或者部分患者存在多梦、易醒等睡眠异常的现象。这些都影响患者充分放松,使患者不能得到良好的休息,进而产生种种不适的感觉。

2. 生理上的舒适 在促进放松方面的重要性是毋庸置疑的,必须在休息前把身体的不舒适降到最低限度。

3. 减轻焦虑 若要获得真正休息,必须减少担忧和消除紧张。生病时,患者的压力很大,思想上存在困扰很正常。护士应耐心与患者沟通,提供咨询,鼓励患者,促进身心休息,以帮助患者减轻焦虑。

☞考点:休息的意义

四、睡　　眠

对于人类来说,睡眠是维持生命活动所必需的。睡眠是最自然的休息方法,在睡眠时很多生理功能发生了变化,如感觉功能减退、肌肉的反射和肌紧张减弱、血压下降、心率减慢、体温下降、代谢率降低等。日间机体所受的损伤、消耗和疲劳都可以通过睡眠得到修复和补充,以恢复自然平衡的状态。睡眠不仅可以维持人类的健康,而且对促进患者的康复有重要意义。

（一）睡眠的生理

睡眠是一种周期性现象,由不同时相组成,可分为两个阶段,即速动眼期（REM）和非速动眼期（NREM）。

睡眠各期变化见表 3-1。

（二）促进睡眠的护理

【护理评估】

（1）睡眠型态的评估

1）就寝及起床的时间,每天习惯睡多少小时。

2）睡眠的习惯,如对床、被、枕头的要求,睡前是否有进食或阅读的习惯等。

3）入睡需要多长时间,入睡后醒来的次数、是否打鼾。

4）睡眠过程中有无异常,如失眠、梦游等,是否需要药物辅助睡眠。

5）起床后是否感到精力充沛。

（2）影响因素的评估

1）生理因素:①年龄:人类睡眠需要量与年龄成反比,如新生儿 24 小时都处于睡眠状态,婴幼儿需要 16～20 小时,幼儿期需要 10～14 小时,学龄前期儿童需 11～12 小时,青少年期需 9～10 小时,成年期 7～8 小时,到老年期需 6～7 小时即可。②性别:女性在月经前和月经期常会出现嗜睡。③昼夜节律:每个人的

睡眠都具有生物钟的节律,如果节律被破坏会影响睡眠。④疲劳:适度的疲劳有利于睡眠,过度疲劳反而会难以入睡。

2）病理因素:疾病及机体不适会影响睡眠,如抑郁症的患者会出现睡眠过多的现象,甲亢的患者常常失眠多梦,疼痛、饥饿、呼吸困难等都会使患者难以入睡。

3）心理因素:过于激烈的情绪变化,如恐惧、焦虑、悲哀、喜悦等对患者造成压力,妨碍睡眠。

4）环境因素:陌生的环境,不适宜的温度、湿度、噪声等使人入睡困难,觉醒的次数增加。

5）饮食与药物:一些食物的摄入会改变睡眠的状况。有些食物如乳制品、肉类和豆制品中富含 L-色氨酸,这种物质可促进睡眠,所以饱食后会发困就是这个原因。对于睡眠不佳者,鼓励其在睡前饮杯热奶可以帮助入睡。咖啡中含有咖啡因,可以使人兴奋,干扰睡眠,浓茶和咖啡有同样作用,所以不应在睡前饮用。药物也会影响睡眠,失眠的患者使用安眠药可以暂时帮助入睡,但长期使用会产生药物依赖,使睡眠障碍更加严重,必须慎用。

> **链　接** »»
>
> **失眠的音乐疗法**
>
> 音乐疗法是利用音乐来调节人的精神、促进疾病痊愈的一种辅助治疗手段,也是一种心理疗法的范畴。具体方法每天可进行 2～3 次,每次听 3～4 个小曲目。为了取得更好疗效,每晚睡前 1～2 小时内最好听一次,因为这时接近正常睡眠时间,听音乐后会感觉轻盈、舒畅而安详地进入睡眠。音乐处方根据具体情况选择,如心情忧郁引起的失眠,可欣赏轻松欢快的乐曲《花好月圆》;对生活感到沮丧、丧失信心的失眠者,欣赏流畅积极,对生活充满信心的乐曲如《狂欢》;因精神紧张、抑郁而失眠的,欣赏镇定安神、促进睡眠的乐曲,如海顿的《小夜曲》等。

表 3-1　睡眠各阶段变化

睡眠分期	临床表现	生理表现	脑电图
NREM 第一期	入睡过渡期,很容易被外界声响惊醒	全身肌肉松弛,呼吸均匀,脉搏减慢	低电压,节律 8～12 次/秒
NREM 第二期	进入睡眠,仍易惊醒	肌肉进一步松弛,心率、呼吸减慢,血压、体温下降	宽大的梭状波,14～16 次/秒
NREM 第三期	睡眠加深,需要巨大声响才能使之惊醒	肌肉十分松弛,血压、体温继续下降,心率、呼吸缓慢,规律	梭状波和 δ 波交替
NREM 第四期	沉睡期,很难唤醒,可出现梦游和遗尿	全身松弛,心率、血压、体温继续下降,呼吸均匀、缓慢	慢而高的 δ 波,1～2 次/秒
REM 期	阵发性眼球快速运动,出现梦境,很难唤醒	全身肌肉极度松弛,心率、血压、呼吸大幅度波动	去同步化快波

【护理诊断】

与睡眠异常有关的护理诊断是睡眠型态紊乱,有以下几种类型。

(1) 失眠(insomnia):是睡眠型态紊乱最常见的一种,表现为难以入睡,容易醒、多梦、睡不深或早醒等。患者感到没有休息好,疲乏劳累,面容憔悴,常打呵欠,有黑眼圈,情绪不安焦虑,难以坚持日常工作和生活。失眠可分为原发性失眠(primary insomnia)和继发性失眠(secondary insomnia)。继发性失眠多是因为一些压力引起的一种短暂失眠,如疾病、身体不适、环境不良、心理紧张等都可暂时引起的失眠,只要针对症状和原因,就可以解除。原发性失眠是一种慢性综合征,不是暂时现象,主要与 NREM 第三、四期睡眠减少有关。

(2) 发作性睡眠(narcolepsy):是睡眠型态紊乱中比较特殊的一种,表现为患者在日间出现不能控制的短暂突发性睡眠,经常伴随有听觉和视觉上的幻觉、猝倒和四肢麻痹,因此有意外损伤的可能。目前认为发作性睡眠与 REM 睡眠失调有关。对发作性睡眠的患者,要注意防护,观察发病前兆,预防外伤。告诫患者禁止从事高空、驾驶、水上作业的工作,以免发生危险。

(3) 睡眠过多(hypersomnia):主要的症状是睡眠时间过长,长期处于想睡的状态。患者对睡眠的要求常常控制不住,入睡后难以唤醒,有时合并混乱。睡眠过多的病因并不清楚,通常认为与进食失调和病态肥胖有关,头部受伤、脑血管病变和脑瘤的患者也常出现这种情况,还可见于心理失调如忧郁的患者(睡眠可以逃避日常的紧张)。应该多让患者参与健康有趣的活动,适当限制睡眠时间。

(4) 睡眠性呼吸暂停(sleep apneas):这是一种在睡眠期间发生自我抑制,没有呼吸的现象,可分为中枢性呼吸暂停和阻塞性呼吸暂停两种类型。中枢性呼吸暂停是因为中枢神经系统功能不良造成的,如药物中毒、颅脑损伤。阻塞性呼吸暂停常出现在严重、频繁、用力地喘息和打鼾后,主要是因为睡眠后维持呼吸道通畅的肌肉变得松弛,使呼吸道出现阻塞。睡眠性呼吸暂停会使患者出现乏氧,是很危险的睡眠障碍,应指导患者采取正确的睡姿,保持呼吸道通畅。

【护理目标】

(1) 患者处于休息与活动的平衡状态,有足够的睡眠时间,睡眠后感到精力充沛。

(2) 患者学会促进睡眠的基本技巧。

【护理措施】

(1) 创造良好的休息环境:调整病室的温度、湿度、光线、音响在适宜的范围,避免不良刺激;床铺要整洁、舒适,被褥薄厚适宜,枕头的高度合适;保证患者的个人空间,病室不应太拥挤;合理安排护理措施,避免对患者的干扰,夜间巡视病房时做到说话、走路、关门、操作轻;向患者及家属说明环境与睡眠的关系,取得合作。

(2) 减少生理上的不适:对患者的不舒适对症处理,如疼痛的患者按医嘱使用止痛剂;协助患者采取适当的体位;睡前帮助患者处理个人卫生和排泄问题;为患者进行放松按摩;妥善处理和固定伤口及引流管。

(3) 减轻心理压力:住院的患者心理承受压力很大,常常感到焦虑、紧张、恐惧和孤独,严重影响了睡眠。护理人员要多和患者沟通,关心体贴患者,与之建立良好的信任关系。耐心倾听患者的恐惧和挫折感,让患者知道他随时都可以得到你的协助。必要时可以允许患者的重要关系人陪伴患者睡眠,并参与到护理计划的制订中来。

(4) 尊重患者的睡眠习惯:对患者平时养成的睡眠习惯应予以重视,并尽可能使其维持原有规律。减少因护理治疗时间与患者习惯性时间发生冲突的几率,为患者提供一个适合于个体需求,利于患者休息、睡眠的环境,以提高患者睡眠质量,从而达到促进健康的目的。

(5) 合理使用药物:某些失眠的患者,可以根据医嘱给予安眠药物。但在给予药物的同时,一定要考虑到药物对睡眠的影响,所以护士必须对安眠药物的效果、不良反应有全面了解,并要进行连续监测,如有问题及时报告医生。使用安眠药物的原则是当所有促进睡眠的方法无效时才考虑使用,用药时间要尽可能短。

(6) 健康教育:指导患者掌握一些促进自然入睡的技巧,包括养成规律的睡眠习惯,制订恒定的起床及就寝时间表;睡前可以热水淋浴、热水泡脚;喝热饮料,掌握一些睡前松弛的训练;睡前可倾听优美的音乐,并可进行重复、温和的按摩。

【评价】

(1) 患者睡眠有所改善,感觉精力充沛。

(2) 患者学会改变自身睡眠不良的方法。

(3) 护患沟通良好,患者乐意接受。

🖳 考点:促进睡眠的护理

第6节 松弛疗法

达到精神放松、肌肉放松的训练方法,称为松弛疗法。

说到松弛,很容易令人想到散步、聊天、躺在床上看电视等这类行为,但更深层次的松弛不仅仅于此。

为了使机体得到真正得舒适和休息,人们正在研究各种松弛方法。护士应在护理实践中运用和指导患者使用松弛疗法,使患者得到放松,从而促进机体功能的恢复。

一、松弛疗法的治疗作用

松弛疗法又称为放松疗法、放松训练,它是一种通过训练有意识地控制自身的生理、心理活动,降低唤醒水平,改变机体功能紊乱的心理治疗方法。

其核心理论认为:松弛反应与压力反应是相对立的,所以放松所导致的身心改变对压力所引起的改变是一种对抗力量。当人体处于压力时期,人体反应是多方面的,分为生理和心理反应。生理反应主要表现为血压升高,心率增快、呼吸加速、氧耗量增强、肌张力增高等;心理反应则可出现焦虑、紧张、情绪激动等,由此可引起认知和自我评价的障碍。而当人体进入松弛状态时,交感神经系统的活动水平会降低,表现为肌张力下降,呼吸和心率减慢,血压下降,氧耗量降低,并有头脑清醒、心情轻松愉快、全身舒适的感觉。目前多数人认为松弛状态是一种促营养性系统的反应,也就是说,松弛状态时,通过神经、内分泌系统功能的调节,可影响机体各方面的功能,有助于保持能量,促进合成代谢,从而达到增进心身健康和防病治病的目的。

> **链 接** >>>
> **渐进性放松**
>
> 现代松弛疗法的实际应用应首推雅可布松的先驱著作《渐进性放松》。他认为焦虑能通过直接降低肌肉的紧张而消除,所以他的放松训练程序基本上是使各肌肉群紧张与放松,并学会区分肌肉紧张与放松的感受,这就是渐进性肌肉放松训练,这一训练涉及 60 组不同的肌肉。后来活尔帕、本斯屯等改进了他的方法,发表了《渐进性放松训练治疗手册》,进一步简化了这一技术,只集中在 16 组肌肉。目前渐进性放松训练已成为一种单独的训练教程,应用也越来越普遍,而且发展了录音带指导的练习,这样可以使人们在家里自己进行。

二、治 疗 原 则

虽然松弛疗法的方法很多,其原理及程序差异很大,但它们的目的是共同的,就是降低交感神经系统的活动水平,减低骨骼肌的紧张及减轻焦虑与紧张的主观状态。所有的放松技术都基于以下 5 个基本原则。

1. 精神集中 要求患者集中注意于身体感觉、思想或想象,默默地或出声地重复一个音、词、句子或想象。

2. 被动态度 要达到松弛,个人态度很重要。不要勉强去松弛,只需努力用功即可。如果你所有的注意力都集中于努力松弛上,那么你很容易发现自己充满了紧张感,只需集中于你的训练上,让松弛自然而然发生就可以了。

3. 减低肌肉张力 尽量使患者处于一种安适的姿势,减低肌肉紧张,使身体放松。

4. 安静的环境 一个安静、不受干扰的时间和地点很重要。宁静的环境可减少外来感觉的传入,使干扰降到最低程度,更能集中自己的注意力。可以选择早晨或夜间临睡前,饭后 2 小时之内不宜进行,因为此时的血液集中在消化器官,会干扰放松。

5. 有规律地进行训练 开始几次的放松训练并不能使肌肉很快进入深度放松,需要坚持下去才会有效果。大部分松弛疗法研究者建议坚持练习,通常每天练习一次,每次 20 分钟就可以出现生理效果,如果每天两次效果会更显著。

三、治 疗 方 法

松弛疗法的方式很多,每一种都有其不同的特点和规则,包括有深呼吸、自体训练、想象、渐进性肌肉松弛、冥想、自我催眠术、生物反馈辅助放松法等。上述各种方法都可以协助患者将压力所致的身心变化扭转,在这么多的方法中,无所谓最好的,只要患者觉得适合就可以采用。在这里介绍几种简单易行的方法。

(一)控制呼吸

在任何时候,只要感到身体紧张或压力很大,就可以采取这种有规律、轻松但有控制的呼吸运动。做法如下。

(1)身体处于一个最舒适的姿势,可以坐或卧,关键是保证两侧胸廓可以充分起伏。

(2)闭上双眼,将全部意识集中在呼吸上,呼吸逐渐变得深大缓慢。吸气时使腹部上升鼓起,呼气时则下沉。

(3)呼吸同时想象呼吸时的效果,当吸气时身体充满了空气和能量,似乎要飘起来,然后放松呼气时又回到地面。将注意力集中在空气吸入和呼出时所产生的感觉上,尽量消除脑海中的杂念。

这种深呼吸运动每次应持续 5 分钟左右,次数可根据患者情况调整。注意在控制呼吸的过程中,要利用膈肌,而不是靠提升胸和肩来进行。

(二)自体训练

首先调节呼吸呈深呼吸。然后将下列指示用低沉单调的声音念诵,并告诉患者在听到指示后自己跟着重复默念,如此进行 3 次。指示的步骤如下。

(1)我的右手臂沉重而温暖。

(2)我的左手臂沉重而温暖。

　　(3) 我的右腿沉重而温暖。

　　(4) 我的左腿沉重而温暖。

　　(5) 我的前额冰凉且我的脸是放松的。

　　(6) 我的脖子和肩膀沉重而温暖。

　　(7) 我的呼吸深沉而有规律。

　　(8) 我的心跳缓慢而稳定。

　　(9) 我的整个身体温暖而且是放松的。

　　要注意的是,在进行时,指导患者不要去数默念的次数,这样只会引起紧张。

　　(三) 想象

　　这一方法是美国学者霍夫曼(Hoffman)于 1977 年提出的。各种松弛肌肉法确实能降低耗氧量,降低血压,减慢呼吸速度,减少心跳次数和肌肉紧张。他建议的一套做法如下。

　　(1) 选择清静的环境,采取轻松自然的姿势,使全身肌肉放松。

　　(2) 闭上双眼,进行一次深呼吸。

　　(3) 脑中想象一幅宁静的景色,每次呼气时重复说一个对自己有特殊意义的字或词,如"安静"或"放松"。

　　(4) 当进行上述活动时,循序放松全身肌肉,自足底开始,直至头部。

　　(5) 反复进行 15~20 分钟。

　　(6) 静坐数分钟,感受全身轻快。

　　松弛疗法是一种通过训练有意识地控制自身的生理、心理活动,降低唤醒水平,改变机体紊乱功能的心理治疗方法。护士应掌握其基本原则和几项简单的操作方法,如控制呼吸、自体训练、想象等,帮助患者得到真正的舒适。

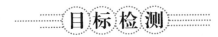

目 标 检 测

A₁ 型题

1. 昏迷患者去枕仰卧的目的是 (　　)
　　A. 防止脑压过低　　　　B. 预防脑细胞缺氧
　　C. 预防头痛　　　　　　D. 预防感染
　　E. 预防呼吸道并发症

2. 腹部手术后患者在麻醉恢复,生命体征平稳后,合适的卧位是 (　　)
　　A. 头高脚低位　　　　　B. 半坐卧位
　　C. 平卧位　　　　　　　D. 侧卧位
　　E. 平卧位、头偏向一侧

3. 协助患者移向床头时,让患者双脚用力蹬床面的目的是 (　　)
　　A. 产生摩擦力　　　　　B. 产生作用力
　　C. 产生反作用力　　　　D. 产生压力
　　E. 产生压强

4. 防止患者坠床应使用 (　　)
　　A. 床栏　　　　　　　　B. 肩部约束带

　　C. 膝部约束带　　　　　D. 腕部约束带
　　E. 踝部约束带

5. 腹腔感染术后取半坐卧位是为了 (　　)
　　A. 使膈肌升高,腹腔扩大　B. 利于引流,使炎症局限
　　C. 防止腹胀　　　　　　D. 使切口张力增加
　　E. 减少术后出血

6. 一人协助患者移向床头的操作错误的一项是 (　　)
　　A. 视病情放平靠背架
　　B. 取下枕头置床尾
　　C. 患者仰卧屈膝
　　D. 请患者双手握住床头栏杆,双脚蹬床面
　　E. 护士、患者协作配合,同时上移

7. 下列哪项为不舒适的最严重形式? (　　)
　　A. 烦躁不安　　　　　　B. 紧张
　　C. 疼痛　　　　　　　　D. 不能入睡
　　E. 身体无力

8. 截石位适于下列哪种情况? (　　)
　　A. 产妇分娩　　　　　　B. 脊柱手术
　　C. 心包积液　　　　　　D. 灌肠
　　E. 休克患者

9. 患者取被迫卧位是为了 (　　)
　　A. 保证安全　　　　　　B. 减轻痛苦
　　C. 配合治疗　　　　　　D. 减少体力消耗
　　E. 预防并发症

10. 解决患者的不舒适,首先应 (　　)
　　A. 建立良好的护患关系　B. 找出不舒适的原因
　　C. 采取有效的措施　　　D. 保持病室安静
　　E. 劝患者卧床休息

A₂ 型题

11. 患者李某,女性,48 岁,手术用的是椎管内麻醉,术后去枕平卧位的目的是 (　　)
　　A. 预防颅内压升高　　　B. 预防颅内压降低
　　C. 预防脑缺血　　　　　D. 预防脑部感染
　　E. 有利于脑部血液循环

12. 患儿,1 岁半,为防止幼儿坠床,宜用 (　　)
　　A. 家属陪护　　　　　　B. 加床栏保护
　　C. 约束肩部　　　　　　D. 约束手腕和踝部
　　E. 注射镇静剂

13. 产妇王某,孕 36 周,胎膜早破,采取头低足高位目的是防止 (　　)
　　A. 脐带脱出　　　　　　B. 减少局部缺血
　　C. 羊水流出　　　　　　D 感染
　　E. 有利于引产

14. 患者男性,45 岁。行胃切除术后医嘱:患者取半坐卧位,其目的是 (　　)
　　A. 减少局部出血
　　B. 减轻伤口缝合处的张力
　　C. 使静脉回流量减少
　　D. 减少炎症的扩散和毒素吸收
　　E. 减轻肺部淤血

A₃型题

(15～16 题共用题干)

张先生,55 岁,因车祸引起脾破裂急诊入院。患者烦躁不安,面色苍白,四肢厥冷,在全麻下行脾切除。

15. 急诊手术后,患者返回病房,此时护士应为其安置
（　　）
A. 半坐卧位　　　　　B. 头高足低位
C. 去枕仰卧位　　　　D. 膝胸位
E. 屈膝仰卧位

16. 术后第二天,患者诉伤口疼痛,护士应协助患者采取
（　　）
A. 头高足低位　　　　B. 半坐卧位
C. 屈膝仰卧　　　　　D. 去枕仰卧位
E. 膝胸位

A₄型题

(17～20 题共用题干)

患儿张某,4 岁,体温 39.7℃,呼吸急促,躁动不安,以急性肺炎收住院。

17. 因静脉输液,需要宽绷带限制患儿手腕的活动,宽绷带打成（　　）
A. 方结　　　　　　　B. 双套结
C. 单套结　　　　　　D. 外科结
E. 滑结

18. 使用宽绷带约束,必须（　　）
A. 会诊决定　　　　　B. 有书面医嘱
C. 护士长同意　　　　D. 家属理解
E. 患儿配合

19. 使用宽绷带约束时,应重点观察（　　）
A. 衬垫是否垫好　　　B. 局部皮肤颜色
C. 约束带是否扎紧　　D. 神志是否清楚
E. 卧位是否舒适

20. 宽绷带约束具使用后应记录的内容不包括（　　）
A. 适应证　　　　　　B. 时间
C. 方法　　　　　　　D. 费用
E. 停止时间

第4章 生命体征的评估及异常时的护理

学习目标

1. 了解以下知识点 体温计、血压计的种类及构造
2. 理解以下知识点 生命体征的生理性变化
3. 掌握以下知识点以及技能 生命体征的概念、正常范围;生命体征异常的观察及护理;生命体征测量方法;体温单的填写和绘制

生命体征是体温、脉搏、呼吸和血压的总称。是机体内在活动的一种客观反映,是评价生命活动质量的重要征象,也是护士评估患者生理状态的基本资料。当机体患病时,生命体征会发生不同程度的变化,护士通过观察生命体征可以了解疾病的发生、发展与转归,为预防、诊断、治疗、护理提供依据。因此,掌握生命体征的观察和护理是临床护理中极为重要的内容之一。

第1节 对体温的评估及异常时的护理

体温(temperature)是指机体内部的温度,是机体新陈代谢和骨骼肌运动产生热量的结果。正常人的体温保持在相对恒定的状态,通过大脑和下丘脑体温调节中枢的调节和神经体液作用使产热和散热保持动态平衡。

案例 4-1

患者李某,女性,39岁,持续高热1周,体温持续在39.1～40.0℃,以发热待查于上午8时10分收入院。入院时测体温40℃,脉搏112次/分,呼吸28次/分,血压110/80mmHg,神志清楚,面色潮红,口唇干裂,食欲不振。上午8:50给予退热剂后,体温降至38.9℃,下午2:00体温又升至39.8℃。

思考:

1. 如何区分正常与异常体温?
2. 该患者发热为何热型?如何护理?
3. 如何正确测量体温?

一、体温的评估

(一)正常体温及生理变化

1. 正常体温 并非指某一个具体的数值,而是指一定的温度范围。临床上常以口腔、直肠、腋窝等处的温度为标准。正常成人安静状态下:口腔舌下温度为37.0℃(范围在36.3～37.2℃),直肠温度为36.5～37.7℃(比口腔温度高0.3～0.5℃),腋下温度为36.0～37.0℃(比口腔温度低0.3～0.5℃)。

链接 >>>

温度可用摄氏(℃)和华氏(℉)来表示。摄氏温度和华氏温度的换算公式:

$$℃ = (℉ - 32) × 5/9$$
$$℉ = ℃ × 9/5 + 32$$

2. 生理变化 体温受许多因素的影响,在一定范围内波动,波动幅度一般不超过0.5～1℃。

(1)年龄:婴幼儿因体温调节功能不完善,其体温易受环境温度的影响而随之波动,儿童由于新陈代谢旺盛,体温略高于成人,老年人因代谢率低,体温略低于成年人。

(2)昼夜:一般凌晨2～6时最低,午后2～8时最高,但波动范围不超过平均数上下0.5℃。

(3)性别:女性平均比男性高0.3℃。且女性的基础体温随月经周期出现规律性的变化,即排卵后体温上升。

(4)其他:如环境、活动、饮食、情绪等都会对体温有影响,在测温时应加以考虑。

*考点:体温的正常值及生理变化

(二)异常体温的观察

1. 体温过高 又称发热。由于致热原作用于体温调节中枢或体温中枢功能障碍等原因导致体温超出正常范围,称发热。发热是临床常见症状。发热的原因大致可分为两类:感染性发热和非感染性发热。如各种病原微生物感染引起的发热属感染性发热,体温调节中枢功能失常引起的中枢性发热,无菌性坏死组织吸收引起的吸收热为非感染性发热。

(1)临床分度(以口腔温度为标准):低热37.5～37.9℃;中度热38.0～38.9℃;高热39.0～40.9℃;超高热41℃及以上。

(2)发热的临床过程:一般分为三个阶段。

1)体温上升期:特点是产热大于散热。主要表现为皮肤苍白、干燥无汗、畏寒、疲乏不适,有时伴寒战。方式有骤升和渐升。骤升指体温在数小时内升

至高峰,如肺炎球菌导致的肺炎;渐升指体温在数小时内逐渐上升,数日内达高峰,如伤寒。

2)高热持续期:特点是产热和散热在较高水平上趋于平衡。主要表现为皮肤潮红、灼热、呼吸加深加快、谵妄、昏迷、食欲缺乏、恶心、呕吐、腹胀、便秘、口干、尿少。

3)体温下降期:特点是散热增加而产热趋于正常。主要表现为大量出汗、皮肤潮湿、偶尔有脱水现象。方式有骤降或渐降。骤降指体温在数小时内降至正常,如大叶性肺炎、疟疾等,骤降者由于大量出汗,体液大量丧失,易出现血压下降、脉搏细速、四肢厥冷等虚脱或休克现象;渐降指体温在数天内降至正常,如伤寒、风湿热。另外,发热还常有一些伴随症状,如淋巴结、肝、脾大、关节肿痛、皮疹等。

(3)热型:将不同时间内所测得患者的体温绘制在体温单上,各点相互连接构成的体温曲线称热型。某些患者的热型具有特征性,通过观察可协助诊断。常见的热型见图 4-1。

1)稽留热:体温持续在 39～40℃左右,达数日或数周,24 小时波动范围不超过 1℃。常见于急性传染病,如肺炎、伤寒等。

2)弛张热:体温在 39℃ 以上,波动范围大,24 小时内温差在 1℃ 以上,最低体温仍高于正常水平。常见于败血症、风湿热等。

3)间歇热:体温骤然升高至 39℃ 以上,持续数小时或更长,然后下降至正常或正常以下,经过一个间歇,又反复发作,即高热与正常体温交替出现。常见于疟疾等。

4)不规则热:体温在 24 小时中变化极不规则,持续时间不定。常见于流行性感冒、肿瘤发热等。

2. 体温过低 体温低于正常范围称体温过低。当体温低于 35℃ 时,称体温不升。常见于早产儿、重度营养不良及极度衰竭的患者。此外,长时间暴露在低温环境中使机体散热过多过快,导致体温过低;颅脑外伤、脊髓受损、药物中毒等导致的体温调节中枢功能受损也是造成体温过低的常见原因。体温过低是一种危险的信号,常提示疾病的严重程度和不良预后。主要表现为皮肤苍白、寒战、心跳和呼吸减慢、血压降低、尿量减少、意识障碍,甚至出现昏迷。

临床分度:轻度 32～35℃;中度 30～32℃;重度 30℃,瞳孔散大,对光反射消失;致死温度:23～25℃。

☞考点:发热的临床分度及临床过程、热型,体温过低的常见疾病及临床表现

二、异常体温的护理

(一)体温过高的护理

【护理目标】

患者体温恢复正常,身心不适症状减轻或消失。

【护理措施】

(1)观察:每隔 4 小时测体温 1 次,待体温恢复正常 3 天后改为每日 2 次。同时密切观察患者的面色、脉搏、呼吸、血压,如有异常及时与医生联系。

(2)降温:可根据患者情况采用物理降温法,必要时遵医嘱给予药物降温。降温 30 分钟后应测体温并记录。

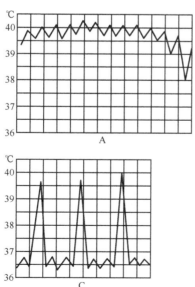

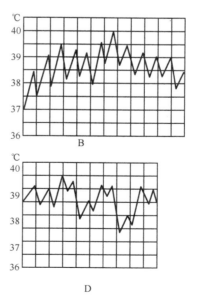

图 4-1 常见热型
A. 稽留热;B. 弛张热;C. 间歇热;D. 不规则热

（3）保暖：患者若出现寒战应通过调节室温、卧具和衣着等方式进行保暖。

（4）补充营养和水分：高热患者消化吸收功能降低，而机体分解代谢增加，消耗量大，应及时给予营养丰富易消化的流质或半流质饮食，要求低脂、高蛋白、高维生素且能增进食欲，少量多餐，提高机体抵抗力。增加水的摄入，每日水摄入量 2500～3000ml，必要时按医嘱静脉补充液体或鼻饲，促进毒素和代谢产物的排出。

（5）促进患者舒适：保持皮肤清洁，及时为高热患者擦干汗液，更换衣服和床单，防止着凉，避免对流风。对于长期持续高热者，应协助其改变体位，防止压疮、肺炎等并发症。加强口腔护理，保持口腔卫生，防止口腔感染，应在晨起、餐后、睡前协助患者漱口，保持口腔清洁。鼓励休息，安置舒适体位，调节室温及避免噪声，以保证患者能安静休息。

（6）安全护理：高热患者有时会出现躁动不安、谵妄等表现，应防止坠床、舌咬伤，必要时用床栏、约束带固定患者。

（7）心理护理：正确评估体温异常时患者的心理状态，关心患者，耐心解答患者提出的问题，尽量满足患者的需要，给予精神安慰，以缓解其紧张情绪。

（8）健康教育：教会患者测量体温的方法，如何进行物理降温、正确监测体温等。

（二）体温过低的护理

【护理目标】

患者体温逐渐回升至正常范围，身心不适症状减轻或消失。

【护理措施】

（1）评估：产生体温过低的原因。

（2）观察：监测生命体征的变化，至少每小时 1 次，直至体温恢复正常且稳定。

（3）保暖：提供合适的环境温度，以 24℃ 为宜；新生儿置温箱中；给予毛毯、棉被、热水袋、电热毯等；也可给予热饮料。

（4）心理护理：注意观察患者，及时发现其情绪变化，做好心理护理。

（5）健康教育：教会患者、家属使用热水袋的方法。

☞考点：异常体温的护理

三、体温测量方法

（一）体温计的种类及构造

1. 玻璃汞柱式体温计　是最常用的普通体温计，分口表、肛表和腋表三种（图 4-2）。由一根有刻度的玻璃毛细管组成，内部真空，一端储存水银，当水银遇热膨胀后沿毛细管上升，其高度和受热程度呈正比。体温计的毛细管下端和水银槽之间有一凹陷处，使水银遇冷不致下降，以便检视温度。摄氏体温计刻度为 35.0～42.0℃，每一小格为 0.1℃；在 0.5℃ 和 1.0℃ 处用较粗的线标记；在 37.0℃ 刻度处以红线标记。

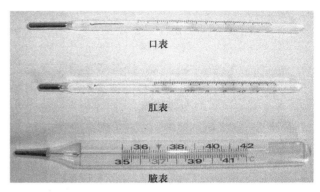

图 4-2　口表、肛表和腋表

2. 电子数字式体温计（图 4-3）　是机体感应器和微电路的一种综合应用，采用电子感温探头来测量体温，测得的温度直接由数字显示，准确且灵敏度高。测温时开启电源键，显示屏上出现"L℃"符号，然后将探头置于测温部位。当电子蜂鸣器发出蜂鸣音后再持续 3 秒，即可读取所显示的体温值。测温后，用消毒剂擦拭消毒体温计。

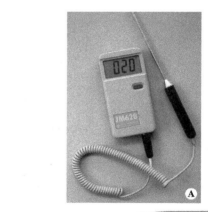

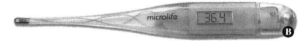

图 4-3　电子、数字式体温计

3. 可弃式化学体温计（图 4-4）　为一次性使用的体温计。其构造为一含有对热敏感的化学指示点薄片，该薄片可随体温改变而由颜色显示出体温。在 45 秒内能按特定的温度改变体温表上点状颜色。当颜色从白色变成墨绿色或蓝色时，即为所测得的体温。

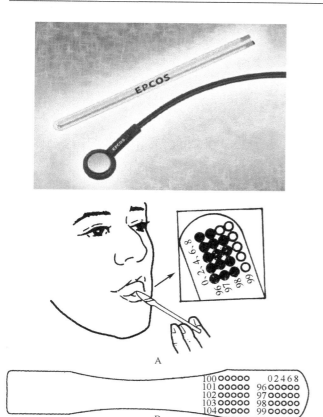

图 4-4　可弃式化学体温计

链接 >>>

测温工具

1. 感温胶片　为对温度敏感的胶片,可贴在前额或腹部,并根据胶片颜色改变而知体温的变化,不能显示具体的温度数值,只能用于判断体温是否在正常范围。

2. 远红外线快速测温仪　利用远红外线的感应功能快速测试人的体温,常用在人群聚集又需快速检测体温的情况下,如车站、机场等快速检测旅客的体温时。

3. 报警体温计　是一种能够连续监测患者温度的器械,一般用于危重患者。体温计的探头与报警器相连,当患者的体温变化超过一定的限度时就会报警。

(二)测量体温的方法

测量体温一般常用玻璃水银体温计测量。

【目的】

(1) 判断体温有无异常。

(2) 动态监测体温变化,分析热型。

(3) 协助诊断,为预防、治疗、康复、护理提供依据。

【评估】

(1) 患者的年龄、病情、意识、治疗等情况。

(2) 是否存在影响体温测量准确性的因素。

(3) 患者的心理状态、合作程度,确定测量方法。

【计划】

(1) 护理目标

1) 患者理解测体温的目的,能说出体温的正常值。

2) 患者能配合测量体温,并能说出影响测量体温的因素。

(2) 用物准备:治疗盘内备已消毒的体温计,消毒液纱布、弯盘(内垫纱布)、秒表、记录本、笔。若测肛温,另备润滑油、棉签、卫生纸。

【实施】

(1) 操作步骤

1) 洗手、戴口罩,清点体温计数量并检查体温计有无破损,水银柱是否在 35.0℃ 以下。备齐用物携至床旁,核对并称呼患者,向患者和家属讲解测量体温的目的、测量体温时的配合和注意事项。

2) 根据病情选择合适的测量方法

A. 测口温:①将口表水银端斜放于舌下热窝处(图 4-5)。②紧闭口唇,用鼻呼吸,勿咬体温计。③测量时间 3 分钟。④取出口表用消毒液纱布擦拭,检视度数并记录。

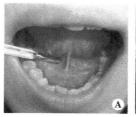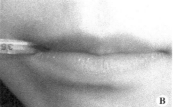

图 4-5　口腔测温法

B. 测腋温:适用于口鼻手术、呼吸困难者。①协助患者取舒适卧位,擦干汗液,将体温计水银端放于腋窝处,紧贴皮肤,屈臂过胸夹紧体温计。不合作者应协助患者夹紧体温计(图 4-6)。②测量时间 10 分钟。③取出体温计用消毒液纱布擦拭,检视度数并记录。

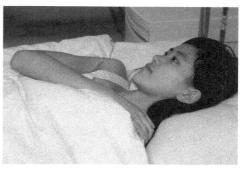

图 4-6　腋下测温法

C. 测肛温:用于婴幼儿、昏迷、精神异常者。①协助患者取合适体位,暴露臀部。②用润滑油润滑肛表水银端,用手分开臀部,将肛表旋转缓慢插入肛门 3～4cm 并固定。躁动患者专人守护,防止意外。③测量时间 3 分钟。④取出体温计,用卫生纸擦净,再用消毒液纱布擦拭,检视度数并记录。

3）判断体温是否正常,如与病情不符,应重复测量。

4）整理床单位,安置患者于舒适体位。

5）消毒体温计。

6）记录:将所测体温绘制于体温单上。

(2) 注意事项

☞ 操作警示:测量体温的时间。

1）婴幼儿、精神异常、昏迷、口腔疾病、口鼻手术,张口呼吸患者不宜采用口腔测温。

2）直肠或肛门手术,腹泻者禁测肛温;心肌梗死患者慎用,以免刺激肛门引起迷走神经反射而致心动过缓。

3）若患者不慎咬破体温计,应立即清除玻璃碎屑,以免损伤唇、舌、口腔、食管、胃肠道黏膜,然后口服蛋清液或牛奶以延缓汞的吸收。若病情允许可服纤维丰富的食物,促进汞的排泄。

4）进食、饮水、面颊部冷热敷、坐浴或灌肠、沐浴等情况时,应间隔 30 分钟后再测相应部位的体温。

5）发现体温和病情不相符时,应在床旁重新监测,必要时作肛温和口温对照复查。

【评价】

(1) 患者理解测量体温的目的,愿意配合。

(2) 测量结果准确。

(3) 测量过程中无意外发生,患者有安全感。

☞ 考点:各种测量体温的方法及注意事项

(三) 体温计的消毒法及检查法

1. 消毒法 为防止交叉感染,用过的体温计应进行消毒处理。消毒方法分两种:①患者单独使用的体温计,用后放入盛消毒液的容器中浸泡,使用前取出,清水冲洗擦干。②集体测量体温后的体温计,全部浸泡于消毒液中,5 分钟后取出清水冲洗,用离心机甩体温计或用腕部力量甩体温计使水银在 35℃以下,再放入另一消毒液中浸泡 30 分钟取出,用冷开水冲洗,擦干后放入清洁容器中备用。

注意甩表时不能触及他物,以防撞碎;口表、腋表、肛表,应分别消毒,肛表使用后先用消毒纱布擦净,再按上法消毒。选用的消毒液有 75%乙醇溶液、1%过氧乙酸溶液、0.5%聚维酮碘溶液等。消毒液每日更换一次,容器、离心机等每周消毒一次。

2. 检查法 在使用新体温计前或定期消毒后,应对体温计进行检查,以保证其准确性。

方法:将全部体温计的水银柱甩至 35℃以下,再同时放入 40℃的温水中,3 分钟后取出,如读数相差 0.2℃以上或水银柱出现裂隙、水银自行下降的体温计则不能使用。

☞ 考点:体温计的消毒和检查方法

第 2 节 对脉搏的评估及异常时的护理

由于心脏的收缩和舒张,动脉内的压力也发生周期性的变化,导致动脉管壁产生有节律的搏动,称动脉脉搏,简称脉搏。

/// 案例 4-2

患者,女性,32 岁,因心悸、气促、心前区压迫感来院就诊,以心房颤动收入院治疗。

思考:

1. 如何观察患者的脉搏?

2. 患者出现异常脉搏时应采取哪些护理措施?

3. 如何正确测量脉搏并记录测量结果?

一、脉搏的评估

(一) 正常脉搏及生理变化

1. 脉率(pulse rate) 指每分钟脉搏搏动的次数(频率)。正常情况下脉率与心率一致,脉率是心率的指示,当脉率微弱时可测心率。成人在安静状态下脉率为 60～100 次/分。脉率可随年龄、性别、运动、情绪等因素而变动。通常婴幼儿比成人快,情绪激动和运动时可暂时增快,休息、睡眠时较慢。女性比男性稍快,通常平均脉率相差 5 次/分。脉率与呼吸的比例为 4∶1～5∶1。

链接 »»

各年龄组的平均脉率

年龄	平均脉率（次/分）
1～11 个月	120
1～2 岁	116
4～6 岁	100
8～10 岁	90
14 岁	80
20～40 岁	70
80 岁	75

2. 脉律 指脉搏的节律性。正常脉律跳动均匀规则,间隔时间相等。但正常小儿、青年和部分成年人中,可见到吸气时增快,呼气时减慢,称窦性心律不齐,一般无临床意义。

3. 脉搏的强弱　是触诊时血液流经血管的一种感觉。正常情况下脉搏强弱相同。脉搏的强弱取决于动脉充盈度和周围血管的阻力，即与心搏量和脉压的大小有关。

4. 动脉壁的弹性　触诊时可感觉到的动脉壁性质。正常动脉管壁光滑、柔软，且有弹性。

☞考点：正常脉搏及生理变化

（二）异常脉搏的观察

1. 脉率异常

（1）心动过速：成人脉率超过100次/分称心动过速。常见于发热、甲状腺功能亢进、心力衰竭、血容量不足等。

（2）心动过缓：成人脉率少于60次/分称心动过缓。常见于颅内压增高、房室传导阻滞、甲状腺功能减退等。

2. 节律异常

（1）间歇脉：在一系列正常均匀的脉搏中，出现一次提前而较弱的脉搏，其后有一较正常延长的间歇（代偿间歇），称间歇脉。如每隔一个或两个正常搏动后出现一次期前收缩，则前者称二联律，后者称三联律。常见于各种器质性心脏病，是心脏异位起搏点过早地发出冲动而引起心脏搏动提早出现的结果。

（2）脉搏短绌（绌脉）：在同一单位时间内脉率少于心率，脉搏细速，极不规则，听诊时心律完全不规则，心率快慢不一，心音强弱不等，称脉搏短绌。常见于心房颤动患者，是由于心肌收缩力强弱不等，有些心排血量少的搏动可产生心音，但不能引起周围血管的搏动，而致脉率少于心率。

3. 强弱异常

（1）洪脉：当心排血量增加，周围动脉阻力较小，动脉充盈度和脉压较大时，则脉搏强大，称洪脉。常见于高热、甲状腺功能亢进、主动脉瓣关闭不全等。

（2）细脉或丝脉：当心排血量减少，周围动脉阻力较大，动脉充盈度降低时，则脉搏弱而小，扪之如细丝，称细脉。常见于心功能不全、大出血、休克、主动脉瓣狭窄等。

（3）交替脉：指节律正常而强弱交替出现的脉搏。常见于高血压、心脏病、冠心病等。

（4）奇脉：当平静吸气时脉搏明显减弱或消失称为奇脉。常见于心包积液和缩窄性心包炎。

（5）水冲脉：脉搏骤起骤落，急促而有力，如潮水涨落样称水冲脉。常见于主动脉瓣关闭不全、甲亢等。

4. 动脉管壁弹性异常　动脉硬化时管壁可变硬失去弹性，呈条索状或迂曲状，诊脉时如按在琴弦上。常见于动脉硬化的患者。

☞考点：异常脉搏的特点及常见疾病

二、异常脉搏的护理

【护理目标】

（1）患者紧张、恐惧心理得到缓解。

（2）患者能说出测量脉搏的目的、方法和脉搏的正常值。

【护理措施】

（1）休息与活动：指导患者增加卧床休息时间，适当活动，以减少氧的消耗。

（2）密切观察病情：观察脉搏的脉率、节律、强弱及动脉壁情况，观察用药后的不良反应。

（3）心理护理：进行有针对性的心理护理，以缓解患者的紧张恐惧情绪。

（4）健康教育：教育患者要情绪稳定、戒烟限酒、饮食清淡易消化，勿用力排便，自我观察用药的不良反应，学会监测脉搏的方法。

三、测量脉搏的方法

（一）测量部位

凡表浅、靠近骨骼的大动脉均可作为测量脉搏的部位（图4-7），如颞动脉、颈动脉、肱动脉、桡动脉、股动脉、腘动脉、胫骨后动脉、足背动脉等。临床上最常用的是桡动脉，因此处方便测量。

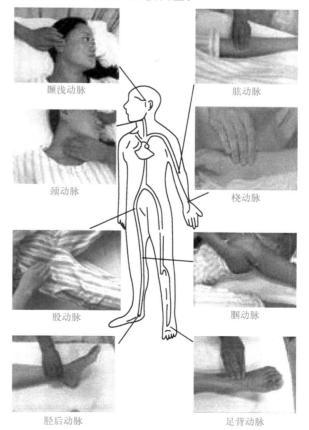

颞浅动脉　　肱动脉

颈动脉　　桡动脉

股动脉　　腘动脉

胫后动脉　　足背动脉

图4-7　常见诊脉部位

（二）测量方法

【目的】

（1）判断脉搏有无异常。

（2）动态监测脉搏的变化,间接了解心脏状况。

（3）协助诊断,为预防、治疗、康复、护理提供依据。

【评估】

（1）患者的年龄、性别、病情、治疗等情况。

（2）有无影响脉搏测量的因素（30分钟内有无剧烈运动及情绪激动等）。

（3）患者的心理状态,合作程度。

【计划】

（1）护理目标

1）患者能叙述测量脉搏的目的,并能配合测量。

2）患者能说出脉搏的正常值。

3）患者学会脉搏测量方法。

（2）用物准备:治疗盘内备秒表、记录本、笔,必要时备听诊器。

【实施】

（1）操作步骤

1）洗手、戴口罩,携用物至床旁,核对并称呼患者、向患者和家属讲解测量脉搏的目的、配合方法和注意事项,选择测量部位。以测桡动脉为例,患者取坐位或卧位,手腕伸展,手臂自然放松置于躯体两侧舒适位置。

2）测脉:护士以示指、中指、无名指的指端按压在桡动脉处。按压力量要适中,以能清楚测得脉搏搏动为宜。

3）计数:正常脉搏测30秒,乘以2。异常脉搏应测1分钟。脉搏细弱难以触诊时,应测心尖冲动1分钟,测量时须注意脉律、脉搏强弱等情况。

4）绌脉的测量:若发现患者脉搏短绌,应由2名护士同时测量,一人听心率,另一人测脉率,由听心率者发出"始"与"停"的口令,计时1分钟（图4-8）。

5）记录:记录脉搏值为次/分;绌脉记录法:心率/脉率/分,再绘制到体温单上。

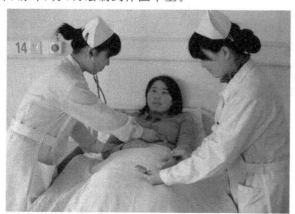

图4-8 绌脉测量法

（2）注意事项

1）诊脉前患者安静,体位舒适。

2）不可用拇指诊脉,因拇指小动脉搏动较强,易与患者的脉搏混淆。

3）为偏瘫患者测脉,应选择健侧肢体。

【评价】

（1）患者理解测量脉搏的目的,愿意配合。

（2）测量结果准确。

（3）患者知道脉搏正常值及其测量过程中的注意事项。

☞考点:脉搏的测量方法及注意事项

第3节 对呼吸的评估及异常时的护理

机体不断地从外界环境中摄取新陈代谢所需要的氧气,并排出自身产生的二氧化碳,这种机体与环境之间进行气体交换的过程称呼吸。呼吸是维持新陈代谢和其他功能活动所必需的基本生理过程之一,一旦呼吸停止,生命也将终结。

///// 案例4-3

患者男性,72岁。有慢性支气管炎史12年,最近因咳嗽、咳痰加剧,活动后感觉心悸、气短、口唇发绀,来院就诊,以肺心病收入院治疗。

思考:

1. 应如何观察患者的呼吸?

2. 患者出现异常呼吸时应采取哪些护理措施?

3. 如何正确测量呼吸?

一、呼 吸 评 估

（一）正常呼吸及生理变化

正常成人在安静状态下呼吸频率为16～18次/分,节律规则,均匀无声且不费力。男性及儿童以腹式呼吸为主,女性以胸式呼吸为主。呼吸可因年龄、性别、活动、情绪等不同而出现生理变化,年龄越小,呼吸频率越快;女性比男性稍快;剧烈运动和强烈的情绪变化使呼吸加快,休息和睡眠时呼吸减慢;环境温度升高或海拔增加可使呼吸加深加快。

链 接 >>>

呼吸运动的调节

呼吸运动是一种节律性的活动,由许多呼吸肌协同活动来完成。主要的呼吸肌是膈肌和肋间肌,腹肌和颈肌是呼吸的辅助肌。呼吸运动具有随意性和自主性,受呼吸中枢的调节,呼吸中枢通过一些反射来影响呼吸运动。

☞考点:正常呼吸及生理变化

（二）异常呼吸的观察

1. 频率异常

（1）呼吸过速：呼吸频率超过 24 次/分，称呼吸过速，也称气促。常见于发热、疼痛、甲状腺功能亢进等。一般体温每升高 1℃，呼吸频率增加 3～4 次/分。

（2）呼吸过缓：呼吸频率低于 10 次/分，称呼吸过缓。常见于颅内压增高、巴比妥类药物中毒等。

2. 深度异常

（1）深度呼吸：又称 Kussmaul 呼吸，是一种深大而规则的呼吸。常见于糖尿病酮症酸中毒和尿毒症酸中毒等。

（2）浅快呼吸：是一种浅而不规则的呼吸，有时呈叹息样。常见于呼吸肌麻痹、胸肺疾患、休克患者，也可见于濒死患者。

3. 节律异常

（1）潮式呼吸：又称陈-施（Cheyne-Stokes）呼吸，是一种呼吸由浅慢到深快，然后再由深快到浅慢，经过一段时间（5～30 秒）后，又开始重复以上的周期性变化，周而复始像潮水涨退样（图 4-9）。常见于中枢神经系统疾病，如脑炎、脑膜炎、颅内压增高及巴比妥类药物中毒。

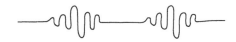

图 4-9　潮式呼吸

链接 »»»

间断呼吸产生机制

由于呼吸中枢兴奋性减弱，只有当缺氧严重，二氧化碳积聚到一定的程度，才能刺激呼吸中枢，使呼吸恢复或加强，当积聚的二氧化碳呼出后，呼吸中枢又失去有效的兴奋，呼吸又再次减弱继而暂停，从而形成周期性变化。

（2）间断呼吸：又称毕奥（Biots）呼吸，表现为有规律的呼吸几次后，突然停止呼吸，间隔一个短时间后又开始呼吸，如此反复交替（图 4-10）。

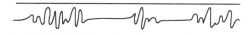

图 4-10　间断呼吸

4. 声音异常

（1）蝉鸣样呼吸：表现为吸气时产生一种高音调的似蝉鸣样音响。产生机制是由于声带附近阻塞，使空气吸入发生困难。常见于喉头水肿、喉头异物等。

（2）鼾声呼吸：表现为呼吸时发出一种粗大的鼾声，由于气管或支气管内有较多的分泌物积蓄所致。

常见于昏迷、神经系统疾病等。

5. 形态异常

（1）胸式呼吸减弱，腹式呼吸增强：正常女性以胸式呼吸为主。当肺、胸膜或胸壁的疾病产生剧烈疼痛时，均可使胸式呼吸减弱，腹式呼吸增强。

（2）腹式呼吸减弱，胸式呼吸增强：男性以腹式呼吸为主。当腹膜炎、大量腹水、肝脾极度肿大、腹腔内巨大肿瘤等使膈肌下降受限，可出现腹式呼吸减弱，胸式呼吸增强。

6. 呼吸困难　一个常见的症状和体征，患者主观上感到空气不足，客观上表现为呼吸费力，可出现发绀、鼻翼扇动、端坐呼吸、辅助呼吸肌参与呼吸运动，造成频率、深度、节律的异常。临床上分类如下。

（1）吸气性呼吸困难：其特点是吸气显著困难，吸气时间延长，有明显的"三凹"征。常见于气管阻塞、气管异物、喉头水肿等。

（2）呼气性呼吸困难：其特点是呼气费力，呼气时间延长。常见于支气管哮喘、阻塞性肺气肿。

（3）混合性呼吸困难：其特点是吸气、呼气均费力，呼吸频率增加。常见于重症肺炎、广泛性肺纤维化、大片肺不张、大量胸腔积液等。

☞考点：异常呼吸的特点及常见疾病

二、异常呼吸的护理

【护理目标】

（1）患者能说出呼吸异常的原因，配合治疗、护理。

（2）患者呼吸道通畅，呼吸困难缓解。

（3）患者身心需要得到满足，感到安全，情绪稳定。

链接 »»»

维持呼吸功能的护理技术

1. 有效咳嗽　患者尽可能坐得舒服一点、高一点，先进行 5～6 次深而慢的呼吸，然后在 1 次深吸气后屏住呼吸 3～5 秒并保持张口状，用力咳嗽，先将痰咳至咽喉部，再迅速将痰咳出。不能将痰排出者，可采用拍背或胸部叩击排痰。

2. 拍背或胸部叩击排痰　患者取侧卧位，护士将手的五指并拢弓成杯状（空心掌状），腕部放松，迅速而规律的从外向内，自下而上叩击患者胸壁，震动气道。

注意：

（1）胸部叩击力量要适中，以使患者不感到疼痛为宜。叩击时发出一种空而深的拍击音则表明手法正确。要注意避开乳房、心脏和骨突部位。

（2）每一部位叩击时间 1～3 分钟，每次叩击 15～20 分钟为宜。

（3）叩击应在餐前 30 分钟完成或餐后 2 小时进行，防止呕吐。

（4）不可在裸露的皮肤、肋骨上下、脊柱或乳房等部位叩打。勿用较厚的覆盖物，因其会降低叩击时的震动效果。叩击时避开纽扣、拉链。

（5）叩击期间注意询问患者的感受，观察咳嗽、排痰情况。

（6）若痰液黏稠时，可用雾化吸入，使痰液稀释，便于排出。

【护理措施】

（1）心理护理：消除患者紧张、恐惧心理，使其主动配合治疗和护理。

（2）休息与活动：适当休息并向患者解释其重要性，同时为患者创造一个良好的休息环境。若病情允许，可增加活动量，以能耐受不疲劳为度。

（3）保持呼吸道通畅：及时清除呼吸道分泌物，必要时吸痰（见第 10 章第 2 节"危重患者抢救技术"）。

（4）改善呼吸困难：按医嘱给药，根据病情吸氧或使用人工呼吸机（见第 10 章第 2 节"危重患者抢救技术"）。

（5）密切观察：观察有无咳嗽、咯血、发绀、呼吸困难等症状与体征。

（6）健康教育：向患者及家属讲解保持呼吸道通畅的重要性及方法，认识呼吸监测的意义，指导患者学会有效的咳嗽。

☞考点：异常呼吸的护理措施

三、测量呼吸的方法

【目的】

（1）判断呼吸有无异常。

（2）动态监测呼吸的变化，评估患者的呼吸状况。

（3）协助诊断，为预防、治疗、康复、护理提供依据。

【评估】

（1）患者年龄、病情、意识、治疗等情况。

（2）有无影响呼吸测量的因素，如患者 30 分钟内有无剧烈活动、情绪波动。

（3）患者的心理状态、合作程度。

【计划】

（1）护理目标

1）患者能说出测量呼吸的目的、注意事项。

2）患者能配合测量呼吸。

（2）用物准备：治疗盘内备秒表、记录本、笔，必要时备棉花。

链 接 ❯❯❯

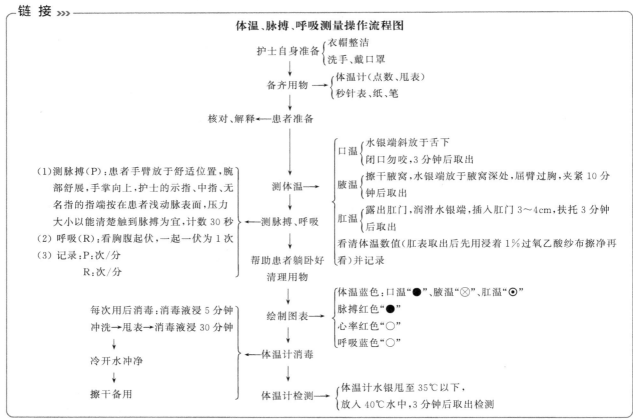

体温、脉搏、呼吸测量操作流程图

【实施】

（1）操作步骤

1）洗手、戴口罩，备齐用物至床旁。

2）核对并称呼患者、向患者和家属讲解测量呼吸的目的、注意事项。安置体位，协助患者取舒适体位。

3）测呼吸：①测量脉搏后，护士仍保持诊脉手势，避免引起患者紧张。②观察患者胸腹部的起伏（女性以胸式呼吸为主；男性和儿童以腹式呼吸为主）。③观察呼吸频率、深度、节律、音响及有无呼吸困难。

4）计数：正常呼吸测 30 秒，乘以 2；异常呼吸或婴儿应测 1 分钟。

5）记录：先记录呼吸值（次/分），再绘制到体温单上。

（2）注意事项

1）由于呼吸受意识控制，所以测呼吸时应不使患者察觉。

2）异常呼吸或婴儿应测 1 分钟。

3）呼吸微弱者，可用少许棉花置于患者鼻孔前，观察棉花被吹动的次数，计时 1 分钟，以得到准确的结果。

【评价】

（1）患者理解测量呼吸的目的，愿意配合。

（2）操作方法正确，测量结果准确。

（3）患者知道测量过程中的注意事项。

☞ 考点：呼吸的测量方法及注意事项

第 4 节　对血压的评估及异常时的护理

血压（blood pressure）是血液在血管内流动时对血管壁的侧压力，一般指动脉血压。在一个心动周期中，动脉血压随心脏的收缩和舒张而发生规律性的波动，在心脏收缩时，动脉血压上升达到的最高值称为收缩压（systolic pressure）；当心室舒张时，动脉血压下降达到的最低值称舒张压（diastolic pressure）。收缩压和舒张压之差称为脉压（pulse pressure）。

///▶ 案例 4-4

患者，李某，男性，68 岁。有 12 年高血压病史，因脑卒中致左侧肢体偏瘫而入院。入院血压 180/130mmHg，经治疗后血压稍下降，但仍波动在 180～150/130～116mmHg，患者较烦闷。

思考：

1. 如何观察患者的血压？

2. 患者出现异常血压时应采取哪些护理措施？

3. 如何正确测量血压？

一、血压的评估

（一）正常血压及其生理变化

1. 正常血压　以肱动脉血压为标准。正常成人安静状态下的血压范围为收缩压 90～139mmHg，舒张压 60～89mmHg，脉压 30～40mmHg。

2. 生理性变化

（1）年龄：血压随年龄的增长，收缩压和舒张压均有逐渐增高的趋势，但收缩压的升高比舒张压的升高更为显著。儿童血压的计算公式为：

收缩压＝80＋年龄×2，舒张压＝收缩压×2/3

链接 ▶▶▶

各年龄组的平均血压

年龄组	平均血压（mmHg）
1 个月	80/46
3 岁	90/60
6 岁	105/65
15 岁	112/70
20 岁	113/72
成年人	120/80
老年人	140～160/80～90

（2）性别：青春期前的男女血压差别不明显，女性在更年期前，血压低于男性，女性更年期后，血压逐渐升高，与男性差别无几。

（3）昼夜和睡眠：通常清晨血压最低，然后逐渐升高，至傍晚血压最高，睡眠不佳时可升高。

（4）环境：寒冷环境末梢血管收缩，血压略升高；高温环境皮肤血管扩张，血压可略下降。

（5）体位：立位血压高于坐位血压，对于长期卧床或使用某些降压药的患者，若由卧位改为立体时，可出现头晕、眩晕、血压下降等直立性低血压的表现。

（6）身体不同部位：一般右上肢高于左上肢10～20mmHg，下肢血压高于上肢 20～40mmHg。

此外，情绪激动、紧张、恐惧、兴奋、剧烈运动、吸烟可使血压升高。饮酒、摄盐过多、药物等对血压也有影响。

链接 ▶▶▶

影响血压的因素

1. 心排血量　在心率和外周阻力不变的情况下，如果每搏排血量增大，收缩压明显升高，舒张压虽有所升高，但程度不大，因而脉压增大。

2. 心率　在每搏排血量和外周阻力不变时，心率增快，舒张压升高明显，但收缩压升高不如舒张压明显，因而脉压减小。

3. 外周阻力　在心排血量不变而外周阻力增大时，舒张压明显增高，但收缩压升高不如舒张压明显，因而脉压减小。

4. 循环血容量 正常情况下,循环血容量和血管容积相适应,才能保持一定水平的体循环充盈压,它是形成血压的重要前提。如果循环血量减少或血管容积扩大,血压便会下降。

5. 主动脉和大动脉管壁的弹性 大动脉管壁的弹性对血压起缓冲作用。随年龄增长,血管壁弹性减弱,缓冲能力下降,以致血管的可扩张性减小。收缩压升高,舒张压降低,脉压增大。

☞考点:正常血压及生理变化

（二）异常血压的观察

1. 高血压（hypertension） 指正常状态下,成人收缩压≥140mmHg,和（或）舒张压≥90mmHg。

关于高血压的标准,目前采用的是 1999 年世界卫生组织与国际高血压联盟（WHO/ISH）制定的标准,见表 4-1。

表 4-1 血压水平的定义和分类（WHO/ISH）

分级	收缩压（mmHg）	舒张压（mmHg）
理想血压	<120	<80
正常血压	<130	<85
正常高值	130～139	85～89
亚组:临界高血压	140～159	90～99
1 级高血压（轻度）	140～149	90～94
2 级高血压（中度）	160～179	100～109
3 级高血压（重度）	≥180	≥110
单纯收缩期高血压	≥140	<90
亚组:临界收缩期高血压	140～149	

注:患者收缩压与舒张压属于不同级别时,应按两者中较高的级别分类。

2. 低血压（hypotension） 指正常状态下,成人收缩压低于 90mmHg,舒张压低于 60mmHg,称为低血压。常见于大量失血、休克、急性心力衰竭等。

3. 脉压异常

（1）脉压增大:常见于主动脉硬化、主动脉瓣关闭不全、动静脉瘘、甲状腺功能亢进。

（2）脉压减小:常见于心包积液、缩窄性心包炎、末梢循环衰竭。

☞考点:异常血压的观察

二、异常血压的护理

【护理目标】

（1）患者能按时服药,配合治疗、护理。

（2）患者能保持情绪稳定,注意劳逸结合。

（3）患者学会观察有无高血压并发症的先兆。

【护理措施】

（1）密切监测血压:定时间、定部位、定体位、定血压计。

（2）观察病情:指导患者按时服药,观察药物的不良反应;注意有无并发症发生。

（3）环境:安静、舒适、温湿度适宜。

（4）休息与活动:注意休息,适量活动,保证充足的睡眠时间。

（5）饮食:易消化、低脂、低胆固醇、高维生素,富含纤维素,根据血压的高低限制盐的摄入;避免刺激性辛辣食物。

（6）心理护理:了解患者的心理反应,消除患者的紧张、恐惧心理,使其主动配合治疗和护理。

（7）健康教育:戒烟限酒,保持大便通畅,必要时给予通便剂;养成规律的生活习惯,学会观察有无高血压并发症的发生。

☞考点:异常血压的护理措施

三、血压测量的方法

（一）血压计种类和构造

血压计种类主要有汞柱式血压计、表式血压计、电子血压计三种。汞柱式血压计（图 4-11）分台式和立式两种,其中立式血压计高度可调节,由三部分组成。

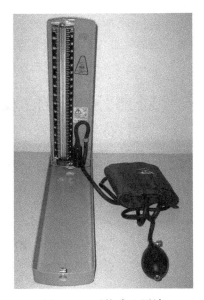

图 4-11 汞柱式血压计

（1）加压气球和压力活门。

（2）袖带:是长方形的扁平橡胶带,长 24cm,宽 12cm。外层是布套 48cm。小儿袖带宽度要求:新生儿长 5～10cm,宽 2.5～4cm;婴儿袖带长 12～13.5cm,宽 6～8cm;儿童袖带长 17～22.5cm,宽 9～10cm。袖带的长度和宽度应符合标准。袖带过窄,须加大力量才能阻断动脉血流,测得数值偏高;袖带过宽,大段血管受阻,测得数值偏低。橡胶带上有两根橡胶管,一根接输气球,一根接测压计。

（3）血压计

1）汞柱血压计:由玻璃管、标尺、水银槽三部分组成。在血压计盒内面固定一根玻璃管,管面上标有双刻度(标尺)0～300mmHg和0～40kPa(每小格相当于2mmHg和0.26kPa),玻璃管上端盖以金属帽与大气相通,玻璃管下端和水银槽相通。水银血压计的优点是测得数值准确可靠,但较笨重且玻璃管部分易破裂。

2）表式血压计(图4-12):又称弹簧式血压计、压力表式血压计。外形呈圆盘状,正面盘上标有刻度,盘中央有一指针提示血压数值。其优点是携带方便,但准确性差。

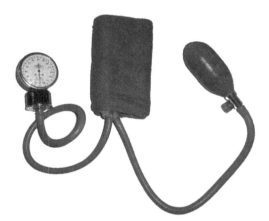

图4-12 表式血压计

3）电子血压计(图4-13):袖带内有一换能器,由自动采样电脑控制数字运算,自动放气程序。数秒钟内可得到收缩压、舒张压、脉搏数值。其优点是操作方便,不用听诊器,省略放气系统,排除听觉不灵敏、噪声干扰造成的误差,但准确性较差。

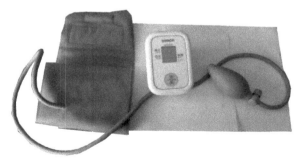

图4-13 电子血压计

（二）测量血压的方法

【目的】

（1）判断血压有无异常。

（2）动态监测血压的变化,评估患者循环系统的功能状况。

（3）协助诊断,为预防、治疗、康复、护理提供依据。

【评估】

（1）患者一般情况、病情、意识、治疗等情况。

（2）患者30分钟内有无剧烈活动、情绪波动。

（3）患者的心理状态、合作程度。

（4）被测肢体功能及测量部位皮肤状况。

【计划】

（1）护理目标

1）患者能说出测量血压的目的。

2）患者能配合测量血压。

3）患者能说出血压的正常值。

（2）用物准备:治疗盘内备血压计、听诊器、记录本、笔。

【实施】

（1）操作步骤

1）上肢动脉血压测量法

A. 洗手、戴口罩,备齐用物携至床旁。核对并称呼患者、解释操作目的,取得患者配合。检查血压计的性能是否完好,袖带的宽度是否合适。

B. 体位:患者取坐位或仰卧位,被测肢体应和心脏处于同一水平,坐位时肱动脉平第四肋软骨,仰卧位时肱动脉平腋中线。如肱动脉高于心脏的水平,测得血压值偏低;反之,测得血压值偏高。测腘动脉血压,患者取俯卧位或仰卧位,腘动脉和心脏在同一水平。偏瘫者测健侧肢体。

C. 缠袖带:卷袖、露臂,手掌向上,肘部伸直,放妥血压计。开启水银槽开关,驱尽袖带内空气,平整地缠于上臂中部,袖带下缘距肘窝2～3cm(图4-14)。袖带松紧以能放入一指为宜。

D. 注气:听诊器置动脉搏动最明显处,一手固定,另一手握加压球,关气门,注气至肱动脉搏动音消失(袖带内压力大于心脏收缩压,血流被阻断)再升高20～30mmHg(2.60～4.0kPa)。打气不可过猛过快,以免水银溢出和患者不适。充气不足或充气过度,都会影响测量结果。

E. 放气:缓慢放气,速度以水银柱每秒钟下降4mmHg(0.53kPa)为宜,注意水银柱刻度和肱动脉声音的变化。放气过慢,使静脉充盈,舒张压偏高;放气过快,未听清声音的变化,猜测血压。

当听诊器中听到第一声搏动(袖带内压力等于心脏收缩压),水银柱所指刻度为收缩压;当搏动声音突然变弱或消失时,水银柱所指刻度为舒张压。WHO规定应以肱动脉搏动音消失为舒张压,当变音与消失音之间有差异时,或危重患者应记录两个读数。如果听不清或异常,应重测。必要时,双侧对照。

F. 整理:测量结束,排尽袖带内的余气,拧紧压

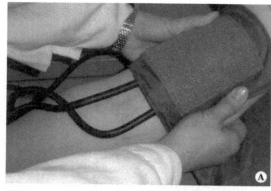

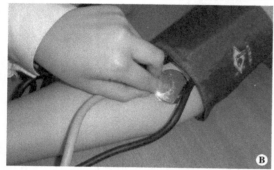

图 4-14 动脉血压测量法
A. 袖带与手臂位置；B. 听诊器放置位置

A. 患者取仰卧位、俯卧位或侧卧位，协助患者卷裤或脱去一侧裤子，露出大腿下部。

B. 将袖带缠于大腿下部，其下缘距腘窝 3～5cm，将听诊器胸件贴于腘动脉搏动处，其余同上肢血压测量法。

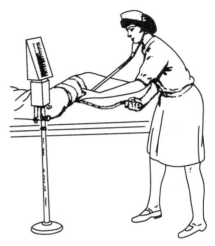

图 4-15 下肢腘动脉血压测量法

C. 记录时应注明下肢血压。

3）电子血压计测量法：接通电源，接上充气插头，将袖带换能器"◎"放于肱动脉搏动处，扣好袖带，按键充气片刻后，血压计发出蜂鸣声，显示屏显示收缩压和舒张压。

☞ 操作警示：测血压时，被测肢体应和心脏处于同一水平；

测量完毕，将血压计右倾 45°，关闭水银槽开关

（2）注意事项

力活门，血压计右倾 45°，关闭水银槽开关，整理袖带后放入盒内；关闭血压计盒盖，平稳放置。

G. 协助患者取舒适体位，必要时协助穿衣。

H. 记录：收缩压/舒张压（如 136/80mmHg）。当变音与消失音之间有差异时，或危重患者应记录两个读数，如 180/90～40mmHg。

2）下肢腘动脉血压测量法见图 4-15。

链接 »»»

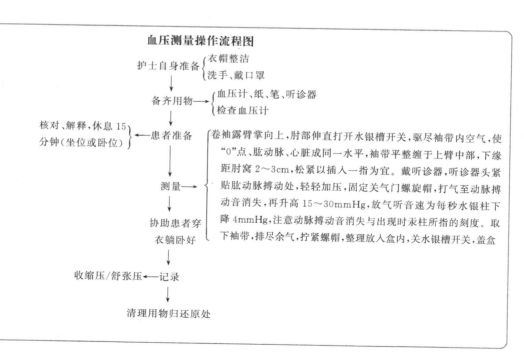

血压测量操作流程图

护士自身准备 ⎰ 衣帽整洁
　　　　　　 ⎱ 洗手、戴口罩
　　　↓
备齐用物 ⎰ 血压计、纸、笔、听诊器
　　　　 ⎱ 检查血压计
　　　↓
核对、解释，休息 15 分钟（坐位或卧位）→ 患者准备
　　　↓
测量 → 卷袖露臂掌向上，肘部伸直打开水银槽开关，驱尽袖带内空气，使"0"点、肱动脉、心脏成同一水平，袖带平整缠于上臂中部，下缘距肘窝 2～3cm，松紧以插入一指为宜。戴听诊器，听诊器头紧贴肱动脉搏动处，轻轻加压，固定关气门螺旋帽，打气至动脉搏动音消失，再升高 15～30mmHg，放气听音速为每秒水银柱下降 4mmHg，注意动脉搏动音消失与出现时汞柱所指的刻度。取下袖带，排尽余气，拧紧螺帽，整理放入盒内，关水银槽开关，盖盒
　　　↓
协助患者穿衣躺卧好
　　　↓
收缩压/舒张压 ← 记录
　　　↓
清理用物归还原处

1) 需密切监测血压,应做到"四定":定时间、定部位、定体位、定血压计。

2) 如患者为偏瘫、一侧肢体外伤或手术者:应选择健侧肢体测血压,因患肢肌张力减低,血液循环障碍,不能真实反应血压的变化。

3) 排除影响血压的外界因素:①袖带过窄,测得血压值会偏高。因需加大力量才能阻断动脉血流。②袖带过宽,测得血压值偏低。因使大段血管受压,以至搏动音在到达袖带下缘之前已消失。③袖带过松,测得的血压值会偏高。因橡胶袋呈球装,有效测量面积变窄。④袖带过紧测得血压值会偏低。因血管在未充气前已受压。

4) 如测得血压异常或血压搏动音听不清时,应重复测量。先将袖带内气体驱尽,使汞柱降至"0"点,稍等片刻再测,一般连测 2~3 次,取其最低值。

【评价】

(1) 患者理解测量血压的目的,愿意配合。

(2) 测量结果准确。

(3) 患者知道血压的正常值及测量过程中的注意事项。

☞考点:血压的测量方法及注意事项

第 5 节　体温单的使用

体温单(图 4-16)排列在住院病案的首页,其记录内容除体温外,还包括脉搏、呼吸、血压及其他情况,如出入院、转科、死亡的时间,大小便、出入液量、体重等。主要由护士填写。

///■ 案例 4-5

患儿章某,男性,6 岁。患儿以腹泻、发热待查入院。入院体温 40.2℃。入院后护士给予物理降温,半小时后测得体温为 39.1℃。

思考:

1. 选择何种方法为患儿测体温?

2. 物理降温后如何记录在体温单上?

一、体温单的书写要求

1. 体温单的眉栏　项目、日期及页数均用蓝黑、碳素墨水笔填写。各眉栏项目应填齐全,字迹清晰。

2. "住院日期"栏　体温单的每页第 1 日应填写年、月、日,中间用短线隔开如"2010-2-13",其余 6 天只填日。如在本页当中跨月或年度,则应填写月、日或年、月、日。

3. "住院日数"栏　以阿拉伯数字用蓝笔填写,自入院日起连续写至出院日。

4. "术后日数"栏　主要填写手术或分娩日数,以手术(或分娩)的次日为术后(或分娩)的第 1 日,依次填写至第 14 日为止。

5. 40~42℃ 之间　在 40~42℃ 之间的相应格内用蓝笔(或红笔)纵行填写入院、分娩、手术、转入、转出、出院、死亡时间,要求具体到时和分。如果时间与体温单上的整点时间不一致时,填写在靠近侧的时间栏内。如"八时十分入院"则填写在"10"栏内。手术不写具体手术名称。

6. 底栏　用蓝色钢笔根据项目填写。

二、体温、脉搏、呼吸的绘制及记录

1. 体温的记录　体温从 35~42℃ 每一大格为 1℃,每一小格为 0.2℃,在 37℃ 处用红横线明显标识。

用蓝笔绘制,"⊕"表示腋温,以"⊙"表示肛温,以"●"表示口温。相邻的体温用蓝线连接。物理或药物降温 30 分钟后的体温以红"○"表示,再用红虚线连接降温前体温于同一纵格内,下次所测体温应与降温前体温相连。体温在 35℃ 或 35℃ 以下者,可在 35℃ 横线下用蓝笔写上"不升"两字,不与下次测试的体温相连。

2. 脉搏的记录　脉率从 20 次/分至 180 次/分,每一大格为 20 次/分,每一小格为 4 次/分,在 80 次/分处用红横线明显标识。

脉搏以红"●"表示,心率符号为"○",相邻的脉搏或心率符号用红线连接。细脉时相邻心率用红线相连,在脉率和心率之间用红笔画线填满。如体温和脉搏在同一点上,应先绘制蓝色体温符号,外画红圈以表示脉搏。

3. 呼吸的记录　呼吸从 10 次/分至 40 次/分,每一大格为 10 次/分,每一小格为 2 次/分。呼吸用蓝"○"表示,相邻的呼吸以蓝线连接。

三、底栏填写

底栏的内容包括血压、体重、尿量、大便次数、出入水量等,用蓝色笔填写。各栏已注明计量单位名称,只需填写阿拉伯数字。

1. 大便次数　每 24 小时记录一次,并用蓝笔填写。大便失禁者,用"＊"表示;灌肠一次后大便一次,应在当日大便栏内写 1/E;无大便写 0/E;"1　2/E"表示自行排便 1 次,灌肠后又排便 2 次。

2. 出入量记录　用蓝笔记录前一日 24 小时的出入总量。

3. 尿量　用蓝笔记录前一日 24 小时的总量。

4. 血压　用蓝笔以分数式记录于体温单的血压栏内。

5. 体重　按千克(kg)计算,用蓝笔填写,新入院患者所测体重记于相应时间栏内,住院患者每周应测量体重一次。

☞考点:体温单的书写及项目填写

体 温 表

姓名　王林　　科别　外　　病室　三　　床号　27　　入院日期　2010.2.25　　住院号　1234567

日期	2010.2.25	26	27	28	3.1	2	3
信院日数	1	2	3	4	5	6	7
手术后日数			1	2	3	4	5
时间	2 6 10 2 6 10	2 6 10 2 6 10	2 6 10 2 6 10	2 6 10 2 6 10	2 6 10 2 6 10	2 6 10 2 6 10	2 6 10 2 6 10

呼吸 ○　脉搏 ●　体温 ●

入院──八时整　　手术──九时二十分　　出院──十四时整

排出量	大便	0	1/E	1	1	*	1	1
	小便(ml)		900	1000	1150	1400	1200	1000

输入量 (ml)						
血压 (mmHg)	120/80	126/86 110/68	112/70	118/78	128/86	
体重 (kg)	60					

第　1　页

图 4-16 体温表

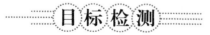

目 标 检 测

A₁ 型题

1. 适宜测量口腔温度的是（　　　）

　　A. 幼儿　　　　　　　B. 躁狂者
　　C. 极度消瘦者　　　C. 呼吸困难者
　　E. 口鼻手术者

2. 使用水银体温计不妥的方法是（　　　）

　　A. 昏迷者、小儿、呼吸困难者不可测口腔温度
　　B. 腹泻、肛门手术患者不可由直肠测温
　　C. 发现口腔温度与病情不相符时改测腋下温度
　　D. 患者不慎咬破体温计时尽快清除口腔内的玻璃碎屑
　　E. 测量时间：口腔 3 分钟，腋下 10 分钟，直肠 3 分钟

3. 流行性感冒的热型常表现为（　　　）

　　A. 稽留热　　　　　B. 弛张热　　　　　C. 间歇热
　　D. 不规则热　　　　E. 波浪热

4. 脉压增大常见于　　　　　　　　　　　（　　　）

　　A. 主动脉瓣关闭不全　　B. 缩窄性心包炎
　　C. 心包积液　　　　　　　D. 肺心病

E. 心肌炎

5. 间歇脉可见于( )
   A. 心动过速
   B. 心动过缓
   C. 窦性心律不齐
   D. I°房室传导阻滞
   E. 洋地黄中毒

6. 短绌脉正确的记录方式是( )
   A. 心率/脉率/分
   B. 脉率/心率/分
   C. 心率/脉率/秒
   D. 脉率/心率/秒
   E. 脉率/心率

7. 当脉搏短绌时,测心率、脉率的正确方法是( )
   A. 先测心率,后测脉率
   B. 先测脉率,后测心率
   C. 一人测心率、脉率,另一人报告医生
   D. 一人测心率,一人测脉率,分别测1分钟
   E. 一人测心率,一人测脉率,同时测1分钟

8. 测量呼吸时护士的手不离开脉诊的部位主要是为了( )
   A. 易于记录时间
   B. 保持患者体位不变
   C. 易于观察呼吸的深浅度
   D. 不被患者察觉,以免紧张
   E. 保持护士姿势不变,以免疲劳

9. 测量血压时袖带缠得过松可使测得的血压值( )
   A. 偏低
   B. 脉压增大
   C. 偏高
   D. 无影响
   E. 脉压减小

10. 物理降温30分钟后所测得的体温,应记在降温前温度的同一纵格内,所用的符号是( )
    A. 红点红虚线
    B. 红圈红虚线
    C. 蓝点蓝虚线
    D. 蓝圈蓝虚线
    E. 蓝圈红虚线

A₂型题

11. 赵某,男性,25岁,因中暑体温上升至40.5℃左右,面色潮红,皮肤灼热,无汗,呼吸脉搏增快,护士为其进行物理降温,再次测量体温的时间是( )
    A. 15分钟后
    B. 20分钟后
    C. 30分钟后
    D. 40分钟后
    E. 60分钟后

12. 李红,女性,30岁,因冠心病、心房颤动入院,护理体检时,体温37.2℃,心率120次/分,脉率90次/分,呼吸20次/分,血压100/70mmHg。患者脉搏为( )
    A. 洪脉
    B. 速脉
    C. 细脉
    D. 丝脉
    E. 缓脉

13. 向艳,女性,2岁。因误服安眠药中毒,意识迷糊不清,呼吸微弱,浅而慢,不易观察,护士应采取的测量方法是( )
    A. 观察腹部起伏,一起一伏为一次
    B. 先测脉率,将数值除以4得出呼吸次数
    C. 用手放在患者鼻孔前感觉呼吸气流记数
    D. 测脉率后保持诊脉姿势,观察胸部起伏次数
    E. 用少数棉花置患者鼻孔前,观察棉花飘动次数记数

14. 患者李某,脑出血,意识模糊不清,左侧肢体偏瘫,实习护生小李为患者测量生命体征,你认为正确测量体温、血压的方法是( )
    A. 测量口腔温度,右上肢血压
    B. 测腋下温度,测右上肢血压
    C. 测腋下温度,测左上肢血压
    D. 测直肠温度,测左上肢血压
    E. 测量口腔温度,测左上肢血压

15. 芳芳,女性,43岁。因头晕头痛待查入院,医嘱测血压每日3次。为其测血压时,应该( )
    A. 定血压计、定部位、定时间、定护士
    B. 定血压计、定部位、定时间、定听诊器
    C. 定听诊器、定部位、定时间、定体位
    D. 定血压计、定部位、定时间、定体位
    E. 定护士、定部位、定时间、定体位

A₃题型

(16～18题共用题干)

黄先生,肺炎患者,口温40℃,脉搏126次/分,颜面潮红,皮肤灼热,伴有尿量减少。

16. 该患者发热程度为( )
    A. 高热
    B. 中度热
    C. 过高热
    D. 正常体温
    E. 低热

17. 该患者目前处于( )
    A. 体温上升期
    B. 高热持续期
    C. 退热期
    D. 恢复期
    E. 恶化期

18. 该患者可能出现的热型为( )
    A. 稽留型
    B. 弛张型
    C. 不规则热
    D. 间歇热
    E. 回归热

A₄型题

(19～21题共用题干)

王太太,72岁。因头痛、头晕入院,在平静状态下测血压为168/100mmHg,其余检查结果完全正常。

19. 该患者最有可能诊断为( )
    A. 脑出血
    B. 高血压
    C. 脑膜炎
    D. 肿瘤
    E. 冠心病

20. 为患者测量血压时哪项不妥?( )
    A. 选取一侧上肢固定测量
    B. 定时间测量
    C. 定体位
    D. 固定使用血压计
    E. 若一次听不清,可马上再测一次,直到听清为止

21. 对该患者的健康教育,下列内容不妥的是( )
    A. 多吃含纤维素的食物
    B. 低盐饮食
    C. 在药物的作用下,将血压控制得越低越好
    D. 适度的体育锻炼
    E. 规律服用降压药

第5章　患者清洁卫生的需要及护理

学习目标

1. 了解以下知识点　清洁卫生的重要性
2. 理解以下知识点　压疮发生的原因及易发部位、临床表现；口腔护理、头发护理、皮肤护理、卧床患者更换床单、晨晚间护理的目的和内容
3. 掌握以下知识点及技能　常用漱口溶液及其临床作用、压疮的分期及各期的临床表现、压疮的预防和各期的护理措施；口腔护理技术、头发护理技术、皮肤护理技术、卧床患者更换床单技术

案例 5-1

患者李某，女性，43 岁。以急性淋巴细胞白血病入院治疗。入院后遵医嘱给予一级护理、半流质饮食、化疗及抗感染治疗等。护理体检：患者神志清醒，体温 37.8℃，脉搏 88 次/分，呼吸 20 次/分，血压 14/9kPa，面色苍白，口腔黏膜有多处溃疡。

思考：
1. 如何保持患者的口腔清洁？
2. 如何促进患者的口腔溃疡尽快愈合？

清洁是人类最基本的生理需要之一，是维持和获得健康的重要保证。清洁可清除身体表面污垢，防止病原微生物繁殖，促进血液循环，有利于身体健康。日常生活中每个健康的人都能满足自身清洁的需要。但当人患病时，自理能力降低，无法满足自身清洁的需要，对患者生理和心理都会产生不良影响。因此，护士应及时评估患者的清洁状况，掌握清洁护理技术，为患者做好生活护理工作，预防感染及并发症的发生。同时，通过为患者实施清洁护理，使患者产生安全感和信赖感，建立良好的护患关系。

第1节　对口腔卫生的评估及护理

口腔是消化道的起端，具有咀嚼、味觉、消化、语言、辅助呼吸等功能；同时，口腔内存有正常菌群。当人的身体处于健康状态时，由于机体抵抗力强，并通过饮水、进食、刷牙及漱口等活动，可对微生物起到一定的清除作用，一般不会引起口腔疾病。但当人患病时，由于机体抵抗力降低，饮水、进食减少，口腔内的温度、湿度、食物残渣适宜微生物生长，为微生物在口腔内迅速繁殖创造了条件，容易引起口臭、口腔局部炎症、溃疡，食欲减退、消化功能下降，导致其他的并发症；同时，口臭或龋齿等还会影响患者的自我形象，产生社交心理障碍等。因此，护士必须掌握口腔护理技术，为无法完成口腔清洁的昏迷、高热、鼻饲等患者进行口腔护理；对患者进行健康教育，指导和协助患者保持口腔清洁，做好口腔的健康维护。

一、口腔卫生的评估

（一）评估患者口腔一般情况

观察患者口腔的色泽、温湿度、有无干裂、出血及疱疹；口腔黏膜的颜色、完整性，有无溃疡、出血、感染；牙的数量，有无义齿、龋齿、牙结石、牙垢；牙龈的颜色，有无出血、牙龈萎缩及牙周病；舌的颜色、湿润度，有无溃疡、肿胀，舌面积垢及舌苔厚薄；腭垂、扁桃体的颜色，有无肿胀及分泌物等。

（二）口腔卫生习惯及自理能力

评估患者每日清洁口腔的情况，如刷牙的次数、方法、口腔清洁的程度。口腔清洁用品，如牙膏、牙刷的选用情况。自理能力，清洁口腔的活动是自行完成还是需要他人协助。

（三）口腔保健知识及方法

评估患者对保持口腔卫生的重要性的认识程度和预防口腔出现异常情况的了解程度。

二、与口腔卫生有关的护理技术

（一）一般口腔护理

1. 护理目标
（1）患者能养成良好的卫生习惯，保持口腔清洁。
（2）口腔无疾患，口腔功能正常。
（3）患者能说出口腔清洁的重要性。
2. 护理措施
（1）护士应向患者及家属宣传口腔卫生的重要性；介绍口腔护理的有关知识，使患者及家属能有效地维护口腔健康，预防口腔感染。
（2）指导患者养成口腔卫生习惯；刷牙是去除牙菌斑、保持口腔清洁的自我保健方法，已成为每个人

的生活习惯。每日晨起、晚上临睡前应刷牙,餐后应漱口,提倡做到"三个三",即三餐饭后要刷牙,饭后三分钟内应刷牙,每次需刷三分钟。睡前不应吃对牙齿有刺激性或腐蚀性的食物,减少食物中糖类的含量。

（3）指导患者正确选择口腔清洁用具:包括牙刷、牙膏和牙线及一次性口腔清洁棒等。应尽量选用外形较小,刷毛软硬适中,表面光滑的牙刷。已磨损的牙刷或硬毛牙刷容易导致牙龈的损伤。因此,牙刷应每隔一个月更换一次。牙膏应无腐蚀性,药物牙膏一般能抑制细菌生长预防龋齿和治疗牙齿过敏,可根据需要选用。牙膏不宜常用一种品牌,应轮换使用。

（4）指导患者学会正确刷牙方法（图 5-1）:正确刷牙方法是上下颤动刷牙,将牙刷毛面轻放于牙齿及牙龈沟上,刷毛与牙齿的长轴呈 45°,快速环形来回颤动,每次只刷 2～3 颗牙;前排牙齿的内面,可用牙刷毛面的顶端旋转颤动刷洗;刷牙齿咬合面时,刷毛与牙齿平行来回旋转颤动刷洗;刷完后再轻刷舌面。另一种简便的方法是上、下竖刷法,沿牙齿纵面刷,牙齿的内、外咬合面都应刷洗干净。

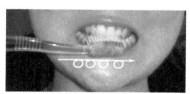
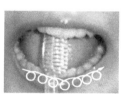
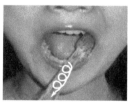
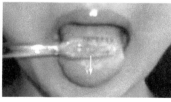

图 5-1　正确的刷牙方法

（5）指导患者使用牙线剔牙（图 5-2）:指导患者使用牙线,尼龙线、丝线、涤纶线均可作牙线材料。截取一段牙线长 30～40cm,先在中间预留约 20cm,再将两端分别绕在两手中指上,以双手的拇指和示指夹住牙线,将牙线以拉锯动作穿过牙缝接触面上下移动,将食物残渣剔出。每次进餐后宜用牙线剔牙,不宜用牙签剔牙,因牙签易损伤牙龈。

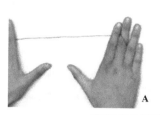
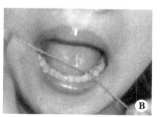
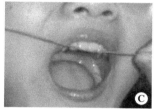

图 5-2　牙线剔牙法

（6）指导患者正确进行义齿的保养:有义齿者白天应佩戴义齿,以增进咀嚼功能,并保证良好的口腔外观,晚上应将义齿取下,使牙床得到保养。义齿取下后放于冷开水杯中,以防损伤,每日换水一次,义齿不可浸入热水中,不可用乙醇等消毒液,以免变色、变形和老化。义齿也会积有食物残渣和碎屑,因此,餐后应取下义齿认真冲洗,并用小的软毛刷蘸着牙膏轻轻刷洗各个面,也可用一次性口腔清洁棒清洗以减少残存的细菌,去除菌斑,维护口腔的健康。

☞考点:义齿的保养方法

链接 ▶▶▶

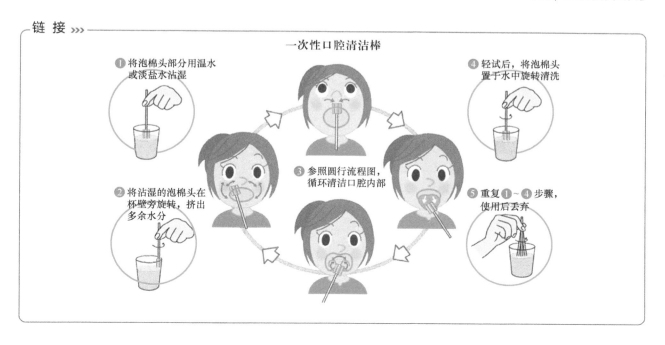

一次性口腔清洁棒

❶将泡棉头部分用温水或淡盐水沾湿

❷将沾湿的泡棉头在杯壁旁旋转,挤出多余水分

❸参照圆行流程图,循环清洁口腔内部

❹轻试后,将泡棉头置于水中旋转清洗

❺重复❶~❹步骤,使用后丢弃

（二）特殊口腔护理

特殊口腔护理是根据患者病情和口腔情况,采用恰当的口腔护理溶液,运用特殊护理措施为患者清洁口腔的方法。主要用于禁食、高热、昏迷、鼻饲、术后、口腔疾患等生活不能自理的患者。

> **链接 »»»**
>
> #### 口腔中的微生物
>
> 健康的人类口腔中包含着大量的种类繁多的微生物,包括细菌、病毒、真菌、原生动物等。其中细菌数量最大,每毫升唾液中有1亿个细菌,整个口腔中的细菌种类超过600种。这些细菌大多数来自舌背表面,少数来自其他部位的口腔黏膜。在正常情况下,口腔微生物之间、微生物与宿主口腔之间处于生态平衡状态。由于体内、外环境因素的影响,某些细菌过盛增殖,正常口腔微生物失去生理组合,即产生生态失调的变化,导致疾病。生态失调与口腔疾病的发生密切相关,口腔常见病——龋齿、口腔黏膜疾病和牙周病就是口腔生态失调的表现之一。

【目的】

1. 保持口腔清洁、湿润,预防口腔感染等并发症。

2. 去除口臭、牙垢,使患者舒适,增进食欲,保持口腔正常功能。

3. 观察口腔黏膜、舌苔、牙龈等处的变化及特殊的口腔气味,了解病情的动态变化。

【评估】

1. 患者的病情、意识状态、口腔黏膜、舌苔、牙齿等。

2. 患者卫生习惯、自理能力、心理反应、合作程度。

3. 患者口腔卫生知识水平。

【计划】

1. 护理目标

(1)患者口腔清洁、无异味,口唇湿润,感觉良好。

(2)患者口腔感染减轻或痊愈,口腔功能良好。

(3)患者及家属能说出口腔卫生的知识,配合护理操作。

2. 用物准备

(1)治疗盘内备:治疗碗(内盛漱口溶液浸湿的棉球若干个、镊子、弯血管钳、压舌板)、弯盘、治疗巾、杯子(内盛漱口液)、吸水管、棉球、手电筒。必要时备张口器。

(2)外用药:常用的有锡类散、新霉素、液状石蜡、冰硼散、制霉菌素甘油、西瓜霜、金霉素甘油等(根据病情选用)。

(3)常用漱口溶液:见表5-1。

表 5-1　口腔护理常用漱口溶液及作用

名称	作用
0.9%氯化钠溶液	清洁口腔,预防感染
朵贝尔溶液(复方硼酸溶液)	轻微抑菌,除臭
1%~3%过氧化氢溶液	遇有机物时,放出新生氧,抗菌除臭
2%~3%硼酸溶液	为酸性防腐剂,抑菌
1%~4%碳酸氢钠溶液	为碱性药剂,用于真菌感染
0.02%呋喃西林溶液	清洁口腔,广谱抗菌
0.1%乙酸溶液	用于铜绿假单胞菌感染
0.08%甲硝唑溶液	用于厌氧菌的感染

【实施】

1. 操作步骤

(1)护士洗手、戴口罩,将用物携至患者床旁,核对并称呼患者,解释操作目的,取得患者配合。

(2)安置体位:协助患者侧卧或仰卧,头偏向一侧,面向护士,铺治疗巾于患者颌下,置弯盘于口角旁(图5-3)。

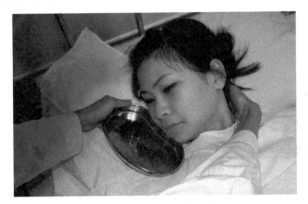

图 5-3　治疗巾弯盘操作

(3)观察口腔:湿润口唇,嘱患者张口,一手持手电筒,一手用压舌板轻轻撑开颊部,观察口腔黏膜有无出血、溃疡等现象。对长期使用激素、抗生素的患者,应注意观察有无真菌感染。对昏迷及牙关紧闭、无法自行张口的患者,可用张口器协助。

(4)擦洗口腔:协助患者漱口(昏迷患者除外)。嘱患者咬合上下齿,用压舌板轻轻撑开一侧颊部,用弯血管钳夹含有漱口液的棉球由内向门齿纵向擦洗,同法擦洗对侧。嘱患者张口,依次擦洗一侧牙齿的上内侧面、上咬合面、下内侧面、下咬合面,再弧形擦洗一侧颊部。同法擦洗另一侧。由内向外擦洗舌面、舌下,弧形擦拭硬腭部,勿触及咽部,以免引起患者恶心。

(5)漱口:再次检查口腔,意识清醒者可用温开水漱口,用治疗巾拭去患者口角处水渍。

(6)涂药:口腔黏膜如有溃疡、真菌感染时,酌情涂药于患处,口唇干裂者可涂液状石蜡。

(7)整理用物:撤去治疗巾,协助患者取舒适卧位,必要时协助清洁及佩戴义齿,了解患者的感觉,征求患者的意见,感谢患者的配合,清理用物,整理床单位。

链接 >>>

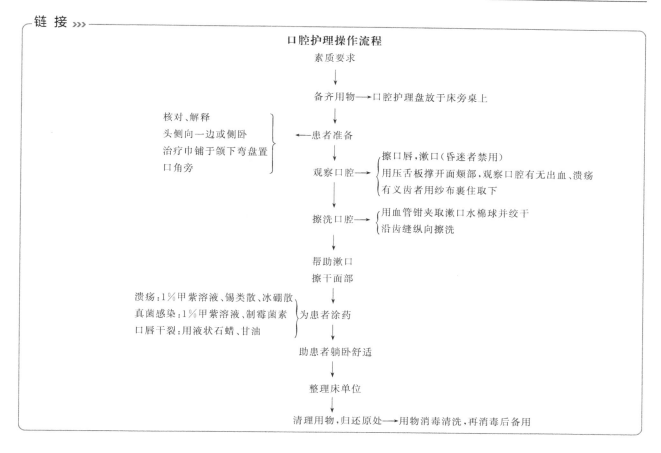

操作警示:昏迷患者口腔护理禁忌漱口。口腔护理结束后应清点棉球数量,查看是否遗落口腔

2. 注意事项

(1) 擦洗时动作轻柔,特别是对凝血功能不良的患者,防止碰伤黏膜及牙龈而引起出血。

(2) 昏迷患者禁忌漱口,需用张口器时,应从白齿处放入(牙关紧闭者不可用暴力助其张口)。擦洗时须用血管钳夹紧棉球,钳端应用棉球包裹,勿直接接触黏膜及牙龈,以免造成损伤和引起患者的不适感。每擦一个部位,更换一个棉球。每次一个,防止将棉球遗留在口腔内。棉球不宜过湿,以免将漱口溶液吸入呼吸道。

(3) 有活动义齿者,应先取下用冷开水冲洗刷净,待口腔护理后戴上或浸入冷开水中备用;昏迷患者的义齿应浸于冷开水中保存。

(4) 传染病患者用过的物品按照隔离消毒原则处理。

考点:特殊口腔护理的适应证、目的、漱口溶液的选择,长期使用激素、抗生素患者的口腔观察护理要点,昏迷患者口腔护理注意事项

【评价】

(1) 患者口腔无异味,感到舒适、清新。

(2) 患者口腔内原有病灶好转或痊愈。

(3) 护士操作轻稳、规范,双方合作愉快。

(4) 患者及家属学会有关口腔清洁和保健的方法。

第2节 对头发卫生的评估及护理

健康的头发应有光泽,浓密适度,分布均匀,清洁无头皮屑。头皮表面是人体皮脂腺分布最多的部位。皮脂、汗液伴灰尘常黏附于头发、头皮中,形成污垢,除散发难闻气味外,还会引起脱发和其他皮肤疾病。干净整齐的头发可以保护头皮,促进毛囊血液循环,预防感染。因此,保持头发清洁、整齐是人们日常生活的一项重要内容。当患者的病情较重、日常生活受限、自理能力下降时,护士应协助患者进行头发护理使其头发清洁,易于梳理;同时可促进头皮血液循环,增进上皮细胞的营养,促进头发生长,预防感染的发生。

案例 5-2

患者李某,女性,65 岁,因股骨骨折行骨牵引已 4 周,护理查房时,患者告诉护士,自觉头部发痒,不适。为解除患者不适,护士征求患者同意,为其床上洗发。

思考:

1. 护士为患者洗发可以满足患者的哪方面需要?

2. 如何正确实施床上头发护理?

3. 床上洗发过程中,如何保证患者安全舒适?

一、头发卫生状况的评估

（一）头发及头部皮肤

评估头发的分布、颜色、长度、光泽度、干湿度、脆性与韧性、清洁状况、有无头虱等；头部皮肤有无瘙痒、破损、病变等情况。

（二）患者的自理能力

患者的日常卫生习惯，梳发或洗发的需要，能否自行完成，对相关知识的了解程度。

（三）其他

患者的病情、心理状况及治疗情况。

二、头发护理的有关技术

【目的】

1. 去除头发污秽，按摩头皮，促进血液循环。

2. 使患者头发整齐、清洁、舒适、美观，维持患者的自尊和自信。

3. 预防和除灭头虱、头虮，防止疾病传播。

【评估】

1. 患者的病情、自理能力、头发状况、梳理习惯、心理反应及合作程度。

2. 患者头发的浓密程度、长度、脆性与韧性、卫生状况及头皮有无损伤等。

【计划】

1. 护理目标

（1）患者头发整洁、感觉舒适，对外表感觉满意。

（2）患者头皮无瘙痒、感染和损伤。

（3）患者及家属获得头发卫生的知识和头发护理的有关技巧。

2. 用物准备

（1）床上梳头：梳子（患者自备）、治疗巾、纸袋、30%乙醇溶液、发夹或橡胶圈（必要时备）。

（2）床上洗发：治疗盘内备小橡胶单、大毛巾、毛巾、洗发液、冲洗壶或水杯、眼罩或纱布、别针、棉球2只（以不吸水棉花为宜）、纸袋、电吹风。

按条件选择马蹄形垫、洗头盘或洗头车、水壶（内盛40～45℃温水）、水桶。患者自备梳子、镜子、护肤霜。

（3）灭头虱虮法

1）治疗盘内备：洗头用物、治疗巾（2～3条）、治疗碗（内置灭虱虮药液）、篦子（齿间嵌少许棉花）、塑料帽子、纱布（数块）、纸袋、布口袋（或枕套）、隔离衣、清洁衣裳、清洁被套、枕套、大单。

2）灭虱药液：①30%含酸百部酊：取百部30g放入瓶中，加入50%乙醇溶液100ml，再加入纯乙酸1ml，盖严瓶盖，48小时后可供使用。②30%百部含

酸煎剂：取百部30g，加水500ml煎煮30分钟，以双层纱布过滤，并挤出药液；将药渣再加水500ml煮30分钟，过滤，挤出药液。将2次药液合并煎至100ml，冷却后加纯乙酸1ml或食醋30ml即可。③白翎灭虱香波：市场有售，其成分为1‰二氯苯醚菊酯溶液。

【实施】

1. 床上梳发（图5-4）

（1）操作步骤

1）护士洗手，戴口罩。备齐用物携至床旁，核对并称呼患者，解释操作目的，取得患者配合。

2）安置体位：协助患者取坐位或半坐卧位，在肩上铺一治疗巾。如患者只能平卧，可协助患者抬起头，铺治疗巾于枕上，再将患者头转向一侧。

3）梳发：短发可直接从发根梳至发梢；长发从中间分为两股，一手握住一股头发，一手持梳子由发根梳至发梢。如遇打结不易梳理时，可将头发绕在示指上，由发梢开始向上逐渐梳到发根；如头发已纠集成团，可用30%乙醇溶液湿润后，再小心地逐段梳理。同法梳理另一侧。根据患者需要将长发酌情编辫或扎成束。

4）整理：将脱落的头发置于纸袋中，撤下治疗巾，了解患者的感觉，征求患者的意见，清理用物，整理床单位。

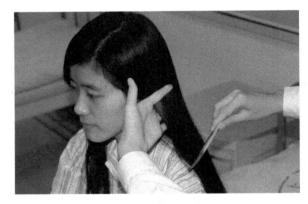

图5-4 床上梳发

☞操作警示：为患者梳发时动作要轻，注意关爱患者

（2）注意事项

1）避免强行牵拉头发，使患者感觉疼痛。

2）尽量使用圆钝齿的梳子，以防损伤头皮。

3）每日梳发2～3次，注意观察患者的反应并作好心理护理。

☞考点：灭虱药液、梳发方法

2. 床上洗发　长期卧床、骨牵引等生活不能自理的患者，为保持其头发的清洁，可实施床上洗发技术。常用洗发方式有马蹄形垫法、扣杯法、洗头盘或洗头车法等，可根据具体情况加以选用。

【实施】

（1）操作步骤

1)护士洗手、戴口罩。备齐用物携至床旁,核对并称呼患者,解释操作目的,取得其配合。冬季关闭门窗,调节室温在 22~26℃,按需要给予便器,协助患者排便。

2)安置卧位:垫小橡胶单及大毛巾于枕上,松开患者衣领向内反折,将毛巾围于颈部,用别针固定。根据洗发方式取适当卧位。

A. 马蹄形垫法(图 5-5):将马蹄形垫置于床头侧边,马蹄形垫开口下方接污水桶,协助患者斜角屈膝仰卧,移枕于肩下,头置于马蹄形垫槽中。

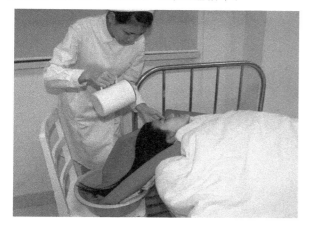

图 5-5　马蹄形垫洗头法

B. 扣杯法(图 5-6):铺橡胶单和治疗巾于患者头部床单上,放面盆一只,盆底放一块毛巾,其上倒扣一只搪瓷杯,杯上垫一块四折的毛巾,面盆内置一橡胶管下接污水涌。移枕于肩下,将患者头部枕在杯底的毛巾上。

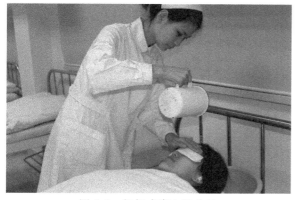

图 5-6　扣杯式床上洗头法

C. 洗头盘洗头法:在患者床头铺橡胶单和治疗巾,置洗头盘于橡胶单上,协助患者移向床边稍斜角仰卧,颈部枕于洗头盘(图 5-7)凹位处,洗头盘引水口对准污水桶。

D. 洗头车法(图 5-8):将洗头车推至患者床旁,协助患者斜角屈膝仰卧,头部枕于洗头车的头托上或将接水盘置于患者头下。

3)保护眼、耳:用不吸水的棉球塞于双耳,用眼罩或纱布遮盖双眼。

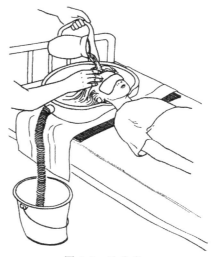

图 5-7　洗头盘

4)洗净头发:先调试水温,然后湿润头发,将稀释后的洗发剂倒在手心上,两手合起揉搓均匀后涂遍头发,轻轻用手指指腹揉搓头皮和头发,发根部是按摩的重点。由发际向头顶部反复揉搓,或用梳子梳理头发,再用热水冲净头发。

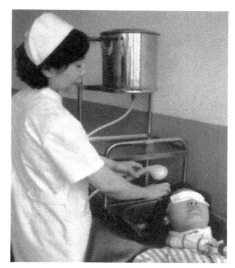

图 5-8　洗头车洗头法

5)移去用物:洗发毕,解下颈部毛巾包住头发,撤去用物,除去遮眼的纱布和耳内的棉球。用毛巾擦洗脸部,酌情使用护肤霜。

6)擦干头发:将枕头、橡胶单、大毛巾一并移至头部,协助患者卧于床正中,取舒适卧位。用包头的毛巾擦干头发,再用大毛巾擦干或电吹风吹干头发,梳理成患者习惯的发式,并了解患者的感觉,征求患者的意见,感谢患者的配合。

7)整理用物:将梳理脱落的头发放于纸袋中,还原床旁桌椅,清理用物,整理床单位。

☞操作警示:洗发时保持患者卧位舒适。注重与患者沟通,经常询问患者感受

链 接 >>>

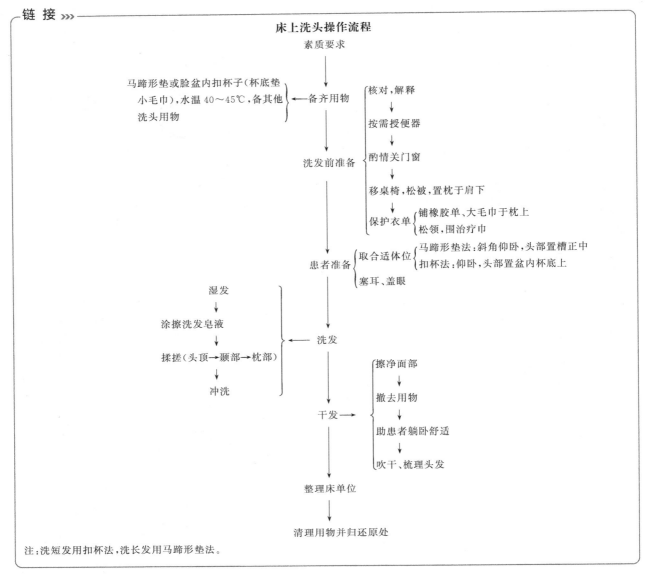

注:洗短发用扣杯法,洗长发用马蹄形垫法。

（2）注意事项

1）注意调节适宜的室温和水温,洗发完毕要及时擦干头发,防止患者受凉。

2）随时观察病情变化,如面色、脉搏、呼吸等异常时,应立即停止操作。

3）揉搓力量适中,防止指甲抓伤患者的头皮。

4）防止水流入患者的眼及耳内,保护衣领、床单、枕头不被水沾湿。

3. 灭头虱、虮法

（1）操作步骤

1）护士洗手、戴口罩,备齐用物携至床旁,核对并称呼患者,解释操作目的,取得其配合。穿隔离衣,戴手套。

2）安置卧位:垫小橡胶单及大毛巾于枕上,松开患者衣领向内反折。

3）灭虱:将头发分成若干股,用纱布蘸百部酊按顺序遍擦头发及头皮,反复揉搓10分钟以上,使之浸

透全部头发,然后戴上塑料帽包住头发。

4）维持24小时后取下塑料帽,用篦子篦去死虱和虮卵,再洗净头发。

5）灭虱完毕,患者的污衣裤、床单、护士的隔离衣等高压消毒后再清洗,脱落的头发等用纸包好焚烧,梳子、篦子浸泡消毒后刷洗干净。

（2）注意事项

1）如有活虱,需要重复使用百部酊灭虱。

2）灭虱用物必须按照隔离消毒原则处理。

☞考点:灭虱后的用物处理

链 接 >>>

虱虮的特征及对人体的危害

人头虱寄生于人类头发中,身体狭长,呈灰白色或白色,头虱产卵于发根处,以耳后居多,卵椭圆形,白色,俗称虮子,卵孵化后为虮。人体虱又称衣虱,寄生于人类的躯干和四肢,不吸血时隐藏于衣服的缝隙皱褶内。阴虱主要寄居于人体阴毛处,阴

虱本身不传播疾病，但是因为阴虱主要通过性行为传播，故属于性传播疾病的一种。虱病本身是寄生虫疾病，虱吸血时会向人体内注入唾液以防止血液凝聚，因此会使人产生瘙痒感。人亦可因瘙痒而抓破皮肤，致皮肤破损、溃烂和细菌感染。此外，体虱还传播流行性斑疹伤寒、回归热等传染病。

【评价】

1. 患者头发清洁，感觉清爽、舒适、愉快。

2. 护士操作轻稳、省力，患者安全。

3. 护患沟通有效，保护患者自尊，满足其身心需要。

第3节 对皮肤卫生的评估及护理

皮肤是人体最大的器官，具有保护机体、调节体温、吸收、分泌、排泄及感觉等功能，具有天然的屏障作用，可避免微生物入侵。皮肤与其他附属物构成皮肤系统。皮肤由表皮、真皮和皮下组织构成；皮肤附属物包括毛发、汗腺和皮脂腺等。完整的皮肤应是温暖、柔嫩、不干燥、不油腻，没有潮红和破损，且无肿块，自我感觉清爽、舒适、无任何刺激。

皮肤的新陈代谢迅速，排泄的废物，如皮脂及脱落的表皮碎屑，与外界病原微生物及尘埃结合成脏物，黏附于皮肤表面，如不及时清洁皮肤，将会引起皮肤炎症，汗液呈酸性，停留在皮肤上可刺激皮肤，使其抵抗力降低，以致破坏其屏障作用成为病原微生物入侵的门户，造成各种感染。因此，护士应加强对卧床患者的皮肤护理。

案例 5-3

患者林某，女性，75岁，脑外伤昏迷已1周。生活不能自理，家庭陪护因担心患者病情变化，没有为患者做皮肤清洁，身体出现异味。护理查房后，给予床上擦浴。

思考：

1. 皮肤清洁的目的是什么？

2. 如何实施床上擦浴？

3. 擦浴过程中如何保证患者安全舒适？

一、皮肤卫生状况的评估

（一）皮肤状况的评估

如皮肤清洁度、皮肤颜色、温度、湿度、柔软度、弹性、感觉功能；有无破损，有无斑点、丘疹、水疱和硬结等改变。

（二）患者的卫生习惯

患者及家属对皮肤清洁知识的了解程度及要求。

（三）其他

患者的病情、意识状态、肢体活动能力、自理能力。

链接 »»»

哪些情况下容易发生感染性皮肤病

一般健康人对细菌的侵入有天然的屏障，首先人体有免疫系统，能抑制细菌的感染，人的皮肤表面有一层酸性脂膜以及表面角质层都能阻挡细菌入侵。皮肤的细菌感染只有在下列情况下才能发生。

（1）皮肤上接触到大量的致病力强的细菌，又能短期内大量繁殖。

（2）皮肤患有湿疹、皮炎、外伤、昆虫咬伤或者是足癣感染等，使细菌能侵入皮肤致发炎化脓。有人在湿疹皮损处做细菌培养，发现85%有金黄色葡萄球菌。

（3）小儿皮肤薄嫩，发育亦不健全，皮肤的表面缺少带酸性的脂膜，因此也容易患皮肤感染性疾病。

（4）人体抵抗力低下时，如营养不良、糖尿病、恶性肿瘤以及长期服用皮质类固醇激素和免疫抑制剂等都可以发生皮肤感染。

二、皮肤护理的有关技术

（一）沐浴

【目的】

1. 去除皮肤污垢，保持皮肤清洁。

2. 促进皮肤的血液循环，增强皮肤的排泄功能，预防皮肤感染。

3. 观察患者的一般情况，提供病情信息。

【评估】

1. 患者的一般情况　年龄、病情、皮肤的完整性、颜色、温湿度、柔软度、清洁度、弹性和感觉功能，皮肤有无水肿、斑点、丘疹、水疱、硬结以及患者的自理能力等。

2. 患者的认知反应　情绪状态、个人清洁卫生习惯、对皮肤清洁卫生知识的了解、心理反应及合作程度等。

【计划】

1. 护理目标

（1）患者皮肤清洁卫生，感觉舒适。

（2）患者无皮肤感染和压疮等并发症的发生。

（3）患者了解皮肤清洁卫生知识，配合护理工作，养成良好的卫生习惯。

2. 用物准备

（1）淋浴和盆浴：毛巾2条、浴巾、浴皂或沐浴液、清洁衣裤、拖鞋，必要时备椅子等。

（2）床上擦浴：治疗车上置脸盆和足盆、水桶2只

（一只桶盛 50～52℃ 热水,可根据季节及患者习惯调整,另一只桶盛污水用)、治疗盘内备小方毛巾 2 条、大毛巾、浴皂、梳子、小剪刀、50％乙醇溶液、爽身粉、清洁衣裤、被套及大单,必要时备便器及盖布、屏风等。

【实施】

淋浴或盆浴　适用于病情较轻、生活能够自理,允许离床自行沐浴的患者。

（1）操作步骤

1）核对解释:核对患者并解释操作目的,确定沐浴方式和时间,向患者介绍有关事项,如信号铃的使用方法,不用湿手接触电源开关、贵重物品应妥善存放等。

2）调节室温在 22～26℃,水温 40～45℃。

3）沐浴:①淋浴。携带用物,送患者入浴室,根据患者自理能力,给予适当协助。体虚或年老者可让其坐式淋浴。浴室不应闩门,应在门外挂牌示意;注意患者入浴室时间,时间过久应予询问,如发生意外,应迅速救治护理。②盆浴。应做好遮挡,保护患者的自尊和隐私,协助患者进出浴盆,盆内必要时可放防滑垫,浴盆中的水位不可超过心脏水平,以免引起胸闷;浸泡时间不可超过 20 分钟,浸泡过久容易导致疲倦。

4）整理:协助患者上床休息,询问患者感觉,整理用物。

☞操作警示:注意患者安全,避免跌倒发生。

（2）注意事项

1）沐浴须在进食 1 小时后进行,以免影响消化。

2）防止患者受凉、晕厥、烫伤、滑倒摔伤等意外情况发生。

3）女性月经期间、妊娠 7 个月以上的孕妇禁用盆浴;衰弱、创伤和患心脏病需要卧床休息的患者,不宜盆浴和淋浴。

☞考点:沐浴的室温、水温的调节,盆浴的时间,沐浴的注意事项

（二）床上擦浴

1. 操作步骤

（1）护士洗手,戴口罩。备齐用物携至床旁,核对并称呼患者,解释取得患者合作。

（2）关好门窗,调节室温在 22～26℃,屏风遮挡患者按需要给予便器。

（3）安置卧位:根据病情放平床头及床尾支架,松开床尾盖被,协助患者取舒适体位。

（4）调试水温:将面盆放于床旁椅上,倒入热水约 2/3,调试水温 50～52℃。

（5）擦洗面颈部:①擦洗眼及一侧面颈部。将微

湿小毛巾包在右手掌上成手套式(图 5-9),左手扶托患者头顶部,先擦眼,由内眦向外眦擦拭;然后擦洗一侧额部、颊部、鼻翼、嘴部、耳后、下颌,直至颈部。②同法擦洗另一侧。③再次擦洗。用稍拧干小毛巾再依次擦洗一遍。

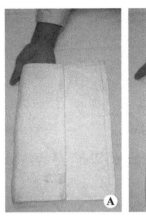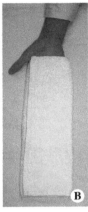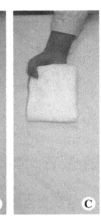

图 5-9　包小毛巾法

☞考点:床上擦浴的室温、水温

（6）擦洗上肢:①脱上衣。先脱近侧,后脱对侧,如肢体有外伤,先脱健侧,后脱患侧。②擦洗近侧上肢。暴露近侧上肢,在擦浴部位下铺大毛巾,先用涂有浴皂的毛巾以离心方向依次由上臂、腋下至前臂擦洗(图 5-10),再用湿毛巾擦去皂液,清洁毛巾后再次擦洗,最后用大毛巾边按摩边拭干。③同法擦洗另一侧上肢。④泡洗双手。将患者双手放在盆内的热水中浸泡、洗净、擦干。

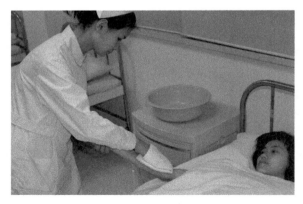

图 5-10　擦洗上肢

☞操作警示:擦洗时注意患者保暖,皮肤清洁要动作轻柔

（7）擦洗胸腹部、背部:①擦洗胸腹部。将大毛巾铺于胸腹部,一手略掀起大毛巾,一手同上法依次擦洗胸部、腹部,注意擦洗脐部,乳房应环形擦洗,腹部以脐为中心顺结肠走向擦洗,应注意清洁腋下及乳房下皮肤皱褶处(图 5-11)。②擦洗背部。协助患者侧卧,背朝向护士,将大毛巾铺于卧位下,同法依次擦

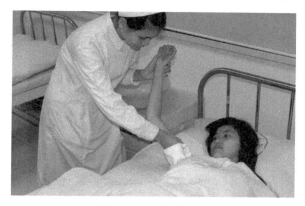

图 5-11　擦洗腋下法

洗颈部、背部、臀部。③穿清洁上衣。如肢体有外伤，应先穿患侧，后穿健侧。

（8）擦洗下肢：协助患者平卧，脱裤，擦洗下肢。①擦洗近侧下肢。将大毛巾铺于近侧腿下，依次擦洗髋部、大腿、小腿并拭干。②同法擦洗另一侧下肢。③泡洗双足。将患者双足轻移入盆内的热水中浸泡、洗净、擦干。

（9）擦洗会阴部：铺大毛巾于患者臀下，换盆换水，由前至后擦洗会阴部，皮肤皱褶处应注意擦洗干净；协助患者穿好清洁短裤或裤子。

（10）整理用物：根据患者需要，修剪指（趾）甲、更换床单及被套、骨隆突部位用 50% 乙醇溶液按摩等。了解患者的感觉并征求患者的意见，感谢患者的配合。

（11）清理用物，整理床单位。

☞考点：床上擦浴的方法及注意事项

2．注意事项

（1）护士操作时，应运用人体力学原理，注意节力、省力，避免肌肉损伤。

（2）酌情更换热水，面盆及毛巾。脸盆和足盆不可混用。

（3）动作要敏捷、轻柔，尽量减少翻动次数和暴露，防止患者受凉。保护患者的自尊和隐私。

链 接 ≫≫

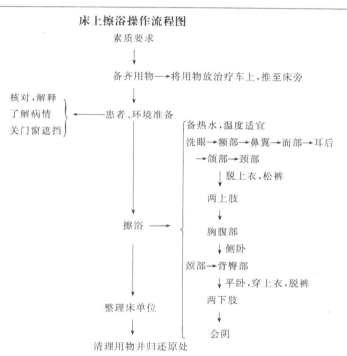

床上擦浴操作流程图

素质要求

↓

备齐用物──将用物放治疗车上，推至床旁

↓

核对，解释
了解病情 ├── 患者、环境准备
关门窗遮挡

备热水，温度适宜
洗眼→额部→鼻翼→面部→耳后
→颌部→颈部
↓脱上衣，松裤
两上肢
↓
胸腹部
↓侧卧
颈部→背臀部
↓平卧，穿上衣，脱裤
两下肢
↓
会阴

擦浴

↓

整理床单位

↓

清理用物并归还原处

注：（1）在擦洗部位下面铺大毛巾，先用涂肥皂的湿毛巾擦洗，再用湿毛巾擦净肥皂，拧干毛巾后再擦，最后用大毛巾擦干。

（2）洗眼由内眦向外眦擦拭。

（3）脱衣：先脱近侧，后脱对侧，先脱健肢，后脱患肢。

（4）穿衣：先穿近侧，后穿对侧，先穿患肢，后穿健肢。

（5）骨突部位擦洗后用 50% 乙醇溶液按摩。

（6）根据情况更换清水，必要时换床单、梳头、剪指甲、趾甲。

（4）在擦洗过程中注意观察病情变化，如患者出现寒战、面色苍白等情况时，应立即停止擦洗，并给予适当处理。同时还应观察皮肤有无异常。

（5）休克、心力衰竭、心肌梗死、脑出血、脑外伤、大出血等患者禁忌擦浴。

【评价】

（1）患者皮肤清洁，感觉舒适，身心愉快。

（2）护士操作方法得当，保证患者安全。

（3）操作中关心爱护患者，护患沟通有效，保护患者自尊，配合良好。

附：便盆使用方法

当患者由于病情限制，需在床上排尿、排便时，护士应将便盆携至患者床旁，给予协助。

（1）准备清洁便盆，检查有无掉瓷及裂损。天冷时可以把便盆温热。盖便盆巾，携至患者床前。

（2）用屏风遮挡，帮助患者松解裤带，一手托起患者腰骶部，同时嘱咐其抬高臀部；另一手将便盆放于臀下，便盆宽边朝向患者头部（图5-12A）。患者如不习惯躺卧排便，如病情许可，可抬高床头。

（3）对不能自主抬高臀部的患者，可两人分别站在床的两侧，协力抬高患者臀部，放置便盆。或先帮助患者侧卧，一手扶助便盆紧贴患者臀部，另一手帮助患者恢复平卧位（图5-12B）。不可硬塞或硬拉便盆。必要时在便盆边缘垫以软纸或布垫，以免损伤皮肤。

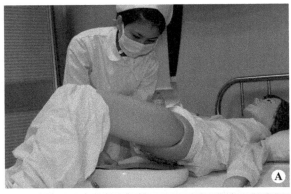
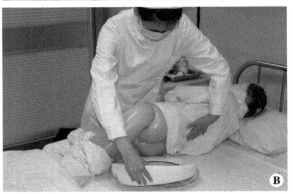

图5-12　给便盆法

（4）依患者意愿守候或离开。如离开将手纸放在患者能触及的地方，等候呼唤。

（5）排便完毕，必要时协助擦净肛门，盖便盆巾，及时取走便盆。协助患者洗手，搬移屏风，开窗通风。

（6）观察粪便性状，以协助诊断和治疗。清洁便盆。

注意事项：

（1）便器应按需配置，患者之间不可混用，以防交叉感染。

（2）便盆使用前必须擦干，以免弄湿衣服及被服。

第4节　对压疮的预防及护理

压疮是指由于局部组织长期受压，引起血液循环障碍，局部组织发生持续缺血、缺氧、营养不良而致的软组织溃烂和坏死。引起压疮最基本的因素是压力，故目前倾向于称其为压力性溃疡。

案例 5－4

患者陆某，男性，78岁，因脑血管意外，导致左侧偏瘫，大小便失禁，现发现患者尾骶部皮肤呈紫色，有水疱，皮下可触及硬结，护理诊断：患者的皮肤完整性受损，Ⅱ期压疮。护士应做哪些护理工作？

思考：

1. 什么是压疮？

2. 压疮发生的原因有哪些？

3. 压疮的预防技术有哪些？

一、压疮发生的原因

（一）局部组织持续受压

局部组织持续受压是引起压疮的最主要原因。造成压疮的三个主要力学因素是垂直压力、摩擦力和剪切力，通常是2～3种力联合作用所致（图5-13）。

1. 垂直压力　是引起压疮的主要原因。由于局部组织持续受压，导致局部软组织长时间承受超过正常毛细血管压的压迫，从而引起压疮。实验证明，若外界施与局部的压力超过终末毛细血管压的2倍，即9.3kPa，且压力持续在1～2小时之间，即可阻断毛细血管对组织的灌流，引起组织缺氧，受压超过2小时就会引起组织的不可逆损伤。常见于：①如长期卧床、昏迷、瘫痪或长期坐轮椅的患者，因卧床或不能变换卧位的原因，导致身体重量持续压迫骨突处血管，使受压部位血液循环障碍，导致组织营养不良、缺血、缺氧而发生压疮。②使用石膏绷带、夹板固定时，衬垫不妥当，松紧不适宜，致使局部组织血液循环不良而发生压疮。

考点：压疮发生的主要原因

2. 摩擦力 当患者长期卧床,皮肤可受到床单表面逆行阻力的摩擦,如皮肤被擦伤后受到汗液、尿液、粪便等浸渍污染时易发生压疮。

3. 剪切力 是两层组织相邻表面间的滑行,产生进行性的相对移位所引起,是由摩擦力和压力相加而成。它与体位关系密切,如当患者半坐卧位时,可使身体下滑,皮肤与床铺出现平行的摩擦力,加上皮肤垂直方向的重力,从而导致剪切力发生,引起局部皮肤血液循环障碍,发生压疮。

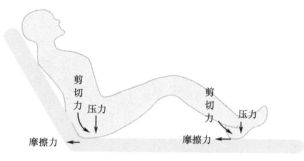

图 5-13 压力、摩擦力、剪切力示意图

(二) 局部经常受潮湿或排泄物刺激

皮肤经常受到汗液、尿液,各种渗出液、引流液等物质的刺激而变得潮湿,出现皮肤酸碱度改变,致使表皮角质层的保护能力降低,皮肤组织破溃,容易继发感染而发生压疮。

(三) 全身营养不良或水肿

营养摄入不足,出现蛋白质合成减少,皮下脂肪减少,肌肉萎缩,受压后骨隆突处缺乏肌肉和脂肪组织的保护,引起血液循环障碍而发生压疮。如长期发热及恶病质的患者,压疮一旦发生,不仅造成患者痛苦,还会加重病情,增加感染的机会,严重者会引起败血症而威胁患者生命。

二、压疮的好发部位

压疮好发于受压和缺乏脂肪组织保护、无肌肉包裹或肌层较薄的骨骼隆突处,根据卧位不同、受压点不同,好发部位亦不同(图 5-14)。

1. 仰卧位 好发于枕骨粗隆、肩胛部、肘、脊椎体隆突处、骶尾部、足跟。

2. 侧卧位 好发于耳部、肩峰、肘部、髋部、膝关节的内外侧、内外踝。

3. 俯卧位 好发于耳、颊部、肩部、女性乳房、男性生殖器、髂嵴、膝部、脚趾。

4. 坐位 好发于坐骨结节。

三、压疮的分期

根据压疮的发展过程和轻重程度不同,可分为三期(图 5-15)。

(一) 淤血红润期

淤血红润期为压疮初期,又称Ⅰ度溃疡期。局部皮肤受压或受到潮湿刺激后,出现暂时性血液循环障碍,表现红、肿、热、麻木或有触痛,解除压力 30 分钟后,皮肤颜色仍不能恢复正常。此期皮肤的完整性未破坏,为可逆性改变。

(二) 炎性浸润期

炎性浸润期又称Ⅱ度压疮。如红肿部位继续受压,血液循环仍得不到改善,静脉回流受阻,局部静脉淤血,表现为局部红肿向外浸润、扩大、变硬;皮肤颜色转为紫红色,皮下产生硬结,表皮有水疱形成,且有痛感。

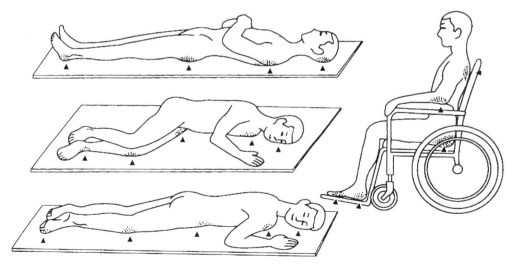

图 5-14 压疮的好发部位

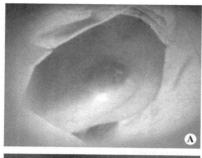

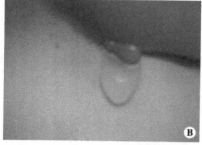

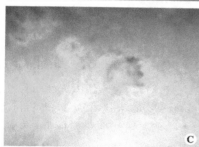

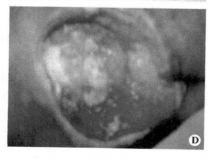

图 5-15　压疮各期临床表现

（三）溃疡期

溃疡期又称Ⅲ度溃疡期。表皮水疱逐渐扩大破溃，真皮层创面有黄色渗出物；感染后脓液流出，浅层组织坏死，形成溃疡，疼痛加剧。重者组织坏死发黑，脓性分泌物增多，有臭味；感染向周围及深部组织扩展，侵入真皮下层和肌层，可达骨骼，甚至可引起脓毒败血症，危及患者生命。

☞考点：压疮的临床分期

四、压疮的预防及护理技术

【目的】

1. 患者的皮肤保持完好不受损。

2. 患者的皮损部位逐渐愈合。

3. 满足卧床患者安全舒适的需要。

【评估】

1. 患者的一般情况　年龄、病情、压疮产生原因，是否年老体弱、长期卧床、瘫痪、营养不良等，有无骨牵引、石膏、夹板固定等情况，受压处的皮肤有无发红、缺血或损伤、自行预防及护理压疮能力等。

链　接 »

压疮的易发人群

压疮的易发人群：昏迷、瘫痪者因自主活动丧失，长期卧床，身体局部组织长时间受压；老年人因机体活动减少，加之皮肤松弛干燥，缺乏弹性，皮下脂肪萎缩、变薄，皮肤易损；水肿、肥胖者因身体过重使承重部位的压力增大；身体瘦弱、营养不良者因受压处缺乏肌肉、脂肪组织的保护；大小便失禁者因皮肤经常受到潮湿污物的刺激等，都是压疮的易发人群。

2. 患者的认知反应　对产生压疮原因的认识、心理反应、情绪状态。对压疮预防及护理知识的了解和合作程度等。

【计划】

1. 护理目标

（1）患者皮肤保持完整，无压疮发生。

（2）患者及家属获得预防性压疮的知识和技术。

（3）已患压疮得到控制，创面愈合。

（4）患者感觉舒适、安全，配合护理工作。

2. 用物准备　治疗盘内备大毛巾（患者自备）、脸盆（内盛温开水）、50％乙醇溶液、翻身记录卡、滑石粉，按需备电动按摩器、红外线灯、清洁创面的药物（0.9％氯化钠溶液、0.02％呋喃西林、1：5000 高锰酸）。

【实施】

1. 压疮的预防　预防压疮在于消除其发生的原因，因此要求做到"六勤"，即勤观察、勤翻身、勤擦洗、勤按摩、勤整理、勤更换，同时要注意加强营养。交接班时要重点交接患者局部受压皮肤的变化及护理措施的执行情况。

（1）避免局部组织长期受压

1）鼓励或协助患者定时翻身，减轻局部组织压力：间歇性解除压力是有效预防压疮的关键，经常翻身是卧床患者最简单而有效地解除压力的方法。即使是相当小的压力，如果压迫时间过长，也可阻碍血液循环而导致组织损伤，所以仍须经常更换卧位。翻身间隔的时间应根据病情及局部受压情况而定。一般每 2 小时翻身一次，必要时 1 小时翻身一次，建立床头翻身记录卡（表 5-2）。协助患者翻身时，应将患者身体抬起再挪动位置。避免拖、拉、推等动作，以防擦伤皮肤。翻身后应及时做好记录。有条件可使用帮助患者翻身的电动转床。

表 5-2　床头翻身记录卡

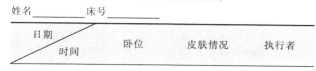

姓名_____　床号_____

日期　时间	卧位	皮肤情况	执行者

2) 保护骨隆突处和支持身体空隙处:将患者体位安置妥当后,可在身体空隙处垫软枕,如海绵垫褥、气垫褥、水褥等,使局部受力面积扩大,降低骨隆突部位皮肤上所受到的压强。此外,还可用翻身的电动转床、蛋型床垫、漂浮垫、集成电路控制的压疮防治装置等用来均匀分布患者的体重,避免局部持续受压,减少骨隆突处压力。

3) 避免摩擦力和剪切力:摩擦易损伤皮肤角质层,应尽可能防止患者身体滑动。仰卧位如需抬高床头一般要因人而定抬高的角度。半坐卧位时,床头抬高不超过 45°,并支起膝下支架,防止身体下滑移动。长期坐椅时,应适当约束并垫好衬垫,防止患者身体下滑。协助患者翻身、更换床单及衣服时,一定要抬起患者的身体,避免拖、拉、推等动作,以免形成摩擦力而损伤皮肤。使用便器时,应协助患者抬高臀部,不可硬塞、硬拉,必要时在便器边缘垫以软纸、布垫或撒滑石粉,防止擦伤皮肤。

4) 正确使用石膏及夹板固定:对使用石膏、夹板、骨牵引的患者,要仔细观察局部皮肤和指(趾)甲颜色、温度的变化,衬垫应平整、松软适度,尤其要注意骨骼突起部位的衬垫。要认真听取患者反映,适当给予调节。如发现石膏绷带凹凸不平,应立即报告医生,及时处理。

🍃考点:使用石膏及夹板的观察要点

(2) 避免潮湿及摩擦的刺激

1) 保持皮肤清洁干燥:大小便失禁、出汗及分泌物多的患者应及时擦洗干净,以免皮肤受刺激,局部皮肤可涂凡士林软膏;床铺要经常保持清洁干燥,平整无碎渣;被服污染要及时更换,不可让患者直接卧于橡胶单或塑料布上,小儿要勤换尿布。

2) 不可使用破损的便器,以防擦伤皮肤。

(3) 促进局部组织血液循环:对易发生压疮的患者,要经常检查受压处皮肤情况,以温水擦浴、擦背或用湿热毛巾行局部按摩。常用的方法有手法按摩、电动按摩器按摩及红外线灯照射。

1) 手法按摩:包括全背按摩和受压处局部按摩。

A. 全背按摩:协助患者俯卧或侧卧,露出背部,先以热水进行擦洗,再以手指蘸上少许 50% 乙醇或润滑剂进行按摩。常见的方法有摩擦法、揉捏法、叩击法、安抚法四种。

a. 摩擦法:按摩者斜站在患者右侧,左腿弯曲在前,右腿伸直在后,从患者骶尾开始,沿脊柱两侧边缘向上按摩(力量要足够刺激肌肉组织),至肩部时用环状动作。按摩后,再轻轻滑至臀部及尾骨处,此时左腿伸直,右腿弯曲。如此有节奏按摩数次,再用拇指指腹由骶尾部开始沿脊柱按摩至第七颈椎处(图 5-16)。

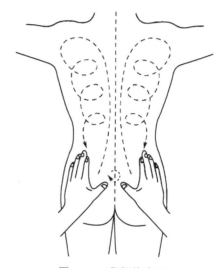

图 5-16　背部按摩法

b. 揉捏法:以大拇指及其他四指一连串抓起或拧起大块肌肉,采取有节律的扭或压缩动作。先揉捏患者半侧背部及上臂,由臀部向上至肩部。以一手的大拇指及四指抓起此处的大肌肉,当第一手将放松肌肉时,另一手开始揉捏另一部位的肌肉,有节律地交换。

c. 叩击法:以两手掌小指侧,轻轻叩敲臀部、背部及肩部,利用刺激皮肤来促进血液循环。

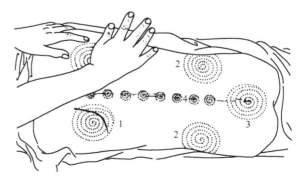

图 5-17　局部按摩法

d. 安抚法:是利用按压与抚摸的动作,进行长、慢且有节奏地手掌移动;手掌与皮肤完全接触,以促进肌肉松弛。将蘸有 50% 乙醇溶液的双手掌平按于尾骨处,以长、慢且有节奏的按摩动作沿脊椎骨推向患者颈部、肩部,转向两侧的上臂,回至肩部,向下经背部又回到尾骨处。再倒乙醇于手掌心,以相同的步骤按摩。

B. 受压处局部按摩(图 5-17):蘸少许 50％乙醇溶液或润滑剂,以手掌大小鱼际部紧贴皮肤作压力均匀的向心方向按摩,由轻至重,由重至轻,每次 3～5 分钟。反应性充血不主张按摩。

2)电动按摩器按摩:电动按摩器是依靠电磁作用引导按摩器振动,以代替各种手法按摩,操作时将按摩器紧贴皮肤,进行按摩。

3)红外线灯照射:可达到消炎、干燥作用,有利于组织的再生和修复。如婴幼儿易发生臀红,可采用臀部烤灯法。

(4)增进营养的摄入:营养不良既是导致压疮的内因之一,又可影响压疮的愈合,良好的营养是创面愈合的重要条件。增加蛋白质,纠正负氮平衡,有助于伤口的愈合。因此,在病情许可下给以高蛋白、高维生素膳食,可增强机体抵抗力和组织修复能力。此外,适当补充矿物质,如口服硫酸锌,可促进慢性溃疡的愈合。不能进食的患者应考虑静脉补充营养物质。

(5)健康教育:护士应向患者及家属讲解皮肤清洁的重要性。介绍压疮产生的原因、好发部位、临床表现、预防措施和护理要点,指导家属学会床上擦浴、翻身、按摩等预防压疮的技能,保持患者及床褥的清洁卫生,使患者及家属重视和参与压疮早期的护理,积极配合治疗,防止压疮感染及并发症的发生。

2. 压疮的护理 压疮发生后,应在积极治疗原发病的同时实施全身治疗,增加蛋白质、维生素和微量元素的摄入,增强身体的抵抗力。遵医嘱抗感染治疗,并加强心理护理。

(1)局部治疗与护理

1)淤血红润期:护理原则是去除致病原因,避免压疮继续发展。加强护理措施,增加翻身次数,防止局部组织继续受压,避免摩擦、潮湿的刺激。此期皮肤已受损,故不提倡局部按摩,以防摩擦造成进一步的损害。

☞ 操作警示:避免局部受压受潮和按摩

2)炎性浸润期:护理原则是保护皮肤,预防感染。对未破溃的小水疱要减少摩擦,防止破裂感染,使其自行吸收;对大水疱要用无菌注射器抽出疱内液

链 接 »»

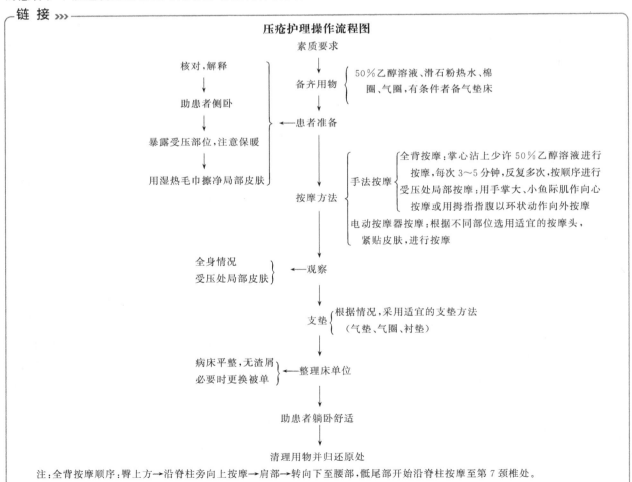

压疮护理操作流程图

注:全背按摩顺序:臀上方→沿脊柱旁向上按摩→肩部→转向下至腰部,骶尾部开始沿脊柱按摩至第7颈椎处。

体,不需要剪去表皮,可直接涂消毒液,用无菌敷料包扎,也可遵医嘱用紫外线灯照射治疗。水疱若已经破溃,露出创面,则应消毒创面及创面周围皮肤后,再用无菌敷料包扎。

> **链接** >>>
>
> **美国压疮协会分期方法**
>
> Ⅰ期:具有 30 分钟不消失的红斑,但皮肤完整。
>
> Ⅱ期:损害累及表皮或达到真皮,溃疡表浅,可表现为皮肤擦破,水疱或浅火山口状改变。
>
> Ⅲ期:损害涉及皮肤全层及皮下脂肪组织。
>
> Ⅳ期:深层组织的损害,穿透皮下组织直至筋膜肌肉,骨骼和关节。

3) 溃疡期:护理原则是清洁创面,除腐生新,促进愈合。

A. 治疗的基本方法是清除坏死组织,按外科无菌换药方法处理创面用 0.9% 氯化钠溶液、0.02% 呋喃西林或 1:5000 高锰酸钾等溶液清洗创面。对溃疡较深、引流不畅者,应用 3% 过氧化氢溶液冲洗,以抑制厌氧菌的生长,局部可涂擦 2% 碘酊溶液,碘酊有杀菌、使组织脱水、促进创面干燥的作用。为控制感染和增加局部营养供给,可在创面处覆盖浸有抗生素溶液或人血白蛋白溶液的纱布,用无菌敷料包扎,促进创口愈合。还可用鸡蛋内膜、纤维蛋白膜、骨胶原膜等贴于创面治疗。因内膜含有一种溶菌酶,能分解异种生物的细胞壁,杀死细菌,破坏入侵细菌,可视为消炎和杀菌剂。同时内膜含有蛋白质,能在创面表层形成无色薄膜覆盖创面,防止污染和刺激,减轻疼痛,促进炎症局限化,同时对创口有收敛作用。感染的创面应定期采集分泌物作细菌培养及药物敏感试验,每周一次,按检查结果选用药物。

B. 采用空气隔绝后局部持续吹氧法。用塑料袋罩住创面并固定四周,通过一小孔向袋内吹氧,氧流量为 5～6L/min,每日 2 次,每次 15 分钟。治疗完毕,创面用无菌纱布覆盖或暴露均可。其原理是利用纯氧抑制创面厌氧菌生长,提高创面组织供氧,改善局部组织有氧代谢,并利用氧气流干燥创面,促进结痂,有利于愈合。对分泌物较多的创面,可在湿化瓶内加 75% 乙醇溶液,使氧气通过湿化瓶时带出一部分乙醇,抑制细菌生长,减少分泌物,起到促进创面愈合的作用。

C. 其他方法:① 物理方法:如用红外线照射创面,每日 1～2 次,每次 10～25 分钟。② 中药膏剂、散剂具有清热解毒、活血化瘀、去腐生肌作用,也可用于压疮的治疗。③ 对大面积深达骨骼的压疮,应配合医生清除坏死组织,植皮修补缺损组织,以缩短压疮病程,减轻患者的痛苦。

(2) 全身治疗与护理:主要是积极治疗原发病,补充营养和全身抗感染治疗等。良好的营养是创面愈合的重要条件,应给予平衡膳食,增加蛋白质、维生素、微量元素的摄入,如维生素 C、硫酸锌等,遵医嘱应用抗生素治疗以预防败血症。加强心理护理,健康教育,向患者及家属讲解压疮各期的进展规律,临床表现以及治疗、护理的要点,使之能重视和参与压疮各期的护理,积极配合治疗。

考点:压疮的预防及护理

> **链接** >>>
>
> **治疗压疮的新方法**
>
> 1. 云南白药治疗压疮　Ⅰ度压疮,可将云南白药粉溶于 75% 乙醇溶液中调成稀糊状,用棉签蘸取糊状药液,涂抹患处,每天 3～4 次。Ⅱ或Ⅲ度压疮,按无菌操作法,抽出皮肤水疱中的渗出液或清理创面后敷云南白药,无菌纱布覆盖,隔日换药 1 次。此法治疗Ⅰ、Ⅱ、Ⅲ度压疮的总有效率为 100%。
>
> 2. 皮康霜治疗多发性压疮　Ⅰ度压疮的红斑处用皮康霜外搽,一日 3 次。Ⅱ度压疮的水疱处,在无菌条件下抽去疱液,用 1:1000 的雷夫奴尔溶液湿敷,一日 3 次,待结痂后再搽皮康霜,一日 3 次。Ⅲ度糜烂溃疡的压疮,先用 1:1000 的雷夫奴尔溶液湿敷,3 次/日,结痂后再搽皮康霜,3 次/日。Ⅰ度压疮 1～2 天可治愈,水疱和溃疡处 5～7 天可痊愈。
>
> 3. 胰岛素与庆大霉素治疗深部压疮　先常规消毒创面皮肤,并用 0.9% 氯化钠溶液清洗创面,再用红外线灯照烤创面 20 分钟(距离 10cm 左右以使患者能耐受)。胰岛素 8 单位加庆大霉素 8 万单位,放在无菌纱布上敷于创面,外敷 0.9% 氯化钠溶液湿纱布,最后用干纱布覆盖,1 次/日。用药后 4～12 天炎症反应逐渐减轻,表面渗出减少,肉芽组织明显增生,12～14 天压疮可愈合。

【评价】

1. 患者在住院期间无发生压疮。
2. 患者的压疮得到控制,创面愈合,护理措施有效。
3. 患者舒适,心情愉快,患者及家属能参与护理。
4. 护士观察患者受压皮肤及时,处理得当。

第 5 节　卧床患者更换床单法

长期卧床患者由于疾病限制,只能在床上活动。患者体位的改变易使床单出现皱褶;出汗或排泄会使床单潮湿、污染,影响患者的舒适,并易损伤皮肤发生压疮。整理或更换卧有患者床的床单,可保持床单位清洁、干燥、平整,使患者舒适,病室整洁美观;还有利于观察病情,预防压疮的发生。

///案例 5 - 5

患者王某,男性,54岁,脑外伤入院。患者主诉头晕,恶心,护士查体:体温39.5℃,脉搏96次/分,呼吸23次/分,患者出现喷射性呕吐并污染了床单及被套,为保持床单位整洁,护士为其更换床单及被套。

思考:

1. 为保证患者安全,护士为此脑外伤患者更换床单时应该注意什么?

2. 如何正确实施卧床患者更换床单法?

【目的】

1. 使病床平整、舒适,预防压疮、坠积性肺炎等并发症。

2. 保持病室的整洁美观,增加患者舒适感。

【评估】

1. 患者的病情,有无活动限制。

2. 患者病损部位及合作程度。

3. 病室环境是否会影响周围患者的治疗或进餐。

【计划】

1. 护理目标

(1) 床单位整洁、患者舒适。

(2) 患者病情稳定,无意外损伤。

2. 用物准备

(1) 卧有患者床整理用物:床刷或扫床巾、污物袋,需要时备清洁衣裤。

(2) 卧有患者床更换床单用物:清洁的大单、中单、被套、枕套、床刷或扫床巾、污物袋,需要时备清洁衣裤。

【实施】

1. 卧床患者床整理法

(1) 操作步骤

1) 护士洗手,戴口罩,取下手表,备齐用物。

2) 核对解释:携用物至患者床旁,核对姓名并解释操作目的。按需给予便器。

3) 移开床旁桌距离床20cm,椅子置于床尾,将清洁的被单及衣服按照使用顺序放在椅子上。

4) 清扫床单:①协助翻身。如病情许可,放平床头或床尾支架;松开床尾盖被,协助患者翻身侧卧至对侧。②近侧扫单铺单。松开近侧各层床单,分别扫净中单、橡胶单,依次搭在患者身上,再自床头至床尾扫净大单上渣屑;将各单逐层拉平铺好。③对侧扫单铺单。协助患者侧卧于扫净的一侧;护士转至对侧,同法逐层清扫,拉平铺好。

5) 安置卧位:协助患者取舒适卧位。

6) 整理盖被:将被套与棉胎同时拉平,叠成被筒,为患者盖好;取出枕头,揉松后放回患者头下;根据病情支起床上支架。

7) 整理用物:移回床旁桌、椅。征求患者意见,感谢患者的配合。扫床巾集中消毒清洗。

(2) 注意事项

1) 同室患者进行治疗或进餐时暂停铺床。

2) 注意节力原则:扩大支撑面,动作连续,避免多余动作,减少走动次数。

3) 动作轻巧、迅速,尽量减少灰尘对环境的污染及对患者造成的不适。

4) 注意观察离床活动患者的病情变化和安全。

2. 卧床患者更换床单法

(1) 操作步骤

方法一:患者侧卧更换床单技术。适用于卧床不起、病情允许翻身侧卧的患者(图5-18)。

1) 核对解释:携用物至患者床旁,核对姓名并解释操作目的。按需给予便器。移开床旁桌椅。将清洁被服按更换顺序放于床尾椅上。

2) 更换床单:①协助翻身。如病情许可,放平床头或床尾支架;松开床尾盖被,协助患者翻身侧卧至对侧,背向护士。②撤近侧污单。松开近侧各层床单,卷中单塞入患者身下,扫净橡胶中单,搭于患者身上,再将污大单污染面向内翻卷塞入患者身下,扫净褥垫上的渣屑。③铺近侧单。取清洁大单,对齐中线,对侧半幅大单卷起塞于患者身下,将近侧的半幅大单展开,按铺床法铺好;放下橡胶中单,铺清洁中单,卷对侧半幅中单塞于患者身下,将近侧半幅中单展开连同橡胶中单一起塞于床垫下。④协助患者翻身侧卧于铺好的清洁大单上。⑤撤对侧污单。护士转至对侧,将污中单卷起撤出,扫净橡胶中单,搭于患者身上,将污大单卷起,连污中单一同放于污物袋中;扫净褥垫上渣屑。⑥铺对侧单:依次将清洁大单、橡胶中单、中单逐层拉平铺好。

3) 安置卧位:协助患者取舒适卧位。

4) 更换被套:①换被套。松开被筒,在床上铺上清洁被套,将棉胎在污被套内竖叠三折后按"S"形折叠拉出,然后套入清洁被套内,卷出污被套放入污物袋内。②折被筒。将盖被叠成被筒,尾端向内折叠与床尾齐,并塞于床尾的床垫下。

5) 更换枕套:一手托起患者头部,另一手迅速取出枕头,取下污枕套,换上清洁枕套,再放回患者头下。

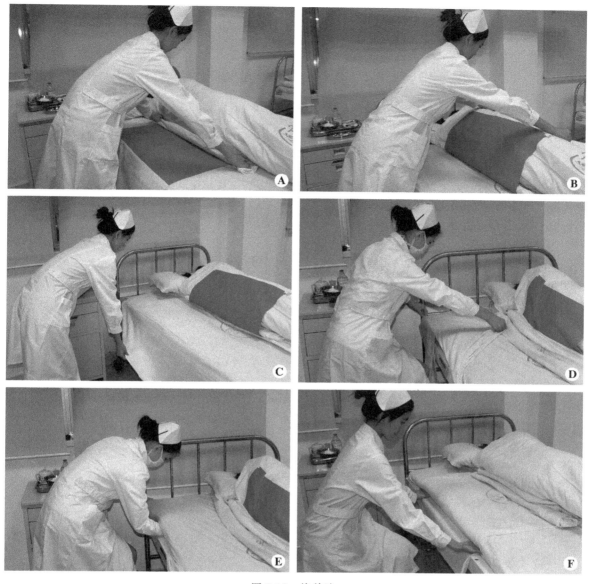

图 5-18　换单法

6）整理用物：还回床旁桌椅。了解患者的感觉，征求患者的意见，感谢患者的配合。清理用物，整理床单位。

☞ 操作警示：卧床患者更换床单时要注意患者安全，防止坠床

方法二：患者仰卧更换床单技术。适用于病情不允许翻身侧卧、只能仰卧的患者（图 5-19）。

1）同方法一。

2）更换床单：①取枕、松单。一手托起患者头部，另一手迅速将枕头取出，放于床尾椅上；松开床尾盖被及各单。②铺床头大单。将床头大单、中单及橡胶中单横卷成筒状至患者肩下，并将横卷成筒状的清洁大单铺在床头，对齐中线，铺好床头大单。③撤污单。抬起患者的上半身（骨科患者可利用牵引架上拉手抬起身躯），将污大单、中单及橡胶单一起从患者肩下卷至臀下，同时将清洁大单拉至臀部；放下患者的上半身，抬起臀部迅速撤去污大单、中单及橡胶中单，

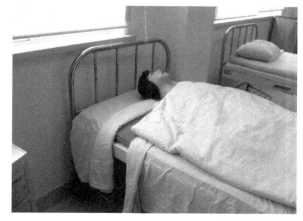

图 5-19　仰卧更换床单法

并将清洁大单拉至床尾。将橡胶中单放于床尾椅背上，其余各单放入污物袋内。④铺单。先将清洁大单

展平铺好;再铺好近侧的橡胶中单及中单,另半幅塞于患者身下,转至床对侧,将半幅塞于患者身下的橡胶中单及中单拉出展平铺好。

3) 更换被套、枕套及整理用物:同方法一。

(2) 注意事项

1) 动作敏捷轻稳,不过多翻动和暴露患者,以免疲劳及受凉。

2) 注意观察病情及患者的皮肤有无异常改变,带引流管的患者要防止管子扭曲受压或脱落。

3) 换单中应运用人体力学原理,以节省体力和时间,提高工作效率。

4) 污中单、大单污染面向内卷塞于患者身下,清洁大单、中单清洁面向内卷塞。

5) 患者的衣服、床单、被套每周更换1~2次,污染要及时更换。为防止交叉感染,采用一床一巾湿扫法,用后消毒。禁止在病房、走廊堆放更换下来的衣物。

6) 对于不能翻身侧卧的患者采取平卧换单法,从床头至床尾更换。平卧换单法先取出枕头并拆开,铺完大单后先换枕套再换被套。

☞操作警示:注意患者安全,防止坠床。脑外伤颅内高压患者更换床单时避免翻身过剧,以免发生脑疝

【评价】

(1) 患者感觉舒适,无并发症发生。

(2) 护士操作轻稳、节力。

(3) 护患沟通有效,满足患者身心需要。

(4) 病室及床单位环境整洁、美观。

第6节 晨晚间护理

晨间护理是基础护理一项重要工作内容。晨间护理可以使患者身心舒适,心情愉快,同时也是密切观察病情和满足患者身心需要的重要途径,可促进和谐护理关系的建立,让患者对护士产生信任感。晨间护理一般在上午诊疗工作前完成。

///案例 5-6

患者李某,女性,28 岁,剖宫产术后,医嘱:禁食、留置导尿。晨间护士巡视病房,发现患者精神不振,经护士耐心与其沟通,获知患者因刀口疼痛,晚间睡眠不佳而出现焦虑,护士给患者取半坐卧位,以减轻疼痛。在交接班时,告诉当班护士要重点加强晨晚间护理。

思考:

1. 晨晚间护理工作的目的是什么?

2. 晨晚间护理工作有哪些内容?最佳顺序如何?

一、晨 间 护 理

【目的】

1. 使患者清洁、舒适,预防压疮及坠积性肺炎等并发症发生。

2. 观察和了解病情,为诊断、治疗和护理计划的制订提供依据。

3. 进行必要的心理护理及卫生宣教,满足其身心需要,促进护患沟通。

4. 保持病床和病室整洁、舒适、美观。

【计划】

1. 护理目标

(1) 患者身体清洁舒适、感觉良好。

(2) 患者无并发症发生。

(3) 病室和床单位保持清洁整齐。

2. 用物准备 一般患者自备的漱口用具、毛巾、面盆、梳子、肥皂,重症患者另备口腔护理盘、便盆等;备50%乙醇溶液、清洁衣裤、清洁床上用品、床刷、扫床巾。

【评估】

(1) 患者的身体状况:主要有精神状态、皮肤情况、疾病症状的变化等。

(2) 患者的心理状况:患者的情绪、睡眠情况、心理需要等。

(3) 床单位和病室:患者衣物及床单位的清洁度及皮肤受压情况。

【实施】

1. 操作步骤

(1) 护士洗手、戴口罩,备齐用物携至病室,称呼并问候患者。

(2) 鼓励或协助漱洗:根据病情鼓励或协助患者排便、漱口、刷牙(口腔护理)、洗脸、洗手、梳发等。

(3) 预防压疮:帮助患者翻身,更换卧位。检查局部皮肤受压情况,酌情用湿热毛巾擦洗背部或用50%乙醇按摩骨隆突处的皮肤。

(4) 观察病情:了解夜间睡眠情况和患者的感觉,观察病情变化,根据需要进行心理护理和健康教育。

(5) 整理床单位:扫净床上各层单并重新铺好。需要时更换被服。整理床旁桌和病房内环境,征求患者的意见。酌情开窗通风,保持病室空气新鲜。

☞考点:晨间护理的目的具体内容

2. 注意事项

(1) 操作中注意与患者沟通,观察并询问患者感受及对护理的要求。

(2) 对不能自理的患者协助做好清洁工作。

链 接 »»»

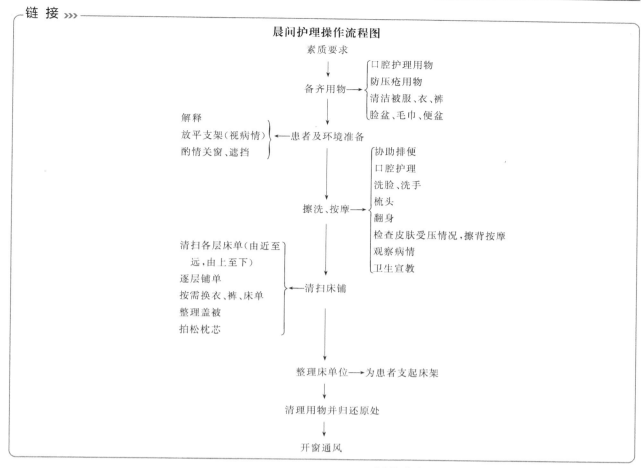

二、晚间护理法

晚间护理可以为患者创造良好的睡眠环境,保持病室安静,使患者舒适,易于入睡;预防压疮等并发症的发生;同时还有利于观察病情,促进护患沟通。

【目的】

1. 保持病室安静,病床整洁,空气清新。

2. 使患者清洁舒适,易于入睡。

3. 观察和满足患者身心需要。

【评估】

(1)患者的身心情况:患者的身体是否有不适,情绪状态。

(2)病室和床面:病室的温湿度、是否安静、光线是否适合患者睡眠,床铺是否整洁、是否需要增加盖被等。

(3)患者的睡眠习惯和需要:患者晚上就寝的时间,是否有睡前喝热饮料、读书、看报、热水泡脚等特殊习惯。

【计划】

1. 护理目标

(1)患者身体清洁舒适,感觉良好。

(2)病床整洁,病室安静,光线柔和,无影响的因素。

2. 用物准备 一般患者自备漱口用具、毛巾、面盆、梳子、肥皂,备 50% 乙醇溶液,重症患者另备口腔护理盘、便盆等。

【实施】

1. 操作步骤

(1)护士洗手、戴口罩,备齐用物携至病室,称呼并问候患者,了解患者感觉。

(2)协助漱洗:根据病情鼓励或协助患者漱口、刷牙(口腔护理)、洗脸、洗手、洗脚,女患者协助清洗会阴,寝前协助患者排便。

(3)预防压疮:帮助患者翻身,检查皮肤受压情况,进行压疮的预防护理。

(4)创造睡眠环境:协助患者取舒适卧位,关大灯,开壁灯或地灯,使光线柔和,酌情关门窗,保持病室安静。

(5)帮助入睡:指导患者临睡前不能吃得过饱,饮水不宜过多,不喝浓茶与咖啡等,避免过度兴奋影响入睡,养成按时就寝的良好睡眠习惯。

(6)观察病情:经常巡视病房,了解患者睡眠情况,观察病情变化并酌情处理。

☞考点:帮助患者入睡的有效措施

2. 注意事项

(1)操作中注意与患者沟通、观察并询问患者感受。

（2）了解患者的睡眠习惯并给予适当帮助。

【评价】

（1）患者清洁、舒适、安全。

（2）病房整洁,空气清新,病床平整、清洁。

（3）患者皮肤受压部位血液循环得到改善,无并发症发生。

（4）与患者沟通交流有效,获得患者相关信息。

（5）护患关系良好,心情愉快,满足患者身心需要。

链 接 >>>

晚间护理操作流程图

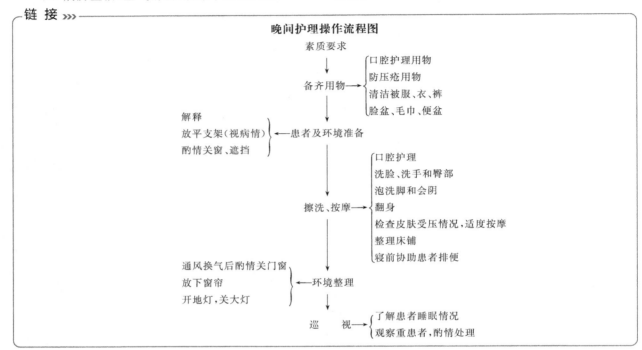

目标检测

A₁ 型题

1. 口腔护理的目的不妥的是(　　　)

A. 保持口腔清洁

B. 消除口臭、口垢

C. 清除口腔内一切细菌

D. 观察口腔黏膜和舌苔

E. 预防口腔感染

2. 口臭患者应选用的漱口液是(　　　)

A. 1%～4%碳酸氢钠溶液

B. 0.1%乙酸溶液

C. 等渗盐水

D. 2%呋喃西林溶液

E. 朵贝尔溶液

3. 为昏迷患者进行口腔护理时,不需准备的用物是(　　　)

A. 棉球　　　　B. 血管钳

C. 张口器　　　D. 吸水管

E. 手电筒

4. 口腔有铜绿假单胞菌感染的患者应选用的漱口液是(　　　)

A. 0.02%呋喃西林溶液

B. 1%～3%过氧化氢溶液

C. 2%～3%硼酸溶液

D. 0.1%乙酸溶液

E. 1%～4%碳酸氢钠溶液

5. 对长期应用抗生素的患者,观察口腔特别注意(　　　)

A. 有无牙结石　　B. 有无真菌感染

C. 口唇是否干裂　D. 有无口臭

E. 牙龈有无肿胀出血

6. 昏迷患者需用张口器时,应从(　　　)

A. 门齿放入　　　B. 舌底

C. 尖牙处放入　　D. 臼齿处放入

E. 切牙处放入

7. 血小板减少性紫癜患者做口腔护理应特别注意(　　　)

A. 涂甲紫　　　　B. 棉球不可过湿

C. 取下义齿　　　D. 动作轻稳,勿伤黏膜

E. 擦拭时勿触及咽部

8. 卧床患者的头发已纠结成团,可使用乙醇溶液湿润,其浓度为(　　　)

A. 20%　　　　　B. 30%

C. 50%　　　　　D. 75%

E. 95%

9. 灭头虱药液的主要成分是(　　　)

A. 过氧乙酸　　　B. 乙酸

C. 乙醇　　　　　D. 食醋

E. 百部酊

10. 住院患者自行沐浴时,下列不妥的一项是(　　　)

A. 调节浴室室温在 22～24℃

B. 门外挂牌以示室内有人

C. 用物准备齐全

D. 浴室应闩门

E. 教给患者注意事项

11. 为左侧偏瘫患者脱、穿衣服的顺序应是（　　）

A. 先脱右肢,先穿右肢

B. 先脱右肢,先穿左肢

C. 先脱左肢,先穿右肢

D. 先脱左肢,先穿左肢

E. 可任意穿脱

12. 导致压疮发生的最主要的原因是（　　）

A. 局部组织受压过久

B. 皮肤水肿

C. 皮肤受潮湿摩擦刺激

D. 皮肤营养不良

E. 皮肤破损

13. 压疮的易发部位不包括（　　）

A. 坐位—坐骨结节

B. 仰卧—骶尾部

C. 头高足低位—足跟部

D. 侧卧—髋部

E. 俯卧—腹部

14. 压疮淤血红润期的主要特点（　　）

A. 局部皮肤出现红、肿、热、痛

B. 皮下产生硬结

C. 局部组织坏死

D. 表皮有水疱形成

E. 浅表组织有脓液流出

15. 受压处局部按摩,下列哪项错误?（　　）

A. 蘸少许 50％乙醇于手上

B. 发现皮肤发红应用掌心按摩

C. 作压力均匀的环行按摩

D. 由轻到重,由重到轻

E. 每次 3～5 分钟

16. 发生压疮的人如病情许可,可给（　　）

A. 高蛋白高膳食纤维　　B. 高蛋白低膳食纤维

C. 高蛋白高维生素　　　D. 低蛋白高膳食纤维

E. 高蛋白低维生素

A₂ 型题

17. 患者陈某,女性,75 岁,左侧股骨颈骨折,手术后生活不能自理,为其行晨间护理的最佳顺序是（　　）

A. 用便器→皮肤护理→扫床→口腔护理

B. 口腔护理→用便器→皮肤护理→整理床单位

C. 扫床→用便器→皮肤护理→口腔护理

D. 皮肤护理→扫床→口腔护理→用便器

E. 用便器→口腔护理→皮肤护理→整理床单位

18. 患者许某,男性,60 岁,患白血病住院治疗,护士为其做口腔护理时,发现舌尖有一小血痂,下列的护理方法中有错的一项是（　　）

A. 将血痂皮去除,涂药

B. 观察口腔黏膜变化

C. 用 1％～3％过氧化氢溶液漱口

D. 轻轻地擦拭口腔各面

E. 观察舌苔情况

19. 患者王某,女性,55 岁,连续应用抗生素达半个月,其口腔黏膜出现白色溃疡面,可考虑为（　　）

A. 病毒感染

B. 口腔白斑

C. 口腔真菌感染

D. 口腔寄生虫感染

E. 口腔铜绿假单胞菌感染

20. 患者林某,女性,75 岁,因股骨骨折行牵引已 2 周。护士在为其床上擦浴过程中患者突然感到寒战、心慌等,且面色苍白出冷汗,护士应立即（　　）

A. 请家属协助擦浴

B. 加快速度边保暖边完成擦浴

C. 边擦洗边通知医生

D. 鼓励患者做张口呼吸

E. 停止操作让患者平卧

21. 患者黄某,男性,76 岁,截瘫,入院时骶尾部有压疮,面积 1.5cm²,有脓性分泌物,创面周围有黑色坏死皮肤组织。护理措施是（　　）

A. 用 50％乙醇溶液按摩创面及周围皮肤

B. 用 0.9％氯化钠溶液清洗并敷新鲜鸡蛋膜

C. 暴露创面,红外线每日照射一次

D. 剪去坏死组织,用双氧水洗净,置引流条

E. 涂厚层滑石粉包扎

A₃ 型题

(22～24 题共用题干)

患者周某,男性,62 岁,因心力衰竭在家卧床已 3 周,近日骶尾部疼痛,家庭病床的护士仔细观察后认为是炎性浸润期压疮。

22. 支持其判断的典型表现是（　　）

A. 患者主诉骶尾部疼痛、麻木感

B. 局部皮肤发红、水肿

C. 骶尾部皮肤呈紫色,有皮下硬结,并出现水疱

D. 创面湿润,有少量脓性分泌物

E. 伤口周围有坏死组织

23. 针对患者的压疮表现,护士拟制订护理计划,其中哪项措施不妥?（　　）

A. 定时协助翻身

B. 在无菌操作下抽出水疱内液体

C. 将水疱表皮轻轻剪去

D. 创面涂消毒液,用无菌纱布包扎

E. 平卧时可在身体空隙处垫海绵垫、软枕

24. 患者出现压疮的主要原因是

A. 局部受压过久　B. 营养缺乏

C. 缺少活动　　　D. 精神紧张

E. 心肌缺血

第6章　患者的营养需要及护理

学习目标

1. 了解以下知识点　饮食营养与人体健康评估
2. 理解以下知识点　医院饮食的种类、适用范围、饮食原则及用法;患者出入液量记录的目的和内容
3. 掌握以下知识点与技能　患者饮食护理措施,掌握鼻饲法的目的、方法、注意事项;患者出入液量正确记录方法

饮食是人的基本生理需要,人类为了生存和发展就必须不断摄取食物,从中获取能量和各种营养素,以供身体所需。均衡、合理的饮食和营养是健康的根本,不仅可以维持机体正常的生长发育和各项功能,而且还可以提高机体免疫力,减轻焦虑与不安,起到预防疾病、维持健康、增进健康的作用。此外合理的饮食和营养还可以帮助诊断和治疗疾病,直接或间接解决患者的健康问题。

第1节　饮食营养与人体健康评估

案例 6-1

你是一个心内科病区的护士,经常有一些患者来向你咨询一些关于体重控制方面的问题。有些患者不明白为什么有时候体重下降了,过了不久又升高了。医生说控制体重对他们恢复健康很重要,他们希望你能帮助他们解决这个问题,他们也急切地想了解针对他们的疾病应该在饮食中注意哪些问题,他们的哪些饮食习惯应该调整。

思考:

1. 人需要哪些营养素? 营养与健康的关系如何?
2. 如何评估患者的营养状况? 影响体重的相关因素有哪些?
3. 心血管疾病患者应注意哪些饮食问题?

一、人体对营养的需求

人体对营养的需求,包括能量和各种营养素。

（一）热量

热量不是营养素,但人的生命活动需要消耗能量。热量主要来自于三大营养素——糖类、脂肪、蛋白质,这三种物质被摄入人体后,经过氧化分解,将食物的化学能转变为热量释放出来,供机体使用,因此这三种营养素被称为产热营养素。热量的单位通常以焦耳(J)表示,三大营养素产热量为:糖类 17kJ/g、脂肪 38kJ/g、蛋白质 17kJ/g。

对热量的消耗主要应用于基础代谢、劳动及精神活动、食物的特殊动力作用等方面。人体对热量的需要量视年龄、性别、劳动量、环境等因素的不同而各有差异。按中国营养学会的推荐标准,我国成年男性的热量供给量为 10.0～17.5MJ/d,成年女性为 9.2～14.2MJ/d。

（二）营养素

食物中对人体有用的成分就是营养素。人体所需的营养素可分为七大类:蛋白质、脂肪、糖类、矿物质及微量元素、维生素、水和膳食纤维。营养素对人体的作用可分为三个方面:①作为人体结构的基本物质,参与组织细胞的构成、更新与修复,如蛋白质、脂肪等。②作为人体代谢的物质基础,提供人体从事劳动所需的能量,如糖类、脂肪等。③作为调节生理功能的物质基础,维持人体正常的生理功能,如维生素、无机盐和微量元素等。

二、人体健康评估

（一）饮食评估

1. 一般饮食形态　包括每日用餐的时间、进食时间的长短、摄入食物及液体的量、种类等。
2. 食物的特殊喜好或厌恶。
3. 食欲有无增减。

（二）营养评估

1. 身高、体重　身高和体重反映了营养物质摄入、利用和储存的情况,反映了肌肉、内脏的发育和潜在能力。身高和体重是有一定比例的,可用公式进行计算。

标准体重计算公式:

男性:标准体重(kg)＝身高(cm)－105
女性:标准体重(kg)＝身高(cm)－105－2.5

实测体重占标准体重的百分数计算公式:

$$\frac{实测体重－标准体重}{标准体重}×100\%$$

百分数在标准体重的 10% 之内为正常,增加 10%～20% 为超重,超过 20% 为肥胖,减少 10%～20% 为消瘦,低于 20% 为明显消瘦。

2. 皮肤皱褶厚度　可反映人体皮下脂肪的含量,最常测量的部位是上臂三头肌部,其标准值:男 12.5mm,女 16.5mm。

3. 一般状态 包括精神、毛发、皮肤、黏膜、骨骼、肌肉等方面的情况。营养良好者精神饱满、毛发浓密亮泽、皮肤及黏膜红润而有弹性、指甲坚实呈粉色、肌肉结实、皮下脂肪丰满;而营养不良者精神委靡、毛发稀疏干燥、皮肤和黏膜缺乏弹性没有光泽、指甲粗糙易断、肌肉松弛无力、皮下脂肪菲薄。

4. 生化测量 通过生化检验,测定人体各种营养素水平,可客观评价人体营养状况。如血清钙、磷、镁。

链 接 ▶▶

食品添加剂

食品添加剂是指用以改善食物之颜色、味道、硬度或稳定性的物质。传统上它是用来储藏食物的,现在则多半为了美观而使用。近年来,实验显示摄取过量的添加剂会导致实验动物发生肿瘤;一些研究报告也指出,这些添加物在人体内积聚,有可能造成健康危害,因此招致批评。目前,虽没有明确的证据表明添加剂的危害具体何在,但尽量避免使用不必要的添加剂才是上策。

三、影响饮食与营养的因素

(一)年龄

年龄不同对食物的喜好、营养的需求、饮食的自理能力也不同。婴幼儿、青少年、孕妇、乳母营养素需要量增加;而老年人因代谢率降低,活动减少,对营养需要量减少;婴幼儿和老年人饮食的自理能力较低,需要别人协助。

(二)活动量

活动量较大的人每日所需的热量和营养素比活动量小的人要多。

(三)疾病

口腔、胃肠道疾患对食物的摄取、消化、吸收影响很大;感染、甲亢、恶性肿瘤等疾病使机体对营养的需求增加;危重、肌肉萎缩、瘫痪的患者因为饮食自理能力下降,影响了营养的获得。

(四)心理因素

不良的情绪状态如焦虑、忧郁、悲哀等会使人食欲下降,进食减少;轻松愉快的心情会促进食欲。

(五)社会文化因素

经济状况的好坏直接影响对食物的获得;不同的文化背景、宗教信仰、生活方式影响个人的饮食习惯;对于营养知识的了解影响人们对健康、合理饮食的选择。

☞考点:人体热量的来源营养素对人体的作用

第2节 医院的膳食与患者营养

饮食治疗是现代综合治疗中不可缺少的重要组成部分,可以协助诊断治疗,促进患者早日康复。为适应不同病情的需要,医院饮食分为三大类:基本饮食、治疗饮食和试验饮食。

///案例 6-2

患者李某,男,40 岁,因肝硬化并发上消化道出血入院。现出血已控制,患者精神差,食欲缺乏,面色苍白,查体:体温 36.2℃,脉搏 62 次/分,呼吸 28 次/分,血压 80/60mmHg,血红蛋白 1.4mmol/L。请为患者制订一份饮食护理计划。

思考:

1. 该患者应进食哪类饮食?
2. 在配制该类饮食时应注意什么?

一、基本饮食

基本饮食指适合于大多数患者的需要,只在食物的质地上进行了调整,而在营养素的种类和摄入量上并没有改变的饮食,包括普通饮食、软食、半流质饮食和流质饮食四种(表 6-1)。

☞考点:医院基本饮食的饮食原则和适应范围

二、治疗饮食

治疗饮食是指针对营养失调及疾病情况,在基本饮食的基础上,调整总热量和某种营养素,以达到治疗目的的一类饮食(表 6-2)。

表 6-1 医院基本饮食

类别	适用范围	饮食原则	用法
普通饮食	饮食无限制,消化功能正常,体温正常,病情较轻或疾病恢复期的患者	营养平衡,易消化,无刺激性的一般食物,和健康人饮食相似	每日 3 餐,总热量 9.2~10.8MJ/d,蛋白质 70~90g/d
软质饮食	消化吸收功能较差、低热、咀嚼不便、术后恢复期及老、幼患者	食物软烂,易咀嚼消化,无刺激性,如软饭、面条、切碎煮熟的菜和肉	每日 3~4 餐,总热量 9.2~10.04MJ/d,蛋白质 60~80g/d
半流质饮食	发热、体弱、消化道或口腔疾患、咀嚼不便及术后患者	少量多餐,无刺激性,易于咀嚼吞咽,纤维少,营养丰富。食物呈半流质状如粥、面条、蒸鸡蛋、豆腐、肉末、菜末等	每日 5~6 餐,总热量 6.28~8.37MJ/d,蛋白质 50~70g/d
流质饮食	高热、口腔疾患、各种大手术后、急性消化道疾患、危重或全身衰竭等患者	食物呈液状,如奶类、豆浆、米汤、稀藕粉、肉汁、菜汁、果汁等。因所含热量和营养素不足,只能短期使用	每日 6~7 餐,总热量 3.5~5.0MJ/d,蛋白质 40~50g/d

表 6-2 治疗饮食

类别	适用范围	饮食原则
高热量饮食	热量消耗较高者如甲亢、结核、高热、大面积烧伤、产妇等	基本饮食基础上加餐 2 次,三餐之间可进食牛奶、鸡蛋、蛋糕、巧克力等,总热量 12.55MJ/d
高蛋白饮食	高代谢性疾病如烧伤、结核、严重贫血、恶性肿瘤、肾病综合征以及孕妇等	增加富含蛋白质的食物如肉、鱼、蛋、奶等,蛋白质供应量为每天每千克体重 1.5～2g,总量 90～120g/d(成人)
低蛋白饮食	需要限制蛋白摄入者如急性肾炎、尿毒症、肝性脑病等	成人蛋白质总量<40g/d,视病情需要可以 20～30g/d,应多补充蔬菜和含糖高的食物,维持正常热量。肝性昏迷以植物蛋白为主,肾病应摄入优质动物蛋白,忌豆制品
低脂肪饮食	冠心病、动脉硬化、肝胆胰疾患、高脂血症、肥胖等患者	成人脂肪总量<50g/d,肝胆胰疾病可<40g/d,少用油,尤其限制动物脂肪的摄入,禁食肥肉、蛋黄等
低胆固醇饮食	动脉硬化、高胆固醇血症、高血压、冠心病等患者	胆固醇摄入量<300mg/d,少用动物内脏、鱼子、蛋黄、肥肉等
低盐饮食	急、慢性肾炎,心脏病,肝硬化伴腹水,重度高血压等患者	每日可用食盐不超过 2g,不包括食物中自然存在的氯化钠,禁用腌制食品如咸菜、火腿、咸肉等
无盐低钠饮食	适用范围同低盐饮食但水肿较重者	无盐饮食,除食物中自然含钠量,不放食盐烹饪,食物中含钠量<0.7g/d;低钠饮食,除低盐饮食外,还须控制食物中自然含钠量<0.5g/d;两者须禁用含钠的食物如油条、挂面、汽水和碳酸氢钠等药物
高膳食纤维饮食	便秘、肥胖、高脂血症、糖尿病等患者	选择含膳食纤维多的食物,如韭菜、芹菜、粗粮等
少渣饮食	伤寒、肠炎、腹泻、食管静脉曲张等患者	食物中膳食纤维应少,不吃刺激性强、坚硬、多骨的食物

☞考点:医院治疗饮食的饮食原则及用法、适应范围

三、试验饮食

试验饮食即在特定的时间内,通过饮食调整协助疾病的诊断,提高试验检查准确性的饮食,又称为诊断饮食。

1. 胆囊造影饮食 适用于需要进行造影检查有无胆囊、胆管疾病者。

(1)检查前一日:中午进食高脂肪餐,以刺激胆囊收缩和排空,有助于造影剂进入胆囊;晚上进无脂肪、低蛋白、高糖类的饮食;晚餐后口服造影剂,禁食、禁烟到次日上午进行检查。

(2)检查当日:早餐禁食,第一次摄 X 线片后,如胆囊显影良好,可进食脂肪餐(如油煎荷包蛋两个,脂肪含量 25～50g),30 分钟后第二次摄 X 线片观察。

2. 潜血试验饮食 协助诊断消化道有无出血,为大便潜血试验作准备。试验期一般为 3 天,期间禁食易造成大便潜血试验假阳性结果的食物,如肉类、肝类、动物血、含铁的药物和绿色蔬菜。可进食豆制品、牛奶、米饭、面条、土豆、菜花等非绿色蔬菜。第 4 天起留患者的粪便作潜血试验。

3. 甲状腺吸 ^{131}I 试验饮食 用于协助甲状腺吸 ^{131}I 测定试验,以诊断甲状腺功能及 ^{131}I 治疗甲亢患者。此饮食可以排除外源性摄入碘对检查和治疗的干扰。试验期为两周,期间禁食含碘高的食物,如海带、紫菜、海蜇、鱼、虾等,禁止使用碘酊局部消毒。

4. 尿浓缩功能试验饮食 又称为干饮食,用于协助检查尿沉淀物和尿浓缩功能试验。试验期为 1 天,试验当日控制全天饮食的水分总量在 500～600ml,禁食汤类、粥类、饮料和含水分多的蔬菜水果,可进食水分少的食物,如馒头、米饭、豆腐干、炒鸡蛋等,烹饪时尽量不加水或少加。不要食用过甜、过咸的食物,以免患者口渴难忍。

5. 肌酐试验饮食 协助检查肾小球滤过功能。试验期为 3 天,前 2 天为准备期,最后 1 天进行试验。期间供给低蛋白膳食,蛋白质<40g/d,禁食肉类、鱼类,忌饮茶和咖啡等。限制主食和谷物,每日 300g 为限。可多用蔬菜、含糖量高的食物使患者有饱腹感并补充热量。第 3 天测尿内生肌酐清除率及血浆肌酐含量。

☞考点:各种试验饮食的目的和饮食指导

--- 链接 »» ---

营养补充品

很多人都把营养补充品列为维护健康、治疗营养不良疾病所必需的物质。正如有的广告中所宣传的:正常的膳食不适当,加工食品的营养价值很低,现代人所承受的压力很大,因此大多数人都需要补充营养品,对于营养不良的人则更应该将营养品作为治疗饮食服用。事实上,大多数认为这些营养补充品对他们健康很重要的人,实际上无须多作补充,尤其是蛋白质方面,不能满足生理需要的情况是不容易发生的,过多的蛋白质反而会被分解生热,或变成脂肪储存起来。而营养不良、确实需要增加蛋白质、维生素摄入的个体,最好选择可接受的食物,并在规划下食用,如能从食物中摄取蛋白质,最好还是不要从药丸或特殊饮料中获得。

四、患者饮食护理

护士应该在全面评估患者营养与饮食状况的基础上,确定存在的健康问题,制订护理计划并采取相应的护理措施,帮助维持或恢复患者良好的营养状态,以促进患者早日康复。

【护理目标】

1. 患者的营养饮食需要得到满足。

2. 患者了解饮食营养对健康与疾病的重要意义。

【护理措施】

1. 帮助患者建立良好的饮食习惯　每个人都有自己的饮食习惯,这些习惯是经过多年形成的,而且受个人性格和生活形态影响,所以饮食调整会造成很大冲击,甚至对某些人来说几乎是不可能的,特别是增减对文化和心理层面有重大意义的食物。因此,护士应尽量以患者的饮食习惯为基本框架,根据患者营养和治疗的需要,结合个人的喜好和经济状况,制订出令患者容易接受又符合治疗需要的饮食计划。对于必须改变的部分,应向患者耐心解释,取得理解与配合。

2. 促进食欲　维持和增进食欲是保证进食的必要条件,护士应采取各种措施来帮助患者愉快进食。

(1) 改善进食环境:进食环境应以清洁、整齐、空气新鲜、舒适为原则,且气氛要轻松愉快,患者可以相互交谈,充分享受进食的生理、心理乐趣。

(2) 保证患者感觉舒适

1) 帮助患者饭前洗手及清洁口腔,围好餐巾,保持衣物的清洁。

2) 饭前半小时,询问患者是否需要进行排泄,必要时给予便盆协助,使用后立即撤去,开窗通风。

3) 协助患者采取舒适体位,以坐位、半坐位为宜,不能坐起的可采取舒适的侧卧位或仰卧位(头偏向一侧)。

4) 进食前应尽量减轻患者的不适,如疼痛者按医嘱饭前半小时给予止痛剂,高热者及时降温等。

5) 餐前暂停非急需的治疗和检查,如灌肠、换药等。

6) 保持患者心理的轻松愉快,必要时家属陪伴进餐。

(3) 食物应洁净,色香味美,符合患者口味。

3. 鼓励并协助患者用餐

(1) 督促协助配餐员将饭菜分送给患者,对于来访者和家人的食物,护士要检查是否符合治疗原则方可食用,并要核对患者的饮食单和特殊饮食要求,避免出现错误。

(2) 经常巡视,观察患者进食情况,及时给予指导和健康教育。

(3) 对于可自行进食的患者,可以将餐具和食物,放在患者易于取到之处,鼓励患者自己用餐,必要时给予帮助。

(4) 对于不能自行进食的患者,由护理人员喂食。护士应耐心,不可催促患者,依照患者的用餐习惯安排进食顺序和速度。食物的温度要适宜,每次汤匙盛 1/3 满,以便咀嚼吞咽。对于流质饮食,可以协助患者用吸管吸吮。对于盲人应描述饭菜以增进食欲,如患者要自己进食,可将不同的饭菜放在固定位置上,并告知方位和名称,便于患者自行拿取。

(5) 用餐完毕后及时撤去餐具,清理食物残渣,给予餐后漱口,保持清洁舒适,根据需要做好记录。

4. 处理患者进食的特殊问题

(1) 患者在进食过程中如出现恶心、呕吐可暂停进食,提供盛装呕吐物的容器。协助患者头偏向一侧,避免呕吐物误入气管。呕吐后应尽快清除呕吐物,更换污染的被服,开窗通风,协助患者漱口。观察呕吐物的性状、颜色、量、气味并进行记录,不愿继续进食者可将剩余食物保留,等患者愿意进食时再给予。

(2) 不能经口进食者,可采用鼻饲或静脉高营养。

【评价】

1. 患者或家属能理解进食与疾病康复的关系。

2. 患者的营养和饮食得到满足。

☞考点:患者的饮食护理措施

第 3 节　管饲饮食

///**案例 6 - 3**

患者刘某,35 岁。因交通事故入院。目前神志不清,意识昏迷。检查:体温 37.8℃,脉搏 80 次/分,呼吸 20 次/分,血压 80/50mmHg,目前患者不能经口进食,医嘱给予鼻饲。

思考:

1. 何谓鼻饲法?

2. 为该患者插管,如何提高成功率?

3. 如何证实胃管插入胃内?

4. 在管饲饮食过程中应注意哪些问题?

对于不能经口进食者如昏迷、食管狭窄等,为保证其能摄入足够的蛋白质和热量,通过导管将营养丰富的流质饮食、营养液、水和药物灌入胃内或肠道内,这种方法称为管饲饮食。根据导管插入的途径不同可分为口胃管、鼻胃管、鼻肠管、胃造瘘管、空肠造瘘管。其中通过鼻胃管进行鼻饲法最为常见。

一、鼻 饲 法

将导管经一侧鼻腔插入胃内,从管内灌注流质食物、水和药物的方法称鼻饲法。

【目的】

对于无法经口进食者,通过鼻胃管供给营养丰富的流质饮食和药物,维持患者营养和治疗的需要。适用于昏迷、口腔疾患或手术后、食管狭窄、早产儿、危重患者及拒绝进食者。

【评估】

1. 患者的病情、意识状态和治疗情况。

2. 患者及家属对鼻饲相关知识的了解及合作程度。

3. 患者鼻腔情况,如是否通畅,有无肿胀、炎症、畸形、鼻息肉等。

【计划】

1. 护理目标

(1) 患者理解插胃管的目的和配合方法,主动与护士合作。

(2) 插入胃管的进程安全、顺利、未出现黏膜损伤或其他并发症。

(3) 患者通过鼻饲获得充足的热量和各种营养素。

2. 用物准备 治疗盘内放鼻饲包(治疗碗、消毒胃管、镊子、压舌板、50ml注射器、纱布、治疗巾),液状石蜡、松节油、棉签、胶布、橡皮圈或夹子、安全别针、弯盘、听诊器、手电筒、适量温开水及水杯、流质食物(38～40℃)。

3. 环境准备:病室整洁、安静、光线明亮。

【实施】

1. 操作步骤

(1) 护士洗手,戴口罩,衣帽整洁,备齐用物至患者床前。

(2) 对神志清楚的患者核对姓名、床号并解释操作的目的、过程及配合方法,取得患者合作。备胶布。

(3) 患者如有义齿,应取下。协助患者采取坐位或半坐卧位,可便于胃管插入并减轻插管时的恶心、呕吐。无法坐起者,取右卧位,可借助解剖位置易于插入胃管。

(4) 打开鼻饲包,将治疗巾铺于颌下,排列用物,弯盘置于患者口角旁。

(5) 观察鼻腔,选择通畅一侧,用棉签清洁鼻腔。

(6) 测量胃管长度作一标记,同时检查胃管是否通畅。成人插入的长度为前额发际至胸骨剑突处或由鼻尖经耳垂到胸骨剑突处的距离,为45～55cm(图6-1)。

(7) 将液状石蜡倒少许于纱布上,润滑胃管前端。

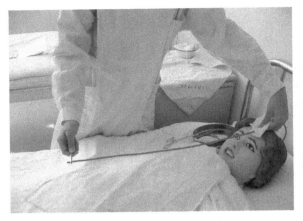

图6-1 患者插管长度示意图

(8) 一手持纱布托住胃管,另一手持镊子夹住胃管,沿选定的鼻腔轻轻插入。动作要轻稳,镊子尖不要触及患者鼻黏膜。

(9) 当胃管插入约15cm(至咽部),嘱患者做吞咽动作,当患者吞咽时,顺势将胃管向前推进至标记的长度。

(10) 在插管过程中,如患者出现恶心、呕吐,可暂停片刻,嘱患者作深呼吸,缓解后继续插入;如患者出现呛咳、呼吸困难、发绀等现象,提示胃管可能误入气管,应立即拔出,休息片刻再插入;插入不畅时要检查口腔,确定胃管是否盘在口腔内,可将管子抽回一小段,再小心插入。

☞操作警示:插管过程中,密切观察患者反应,防止胃管误插入气管。

(11) 昏迷患者插管前应去枕平卧,头向后仰,当胃管插入15cm时,左手托起患者头部,使下颌靠近胸骨柄,缓缓插入胃管至预定位置(图6-2)。

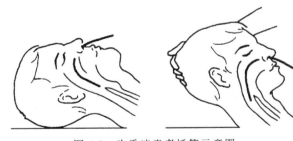

图6-2 为昏迷患者插管示意图

(12) 证实胃管在胃内方法:①将注射器和胃管相连并回抽,抽出胃液。②听诊器置于患者胃部,用注射器经胃管快速向胃内注入10ml空气,听到气过水声。③将胃管的末端放入盛水杯内,无气泡逸出。

(13) 确定胃管在胃内后,用胶布固定胃管于鼻翼和颊部(图6-3)。

(14) 灌注食物及药物:连接注射器于胃管末端,回抽胃液,确定胃管在胃内。然后注入少量温开水,

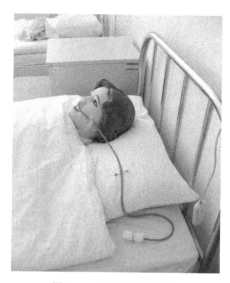

图 6-3　固定胃管示意图

润滑管腔,再注入流质食物或药物。灌注完毕,再次

注入少量温开水,冲净胃管,以免鼻饲液积存管腔变质。

(15) 将胃管末端反折,用纱布包好,再用橡皮圈系紧或夹子夹紧,用别针固定于枕旁或衣领处。

(16) 协助患者清洁面部,整理床单位,嘱患者保持原卧位 20～30 分钟,促进食物消化、吸收,避免呕吐。清理用物,洗净注射器,放于治疗盘中,用纱布盖好备用。

(17) 洗手,记录鼻饲的种类、量和患者反应等。

(18) 拔管:备齐用物,核对解释,弯盘置于口角旁。胃管末端夹紧置于弯盘内,轻轻取下胶布。用纱布包裹近鼻孔处胃管,嘱患者深呼吸,在呼气时轻柔拔出胃管,边拔边擦胃管,至咽喉处拔出要迅速。置胃管于弯盘内,清洁患者口鼻、面部,擦去胶布印,协助漱口,取舒适卧位,整理床单位,清理用物。记录拔管时间和患者反应。

⚠️ 操作警示:灌注流质前,必须证实胃管在胃内,才可灌注

链接 »»»

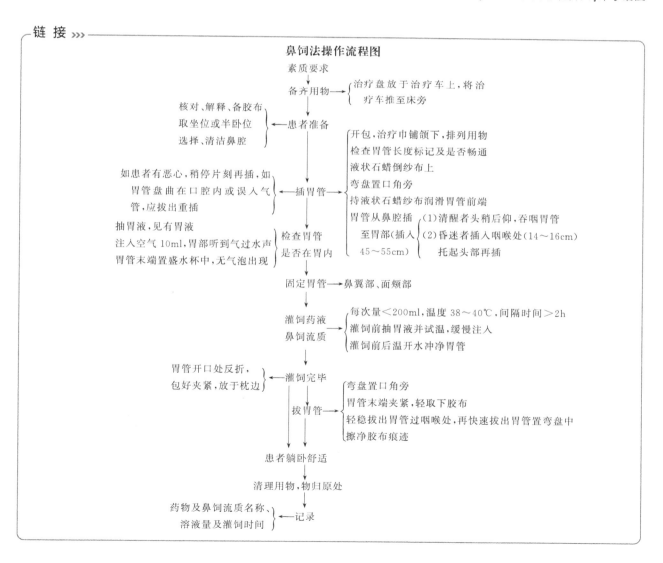

鼻饲法操作流程图

素质要求

备齐用物 → { 治疗盘放于治疗车上,将治疗车推至床旁

核对、解释、备胶布
取坐位或半卧位 } → 患者准备
选择、清洁鼻腔

{ 开包,治疗巾铺颌下,排列用物
检查胃管长度标记及是否畅通
液状石蜡倒纱布上
弯盘置口角旁

如患者有恶心,稍停片刻再插,如
胃管盘曲在口腔内或误入气 } → 插胃管
管,应拔出重插

{ 持液状石蜡纱布润滑胃管前端
胃管从鼻腔插 (1)清醒者头稍后仰,吞咽胃管
至胃部(插入 (2)昏迷者插入咽喉处(14～16cm)
45～55cm) 托起头部再插

抽胃液,见有胃液
注入空气 10ml,胃部听到气过水声 } → 检查胃管
胃管末端置盛水杯中,无气泡出现 是否在胃内

固定胃管 → 鼻翼部、面颊部

灌饲药液 { 每次量＜200ml,温度 38～40℃,间隔时间＞2h
鼻饲流质 灌饲前抽胃液并试温,缓慢注入
灌饲前后温开水冲净胃管

胃管开口处反折,
包好夹紧,放于枕边 } → 灌饲完毕

{ 弯盘置口角旁
胃管末端夹紧,轻取下胶布
拔胃管 → 轻稳拔出胃管过咽喉处,再快速拔出胃管置弯盘中
擦净胶布痕迹

患者躺卧舒适

清理用物,物归原处

药物及鼻饲流质名称、
溶液量及灌饲时间 } → 记录

2. 注意事项

(1) 插管动作要轻稳,注意食管解剖特点(三个狭窄),避免损伤食管黏膜。

(2) 每次灌食前应确定胃管在胃内,检查胃管是否通畅。回抽有胃液后注入少量温开水。

(3) 每次鼻饲量不超过 200ml,间隔不少于 2 小时,药片应研碎溶解后再灌入。在鼻饲的过程中,避免灌入空气引起腹胀,同时灌入的速度不宜过快,鼻饲液不宜过冷或过热。新鲜果汁应和奶液分别灌入,避免凝块产生。

(4) 鼻饲用物应每日更换消毒。长期鼻饲的患者每天进行口腔护理 2 次。

(5) 长期鼻饲者需要换胃管,普通胃管应每周更换一次,硅胶管每月更换一次,聚氨酯胃管放置可达两个月;拔管于当晚末次灌食后拔出,次晨从另一侧鼻孔插入。

(6) 食管胃底静脉曲张、食道癌、食管梗阻患者禁忌鼻饲。

【评价】

1. 患者获得必需的营养和药物。

2. 操作方法正确,动作轻稳,无黏膜损伤与其他发症。

3. 患者配合操作。

☞考点:鼻饲插管的长度及证实胃管在胃内的方法,鼻饲的量、温度、间隔的时间、注意事项

二、管饲饮食的配制与使用

(一) 管饲饮食内容

管饲饮食的配方及营养价值差异较大,选择时主要考虑其中营养素和热量,并加工成流质饮食,容易通过管道。

1. 要素饮食 是一种化学精制食物,含人体所需全部营养成分,包括游离氨基酸、单糖、主要脂肪酸、维生素、无机盐和微量元素。其主要特点是无需消化过程,可直接被肠道吸收。要素饮食是很重要的临床营养治疗饮食,可以提高危重患者或胃肠道患者的营养供给水平,促进伤口愈合,改善营养状态,纠正负氮平衡,达到辅助治疗的目的。

2. 混合奶 牛奶或豆浆、鸡蛋、蔗糖、油盐等混合流质饮食。

3. 其他 米油汤、匀浆奶、混合粉、菜汤等。

(二) 管饲饮食的灌注方法

【实施】

1. 操作步骤

(1) 分次注入:将配制的营养液通过注射器在 5～10 分钟内缓缓注入胃管,每次注入 250～400ml,

每日 4～6 次。这种方法操作方便,但患者初期不易耐受,常发生恶心、呕吐、腹胀、腹痛与腹泻。长期使用后,可逐渐适应。

(2) 间歇滴注:将营养液置于容器中,经输液管缓缓输入,每日 4～6 次,每次 400～500ml,每次输注持续 30～60 分钟,如感到不适,可以降低速率。此方法简便易行,而且多数患者可耐受。

(3) 连续滴注:装置和间歇滴注相同,只是营养液在 12～24 小时内持续滴入,可利用输液泵匀速滴入。与前两种方法相比,连续滴注营养素吸收较好,起效快,患者胃肠道反应较少。

2. 注意事项

(1) 管饲饮食的配制要严格执行无菌操作原则,现用现配。配制好的溶液室温下不超过 6 小时,宜放于 4℃ 以下的冰箱保存,24 小时内用完。

(2) 注意管饲饮食的具体营养成分、浓度、用量、灌注速度,根据患者病情由医生、营养师、护士共同议定。总的原则是由低浓度、少量、较慢速度开始,逐渐增加,等患者适应后,再稳定标准。

(3) 管饲饮食的温度要适宜,过热会导致灼伤,过冷会引起腹泻、腹胀、腹痛,一般为 38℃ 左右。

(4) 滴注过程中应经常巡视患者,如有恶心、呕吐、腹胀、腹泻等症状,及时与医生联系,查明原因,必要时暂停滴入。

(5) 使用管饲饮食期间定期检查血糖、尿糖、肝功能和电解质等指标,并做好营养评估,监测治疗效果和并发症。

(6) 停用管饲饮食应逐渐减量,以防低血糖发生。

☞考点:管饲饮食注意事项

链接 »»

完全胃肠外营养

完全胃肠外营养为完全从静脉内供应患者所需全部营养要素的治疗技术,包括供给热量、氨基酸、维生素、电解质等,使患者在不进食的状况下仍能维持良好的营养状态,增加体重,保持正氮平衡,促进伤口愈合,早日康复。完全胃肠外营养主要适用于:①不能从胃肠道正常进食者,如高位肠瘘、短肠综合征。②消化道需要休息或消化不良者,如长期腹泻、急性胰腺炎。③严重烧伤和感染者。完全胃肠外营养可能引发感染、代谢紊乱等与导管相关的并发症,护士必须动态监测患者的身体状况和生化指标,采取正确护理措施。

【评价】

1. 饮食配置合理、有效。

2. 患者理解管饲饮食的意义、注意事项并配合

良好。

三、出入液量记录

正常人液体的摄入量和排出量应该是动态平衡的,但休克、大面积烧伤、大手术后及心脏病、肾病、肝硬化的患者,机体的液体调节功能往往出现紊乱。对于此类患者,准确记录 24 小时液体的摄入量和排出量,评价液体平衡状况,对了解病情、协助诊断和确定治疗方案是非常重要的。

（一）内容

1. 每日摄入量　包括每日的饮水量、食物含水量、输液量、输血量等。患者饮水时使用量杯测量,或使用事先测定容积的固定器。固体的食物应记录单位数目,如馒头 2 个、蛋糕 1 块、鸭梨 1 只,还应该换算出食物的含水量。

2. 每日排出量　主要为尿量,其次包括排便量、引流量、呕吐量、痰量、伤口渗出量、胸腹腔抽出液量等。能自行排尿的患者可把每次排出的尿液集中倒入一容器中,定时测量记录;也可以记录每次尿量,24 小时统计一次。对尿失禁、昏迷、需要密切观察尿量及尿比重的患者应进行留置导尿,保证计量准确,便于严密观察比重、量等指标。对婴幼儿可先测干尿布的重量,两者之差就是尿量。对于伤口渗液的测量与之类似,比较干湿纱布重量。除大便记录次数外,其余排出量都以毫升为单位记录。

☞考点:每日摄入量,每日排出量的具体内容

（二）记录方法

1. 蓝钢笔填写出入液量记录单的眉栏(如床号、姓名、住院号等)及页码。

2. 晨 7 时到晚 7 时用蓝笔,晚 7 时到次晨 7 时用红笔。同一时间的摄入和排出量应填写于同一行,不同时间的应另起一行。

3. 12 小时小结 1 次,用蓝笔书写,24 小时进行总结,用红笔书写,并用蓝钢笔将总结的出入液量填写在体温单的相应栏目内。

☞考点:出入液量记录方法

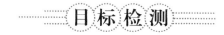
目 标 检 测

A₁ 型题

1. 属于医院基本饮食的是（　　　）
　　A. 低盐饮食　　　　B. 软质饮食
　　C. 高热量饮食　　　D. 高蛋白饮食
　　E. 低脂肪饮食

2. 宜采用低蛋白饮食的患者是（　　　）
　　A. 烧伤患者　　　　B. 肝性脑病患者

C. 贫血患者　　　　　D. 肺结核患者
　　E. 冠心病患者

3. 低盐饮食每日限用盐量不超过（　　　）
　　A. 2g　　　　　　　B. 4g
　　C. 5g　　　　　　　D. 6g
　　E. 10g

4. 为昏迷患者插胃至 15cm 时应托起头部,其目的是（　　　）
　　A. 避免患者恶心
　　B. 防止胃管盘曲在口中
　　C. 增大咽部通道的弧度
　　D. 使喉部肌肉收缩
　　E. 便于插管避免损伤食管黏膜

5. 下列哪项不符合半流质饮食的原则?（　　　）
　　A. 营养丰富
　　B. 易消化
　　C. 膳食纤维含量多
　　D. 少食多餐
　　E. 限制强烈调味品

6. 鼻饲液温度应是（　　　）
　　A. 0～4℃　　　　　B. 24～28℃
　　C. 28～35℃　　　　D. 38～40℃
　　E. 45～48℃

7. 流质饮食适用于（　　　）
　　A. 高热、口腔疾病患者
　　B. 老年患者、幼儿
　　C. 咀嚼不便者
　　D. 术后恢复期患者
　　E. 体弱患者

8. 伤寒患者最适宜的饮食是（　　　）
　　A. 低盐饮食
　　B. 少渣饮食
　　C. 高热量饮食
　　D. 低胆固醇饮食
　　E. 高膳食纤维饮食

9. 高热患者应给予（　　　）
　　A. 流质饮食　　　　B. 普通饮食
　　C. 软质饮食　　　　D. 低盐饮食
　　E. 低热量饮食

10. 甲状腺吸^{131}I 测定检查前 7～60 天,可使用的食物是（　　　）
　　A. 海蜇　　　　　　B. 紫菜
　　C. 海带　　　　　　D. 淡菜
　　E. 淡水鱼

A₂ 型题

11. 患者李某,40 岁。因怀疑上消化道出血入院,需做大便潜血试验,试验期内可进食（　　　）
　　A. 绿色蔬菜　　　　B. 豆制品
　　C. 肝类食物　　　　D. 肉类
　　E. 动物血

12. 患者赵某,男性,60 岁。胃大部切除术后行空肠造瘘,

该患者应采用（　　）

 A. 半流质饮食   B. 流质饮食

 C. 低脂肪饮食   D. 少渣饮食

 E. 要素饮食

13. 患者王某，男性，50 岁。患重症肝炎，为减轻其肝脏负担，应采用（　　）

 A. 高蛋白饮食   B. 少渣饮食

 C. 低脂肪饮食   D. 无盐饮食

 E. 高膳食纤维饮食

14. 患者刘某，男性，次日将行胆囊造影检查，当日中午患者进脂肪饮食的目的是（　　）

 A. 刺激胆囊产生胆囊收缩素

 B. 刺激肝细胞多分泌胆汁

 C. 有利于胆汁进入胆囊

 D. 刺激胆囊收缩和排空

 E. 有助于造影剂进入细胞

15. 患者王某，女性，34 岁。体温 38.2℃，口腔糜烂，疼痛难忍，根据王女士的病情，应给予哪种饮食？（　　）

 A. 软食   B. 半流质饮食

 C. 流质饮食   D. 高热量饮

 E. 高蛋白饮食

A₃ 型题

（16～18 题共用题干）

 患者刘某，女性，35 岁。因脑外伤昏迷入院，为供给营养和水分给予鼻饲。

16. 鼻饲插管过程中，当胃管插至会厌部时，护士应（　　）

 A. 使患者头后仰

 B. 嘱患者做吞咽动作

 C. 将患者的头侧向一边

 D. 将患者的头靠近胸骨

 E. 减慢插管动作

17. 插管过程中，病员发生呛咳、呼吸困难时应（　　）

 A. 嘱病员做深呼吸

 B. 将病员头部抬高

 C. 吸氧

 D. 拔管重插

 E. 停止片刻，减轻不适

18. 鼻饲时，下列哪项操作不妥？（　　）

 A. 应检查胃管是否通畅

 B. 检查胃管是否在胃内可注入少量温开水

 C. 每次鼻饲量不超过 200ml

 D. 灌入药物时，先将药物研碎溶解

 E. 每次鼻饲间隔时间不少于 2 小时

A₄ 型题

（19～22 题共用题干）

 患者，女性，42 岁，因消瘦、烦躁 3 个月入院，诊断为甲状腺功能亢进。

19. 患者入院后饮食应给予（　　）

 A. 低脂肪饮食   B. 低热量饮食

 C. 低蛋白饮食   D. 高热量饮食

 E. 高纤维素饮食

20. 若要进一步做¹³¹I 试验，则患者在试验前应禁食的食物为（　　）

 A. 蔬菜   B. 海带

 C. 肉类   D. 动物血

 E. 巧克力及甜食

21. 若患者行甲状腺大部切除术治疗，麻醉清醒后患者应（　　）

 A. 禁食   B. 流质饮食

 C. 普通饮食   D. 软质饮食

 E. 半流质饮食

22. 患者手术后麻醉清醒时采取的体位为（　　）

 A. 侧卧位   B. 端坐卧位

 C. 半坐卧位   D. 头高脚低位

 E. 去枕仰卧位

第7章 患者的排泄需要及护理

学习目标

1. 了解以下知识点 泌尿系统与肠道的解剖及生理功能;排尿、排便反射活动的机制

2. 理解以下知识点 影响排尿、排便的因素;排尿、排便活动异常的原因、症状和体征

3. 掌握以下知识点及技能 无尿、少尿、多尿、尿潴留、尿失禁、导尿术、留置导尿术、大量不保留灌肠法、保留灌肠法、便秘、腹泻、便失禁的概念;排尿、排便异常的护理;导尿术、留置导尿术、灌肠法、简便通便法、肛管排气法

排泄是机体将新陈代谢的产物排出体外的生理活动过程,是人体的基本生理需要之一,是维持生命的必要条件。其中消化道和泌尿道是主要的排泄途径。许多因素,如因疾病丧失自理能力或因缺乏有关的保健知识,直接或间接地影响患者的排泄活动而使机体出现健康问题时,护士应掌握与排泄有关的护理知识和技术,理解、同情和尊重患者,帮助或指导患者维持正常的排泄功能,满足其基本的生理需要。

第1节 概 述

案例 7-1

护生小迪在预习"患者的排泄需要及护理"的内容时问同桌的同学:"我们都学过解剖学、生理学,当有排尿、排便的需求而时间或场所不允许时,神经系统是如何控制的? 如果条件允许,又是如何完成排便、排尿活动的?"

思考:

1. 简述排尿器官的组成及功能。

2. 简述排便器官的组成及功能。

一、排尿器官及功能

泌尿系统通过尿液的生成和排泄来排出机体的代谢产物,对机体内环境的稳定起重要的调节作用。当泌尿系统功能发生障碍或泌尿系统本身有病变时,可引起排尿活动异常,代谢产物在机体内堆积,产生一系列症状和体征影响人体的身心健康。

肾脏的主要功能是生成尿液。通过尿的生成排泄机体的代谢产物,调节水、电解质和酸碱平衡,维持机体稳定的内环境。同时,分泌肾素-血管紧张素,间接地增加血量和红细胞的产生。肾脏以每分钟 1~2ml 的速度持续生成尿液,通过肾盂的回收和输尿管的蠕动将尿液输送到膀胱。

膀胱的功能是储存尿液和排尿。当膀胱内的尿量达到 150～250ml 时开始有尿意,当尿量达到250～450ml时反射性地引起排尿动作,将膀胱内尿液通过尿道排出体外。

尿道的功能是将尿液从膀胱排出体外。男性尿道还与生殖系统有密切的关系。

排尿是膀胱内压力增加的反射动作。在正常情况下,膀胱逼尿肌在副交感神经影响下处于轻度收缩状态,使膀胱内压力维持在 $10～15cmH_2O$。当膀胱容量达到 250～450ml 时压力明显上升($>15cmH_2O$),膀胱被动扩张,刺激膀胱壁内牵张感受器,冲动沿盆神经传入,引起脊髓骶段的排尿中枢兴奋,同时,冲动也到达脑干和大脑皮质的排尿反射高级中枢而产生尿意。冲动沿盆神经运动纤维传出,从而使膀胱逼尿肌强有力的收缩、反射性地抑制阴部神经,使外括约肌松弛,尿液排出。

脊髓排尿反射的初级中枢受大脑皮质的调节,而阴部神经又直接受意识支配,所以排尿可由意识控制。当无排尿环境时,脊髓的排尿中枢会受大脑皮质抑制,直到有机会排尿,抑制才解除,完成排尿(图 7-1)。

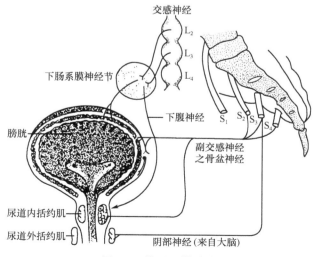

图 7-1 排尿反射活动

在排尿时肛提肌和会阴肌松弛,缩短尿道和减少阻力,膈肌和腹肌收缩,加速尿液的排出。

☞考点:肾和膀胱的功能

二、排便器官及功能

人体参与排便运动的主要器官是大肠。大肠起自回肠末端止于肛门,分盲肠、结肠、直肠和肛管四个部分,全长1.5米左右。

大肠的生理功能有:吸收水分、电解质和维生素;形成粪便并排出体外;利用肠内细菌合成维生素。

从大肠排出废物的过程称为排便。当肠蠕动将粪便推入直肠时,使直肠壁扩张,直肠内压力上升刺激直肠壁感受器,冲动经盆神经和腹下神经传至脊髓腰骶段的初级排便中枢,同时上传至大脑皮质,引起便意和排便反射(图7-2)。这时通过盆神经所传出的冲动,使降结肠、乙状结肠和直肠收缩,肛门内括约肌松弛,同时,阴部神经的冲动减少,肛门外括约肌舒张,使粪便排出。并通过支配腹肌和膈肌的神经使腹肌和膈肌收缩,增加腹内压力促使排便。排便活动受大脑皮质的控制,意识可以加强或抑制排便。个体经过一段时间的排便训练后,便可以自主地控制排便。若非排便时机,可通过意识控制使肛门外括约肌收缩,延缓排便。当然如果经常有意识遏制便意会使直肠对粪便压力刺激的敏感性降低,造成排便困难。

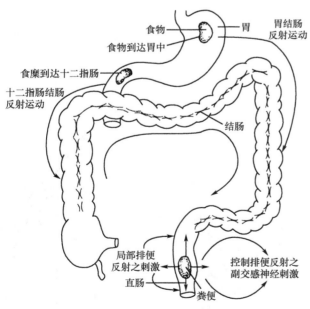

图7-2　排便反射活动

☞考点:大肠的生理功能

第2节　对排尿活动的评估及异常时的护理

护士通过对患者排尿活动的观察,可以进一步了解患者病情的动态,对提出护理问题、制订和实施护理计划提供了有力的依据。

///案例7-2

患者王某,64岁,患良性前列腺增生,进行性排尿困难1年余,今日主诉有尿意,但无法排出,下腹部胀痛来院就诊。检查:耻骨联合上可触及一囊性包块。医嘱:实施导尿术。

思考:

1. 患者的排尿活动如何评估?
2. 患者异常排尿如何护理?
3. 与排尿有关的护理技术有哪些?

一、对排尿活动的评估

(一)正常尿液

正常情况下,排尿受意识支配,是无痛、无障碍、可自主随意进行的。

1. 尿量　成人每小时25~30ml,24小时1000~2000ml。当膀胱内尿液充盈到300ml左右时,便会有尿意。每次尿量200~400ml。

2. 次数　成人日间4~6次、夜间0~1次。

3. 性质　淡黄色透明、澄清的液体;比重1.015~1.025;pH4.5~7.5,平均为6。

4. 气味　特殊的尿味,久置有氨臭味。

5. 有良好的排尿习惯。

6. 饮食和水分的摄入　维持足量的水分,有合理的饮食。

(二)异常尿液

1. 量和次数的异常

(1)多尿(polyuria):指24小时尿量经常超过2500ml。正常情况下见于饮用大量液体或妊娠时;病理情况下多由内分泌代谢障碍、肾小管浓缩功能不全引起,见于糖尿病、尿崩症、肾衰竭等患者。

(2)少尿(oliguria):指24小时尿量少于400ml或每小时尿量少于17ml。见于发热、液体摄入过少、休克、体内血容量不足及心、肾、肝功能衰竭的患者。

(3)无尿(anuria)或尿闭(urodialysis):指24小时尿量少于100ml或12小时内无尿。见于严重休克、肾衰竭、药物中毒等严重循环血量不足、肾小球滤过率下降的患者。

(4)尿频(frequent micturition):单位时间内排尿次数增多,多见于液体摄入过多、膀胱炎症等。

2. 颜色异常　肉眼血尿呈红色或棕色,见于膀胱肿瘤、输尿管结石;血红蛋白尿呈酱油样色或浓红茶色,见于急性溶血、血型不合引起的输血反应;胆红素尿呈黄褐色,见于阻塞性或肝细胞性黄疸;乳糜尿呈乳白色,见于丝虫病引起的淋巴管阻塞。

3. 透明度异常　尿中有脓细胞、红细胞、大量上皮细胞、黏液、管型等,可致尿液浑浊,多见于泌尿系统感染。

4. 气味异常　新鲜尿即有氨臭味,提示有泌尿系统感染;糖尿病酮症酸中毒时因尿内含有丙酮,会有烂苹果味。

5. 膀胱刺激征　指每次尿量少,伴有尿频、尿急、尿痛。见于膀胱及尿道感染、机械性刺激。

☞考点:正常尿液、异常尿液的评估

（三）影响排尿的因素

1. 心理因素　心理活动是影响排尿的一个重要因素,当个人处于紧张或焦虑的压力情境时,会发生尿频的情形,也会引起肌肉紧张抑制排尿。明显的恐惧能够导致不自觉的排尿。排尿还可由于任何听觉、视觉或其他身体感觉刺激而触发,如有些人听到流水声就会想到排尿。

2. 饮食和液体的摄入　摄入液体的种类影响排尿的量和次数,含钠量高的食物或饮料会造成体液滞留,茶、咖啡、酒精性饮料有利尿作用。液体的摄入量会直接影响尿液的生成量。正常的人体很少有尿量减少情况,因为口渴时会设法增加液体的摄入。患病时可因呕吐、失血、伤口引流导致体液大量的丢失,而使尿量减少。

3. 疾病　泌尿道阻塞:肾盂及输尿管的结石、男性前列腺肥大及泌尿系统的肿瘤均可导致泌尿道阻塞,影响尿液排出。

（1）循环系统障碍:心排血量的减少、休克会影响肾血流量而发生少尿或无尿。

（2）感染及免疫功能障碍:链球菌感染引起的免疫反应造成肾功能障碍可导致尿毒症、少尿、无尿;泌尿系统感染会引起尿频、尿急、尿痛。

（3）神经、肌肉损伤:神经反射失调、肌张力改变可导致尿潴留或尿失禁。

4. 药物　有些药物如利尿剂可直接影响排尿,利尿剂可阻碍肾小管对钠盐和水分的再吸收,而增加排尿量。止痛剂和镇痛剂能抑制中枢神经系统,降低神经反射的作用而干扰排尿。

5. 个人习惯　排便的个人习惯是潜意识的,特别是排尿的时间和环境,与日常作息有关。往往在起床后排尿,工作结束后及晚上睡前排尿。此外,排尿的环境及姿势也是十分重要的影响因素。

6. 其他因素　体内的激素水平会影响排尿,如在月经周期中可出现尿潴留或排尿增加;妇女在妊娠时可因子宫增大压迫膀胱而导致排尿次数增加;老年人因膀胱肌肉张力减弱,出现尿频。

☞考点:影响排尿的因素

（四）排尿异常的观察

1. 尿失禁（urinary incontinence）　是指排尿失去意识控制或不受意识控制,尿液不自主地流出。婴幼儿（2岁以下）有尿失禁现象是由于控制尿道外括约肌的神经元尚未发育完全。而成人尿失禁常由于控制膀胱的脊神经受损、尿道外括约肌受伤、情况危急、创伤、脊髓疾病等。临床分类如下。

（1）完全性尿失禁:是指膀胱完全不能储存尿液,稍有尿液便会流出,膀胱处于空虚状态。多见于脊髓排尿中枢与大脑皮质之间联系受损,如昏迷、截瘫的患者;因手术导致膀胱括约肌受损或支配括约肌的神经损伤。

（2）反射性尿失禁:指膀胱内的尿液充盈达到一定的压力时,抑制了膀胱收缩或痉挛,就可不自主地溢出少量尿液,当膀胱内压力下降时,排尿就会停止,但膀胱处于胀满状态,尿液不能排空。见于脊髓初级排尿中枢活动受抑制、膀胱颈部以下梗阻。

（3）压力性尿失禁:当咳嗽、打喷嚏或大笑时腹肌收缩,腹内压升高出现不自觉排尿,一般少于500ml。在中年妇女、产妇以及前列腺肥大的男性多见。

2. 尿潴留（retention of urine）　尿液大量存留在膀胱内而不能自主排出。

（1）原因

1）机械性梗阻:膀胱颈部或尿道有梗阻性病变,如前列腺肥大或肿瘤压迫尿道,造成排尿受阻。

2）动力性梗阻:膀胱、尿道无器质性梗阻病变,而是由于排尿功能障碍引起,如外伤、疾病或使用麻醉剂所致脊髓初级排尿中枢活动障碍或抑制,不能形成排尿反射。

3）其他各种原因引起的不能用力排尿或不习惯卧床排尿,包括某些心理因素,如焦虑、窘迫使得排尿不能及时进行。

（2）症状和体征:膀胱高度膨胀,可至脐部;患者主诉下腹胀痛,排尿困难;体检可见耻骨上膨隆,扪及囊样包块,叩诊呈实音,有压痛。

☞考点:异常排尿的评估;尿失禁的分类;尿潴留原因、症状和体证

二、排尿异常的护理

（一）尿失禁患者的护理

【护理目标】

（1）患者的心理压力减轻,具有早日恢复正常排

尿活动的信心。

(2) 患者能配合护理,未发生压疮和泌尿系统感染。

(3) 患者能说出尿失禁的原因及排尿功能康复训练的方法。

(4) 患者学会正确进行膀胱功能训练和盆底肌锻炼的方法。

【护理措施】

(1) 心理护理:对成人而言,正常排尿是个体独立的象征。一旦尿失禁,患者的心理压力较大,会因此而感到自卑和忧郁,期望得到理解和帮助。护士应尊重理解患者,给予安慰、开导和鼓励,使其树立恢复健康的信心,积极配合治疗和护理。

(2) 皮肤护理:经常用温水清洗会阴部皮肤,保持皮肤清洁干燥。使用尿垫或床上铺橡胶单和中单,勤换衣裤、床单、尿垫,保持床单元的清洁、干燥、平整;根据皮肤情况,定时按摩受压部位,防止压疮的发生。

(3) 设法接尿:女患者可用女式尿壶紧贴外阴接取尿液,男患者可置尿壶于外阴合适部位接取尿液,但应注意保护接触部位,防止摩擦损伤局部。也可采用阴茎套连接引流袋接尿,但此法不宜长期使用。

(4) 协助重建正常的排尿功能

1) 摄入足够的液体:如病情允许,指导患者每日白天摄入液体 2000～3000ml,以增加尿液,促进排尿反射,还可预防泌尿系统的感染。但入睡前应限制饮水,以减少夜间的尿量。

2) 膀胱功能的训练:注意观察排尿反应,掌握排尿规律,定时使用便器,建立规则的排尿习惯。起初每 1～2 小时一次,以后间隔时间逐渐延长。使用便器的同时,用手按摩膀胱,协助排尿。指导会阴部肌肉功能锻炼并适当活动。

3) 进行盆底肌的锻炼:指导患者取合适的体位,试作排尿(排便)动作,先慢慢收紧盆底肌肉,再缓慢放松,每次 10 秒左右,连续 10 遍,坚持每日多次,以不觉疲乏为宜。

(5) 留置导尿管引流:对长期尿失禁患者,可行导尿术留置导尿管持续或定时放尿,避免尿液浸渍皮肤,发生皮肤破溃,但要注意锻炼膀胱壁肌肉张力。

【护理评价】

(1) 患者了解尿失禁原因,主动配合护理。

(2) 患者学会膀胱功能训练和盆底肌锻炼的方法。

(3) 患者未发生局部感染或压疮。

(4) 患者导尿管引流通畅,局部皮肤清洁、干燥。

(二) 尿潴留患者的护理

【护理目标】

(1) 患者情绪稳定,配合治疗和护理。

(2) 患者膀胱内无尿液潴留,恢复正常的排尿活动。

(3) 患者能说出发生尿潴留的原因和预防措施。

【护理措施】

(1) 心理护理:安慰患者,消除其焦虑和紧张情绪。

(2) 提供隐蔽的排尿环境:屏风遮挡,保护患者隐私,使患者安心排尿。

(3) 调整体位和姿势:酌情协助卧床患者取适当体位,尽量符合其习惯的排尿姿势;对需绝对卧床休息或某些手术患者,应事先有计划地训练床上排尿,以免因不适应排尿姿势的改变而导致尿潴留。

(4) 利用条件反射诱导排尿:如听流水声、温水冲洗会阴、腹部热敷、按摩等,或根据医嘱给予肌内注射卡巴胆碱,也可采用针刺中极、曲骨、三阴交穴或艾灸关元、中极穴等方法,刺激排尿。

(5) 经上述处理仍不能解除尿潴留时,根据医嘱可采用导尿术。

【护理评价】

(1) 患者理解护理的目的,主动配合。

(2) 患者尿液诱导成功,身心痛苦减轻。

(3) 患者无不适感,护患沟通成功。

☞考点:排尿异常的护理措施

三、与排尿有关的护理技术

(一) 导尿术

导尿术(catheterization)是利用导尿管经尿道插入膀胱,使尿液排出的护理操作。导尿术是解除患者排尿困难的重要护理措施,同时也是临床许多诊断和治疗的必要手段。

【目的】

(1)协助尿潴留患者排出尿液,减轻痛苦。

(2)收集无菌尿标本作细菌培养,协助诊断。

(3)盆腔内手术、全麻醉术患者术前排空膀胱,避免术中损伤。

(4)测量膀胱容量及残余尿,以帮助诊断。

(5)为膀胱肿瘤的患者进行膀胱化疗。

【评估】

(1)患者对导尿的理解、合作程度。

(2)患者病情、心理反应、会阴部皮肤黏膜情况。

(3)病室环境是否适合患者做导尿。

【计划】

(1) 护理目标

1) 患者排出尿液,减轻痛苦。

2) 患者术前排空膀胱,术中无损伤。

3) 患者明确导尿目的,主动配合,未发生泌尿系统感染或黏膜损伤。

（2）用物准备

1）治疗盘内备无菌导尿包（内装治疗碗或弯盘1个，导尿管10、12号各1根，小药杯1个内盛棉球4个，血管钳2把，润滑油棉球瓶1个，标本瓶1个，洞巾1块）；外阴清洁用物：治疗碗1个（内盛消毒液棉球若干，血管钳或镊子1把），弯盘1个，手套1只或指套2只；无菌持物钳和容器1套，无菌手套1双，消毒溶液。

2）小橡胶单和治疗巾（或一次性尿垫）、浴巾、便器及便盆巾、屏风，男患者需准备无菌敷料罐。

【实施】

1. 女患者导尿术

操作步骤

1）护士洗手、戴口罩，备齐用物携带至病床旁核对姓名、解释说明导尿操作的程序和重要性。

2）环境准备要注意光线充足，关闭病室门窗，遮挡患者，注意保护患者隐私。

3）站在患者右侧，协助患者脱去对侧裤脚，注意及时遮盖躯体，安置患者屈膝卧位，两腿略外展，垫治疗巾、橡胶单于臀下，治疗碗和弯盘置于外阴附近。

4）初步消毒外阴：右手持血管钳，夹0.1％苯扎溴铵溶液棉球依次擦拭阴阜、大阴唇（左手戴手套分开大阴唇）、小阴唇及尿道口。消毒完毕脱去手套，将弯盘及治疗碗移至床尾。

5）将导尿包置于患者的两腿之间，打开外包布，倒苯扎溴铵酊溶液于小药杯内。戴无菌手套，铺洞巾，按操作的顺序排列无菌用物。用液状石蜡棉球润滑导尿管前端。

6）再次消毒外阴：左手再次分开并固定小阴唇，右手用血管钳夹苯扎溴铵酊棉球，依次擦拭消毒尿道口、小阴唇、尿道口。

7）嘱患者缓慢深呼吸，左手继续固定小阴唇，右手用另一血管钳夹导尿管轻稳插入尿道4～6cm，见尿流出再插1cm（图7-3）。松开左手，下移固定导尿管，将尿液引流入弯盘。如需作尿培养，用无菌标本瓶或试管接取尿液5ml。

8）导尿完毕，拔出导尿管，撤下洞巾，擦净外阴，脱下手套置弯盘内。助患者穿裤，整理床单位。

9）整理用物，记录，尿标本贴标签后送检。

☞考点：导尿术的目的，导尿的注意事项

2. 男患者导尿术　男性尿道长18～20cm，有两个弯，即耻骨前弯和耻骨下弯；三个狭窄，即尿道内口、膜部和尿道外口。在导尿时，必须掌握这些解剖特点，使患者能顺利地接受导尿。

（1）操作步骤

1）备齐用物携至床边，核对姓名，解释操作目的、环境准备。助患者仰卧，两腿平放略外展，露出外阴。

2）将小橡胶单和治疗巾垫于臀部。将弯盘置于

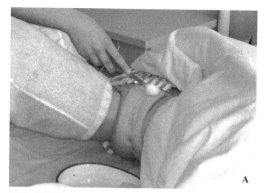

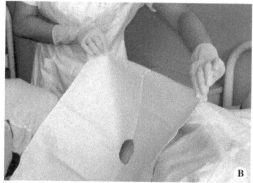

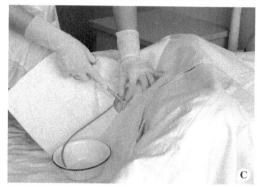

图 7-3　女患者导尿术

患者外阴旁，治疗碗置于弯盘后。右手持血管钳，夹0.1％苯扎溴铵溶液棉球进行初步消毒，顺序为阴阜、阴茎背侧、阴茎腹侧、阴囊。左手用无菌纱布裹住阴茎将包皮向后推，以暴露尿道口，自尿道口由内向外螺旋擦拭尿道口，龟头和冠状沟的消毒，每只棉球限用一次。消毒完毕，将弯盘及治疗碗移至床尾。

3）将导尿包置于患者两腿之间，打开外包布，倒苯扎溴铵酊溶液于小药杯内。戴无菌手套，铺洞巾，按操作的顺序序排列无菌用物。用液状石蜡棉球润滑导尿管前端。

4）左手持无菌纱布包住并提起阴茎使之与腹壁成60°（图7-4），使耻骨前弯消失。将包皮向后推以露出尿道口，用苯扎溴铵酊棉球消毒尿道口及龟头，依次为：尿道口、阴茎头、冠状沟尿道口。

5）左手继续固定阴茎，右手持血管钳夹导尿管，对准尿道口轻轻插入20～22cm（相当于导尿管长度

的 1/2),见尿液流出后再插约 2cm,用弯盘接取尿液。

6)如因膀胱颈部肌肉收缩而产生阻力,可稍等片刻,嘱患者张口缓慢深呼吸,再徐徐插入导尿管,切忌暴力。

☞操作警示:操作中严格执行无菌技术,正确实施初次消毒和再次消毒的方法。

(2)注意事项

1)导尿过程中,要严格按照无菌技术操作原则进行,以防感染,插管时必须保持导尿管的无菌,若不慎污染导尿管必须更换,切不可将拔出的导尿管再插入。

2)插导尿管时,动作要轻柔,避免损伤患者的尿道黏膜。患者膀胱高度膨胀,病情又较严重时,导尿后第一次放出的尿量不应超过 1 000ml,以防腹压突然降低而引起虚脱,或因膀胱内压力突然降低而引起膀胱黏膜急剧充血,导致血尿。

3)测残余尿在操作前应先嘱患者排空尿液。

【评价】

(1)患者理解导尿的目的,主动配合,导尿顺利。

(2)尿潴留、尿失禁患者身心痛苦减轻。

(3)患者未因导尿而发生泌尿系统感染或黏膜损伤。

☞考点:导尿管插入长度、导尿术注意事项

(二)留置导尿术

留置导尿术(retention catheterization)是指在导尿后,将导尿管保留在膀胱内,引流尿液的方法。

链 接 >>>

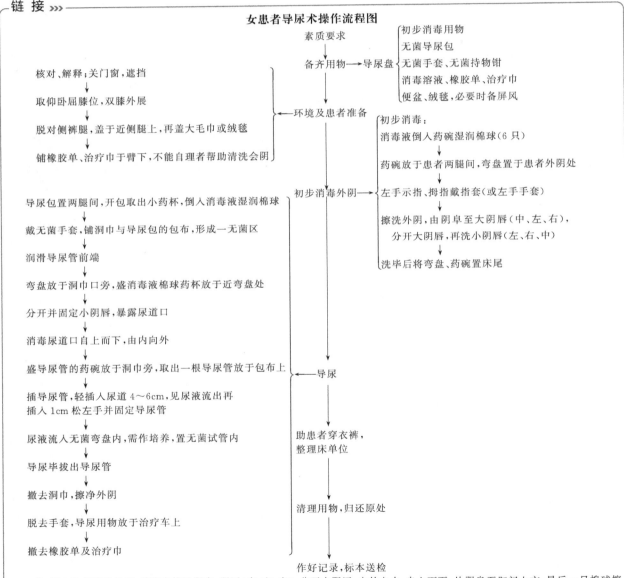

女患者导尿术操作流程图

注:第 1 次是消毒外阴:戴指套擦洗阴阜、阴唇(中、左、右),分开大阴唇,由外向内、自上而下,从阴阜至肛门上方,最后一只棉球擦至肛门。每个棉球限用 1 次,将污棉球放于弯盘内,取下指套放于弯盘内。

第 2 次是消毒尿道口,自上而下,由内向外(中、左、右、中)。尿道口消毒 2 次,每个棉球限用 1 次。

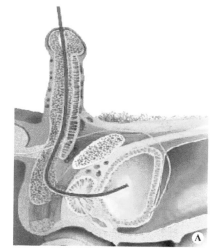

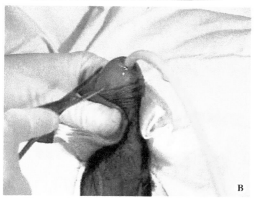

图 7-4　男患者导尿时阴茎和腹壁成 60°

【目的】

（1）保持尿失禁患者会阴周围皮肤和床单位的清洁干燥。

（2）腹腔及盆腔手术前、术中和术后的膀胱减压，避免膀胱损伤及膨胀膀胱对伤口的牵拉。

（3）膀胱冲洗或药物治疗。

（4）抢救危重患者记录尿量，测量尿比重，为评估病情提供依据。

【评估】

（1）患者病情、心理反应、合作程度。

（2）患者尿道口和会阴部皮肤、黏膜情况。

（3）患者及家属对留置导尿目的的理解和配合。

（4）病室环境是否适合患者做导尿留置术。

【计划】

（1）护理目标

1）尿失禁患者会阴周围皮肤和床单位清洁干燥，减轻痛苦。

2）患者术后膀胱伤口愈合佳，患者无泌尿道感染。

3）尿液排出通畅，无浑浊。

（2）用物准备：同导尿术用物，另备无菌集尿袋、橡皮圈、安全别针、宽胶布。为防止导尿管脱落，以选择无菌气囊导尿管为宜，并备 5～10ml 无菌注射器、

0.9％氯化钠溶液。

【实施】

（1）操作步骤

1）剃去阴毛，以便于粘贴胶布固定导尿管。

2）行导尿术后，固定导尿管。

A. 带气囊导尿管固定法将导尿管插入膀胱后，向气囊内注入无菌 0.9％氯化钠溶液 5ml，立即夹紧气囊末端，轻拉导尿管以证实导管已固定（图 7-5）。

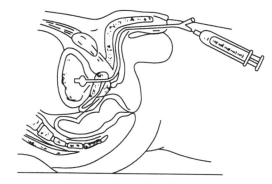

图 7-5　带气囊导尿管留置法

B. 胶布固定法

女性：用宽 4cm、长 12cm 胶布一块，上 1/3 贴于阴阜上，下 2/3 剪成 3 条分别贴于导尿管及两侧大阴唇上（图 7-6），也可用 2～3 条胶布分别将导尿管固定在一侧大阴唇和大腿内侧 1/3 处（图 7-7）。

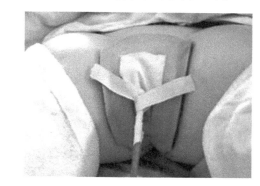

图 7-6　女患者留置导尿管固定法之一

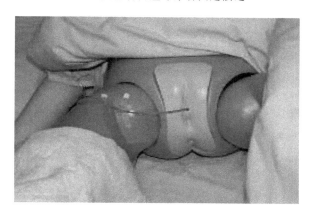

图 7-7　女患者留置导尿管固定法之二

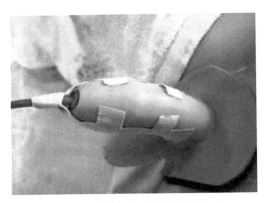

图 7-8　男患者留置导尿管固定法

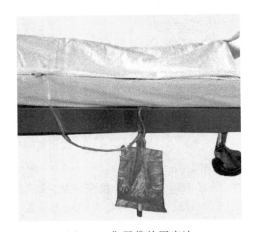

图 7-9　集尿袋的固定法

男性：用蝶形胶布粘贴于阴茎两侧，再用细长的胶布作半环形（开口处向上）固定蝶形胶布（图 7-8），在距离尿道口 1cm 处，用细绳将导尿管与蝶形胶布的折叠端扎住，剪去线头，导尿管交替固定于大腿内侧或腹壁上（固定于腹壁可以比较自然地保持解剖位置，避免损伤）。

3）将导尿管末端与集尿袋相连，引流管应留出足以翻身的长度，用橡皮圈和安全别针固定在床单上，以防翻身牵拉使导尿管滑脱（图 7-9）。

4）导尿管、集尿袋必须是密闭的引流系统，起床时集尿袋可固定于床旁，减少污染的机会。下床活动时可固定于腿部，但位置必须低于膀胱，并嘱患者不能施加压力以防尿液反流造成感染，同时要夹紧尿管，每 2～3 小时开放一次。

5）预防泌尿道感染的发生

A．经常检查引流管是否通畅、扭曲。集尿袋低于膀胱，预防尿液逆行。

B．鼓励患者每天饮水 2000～3000ml，以稀释尿液，增加尿量，自然冲洗膀胱和尿道，预防感染。

C．摄取丰富的含维生素 C 的水果、饮料如橘子汁，因为酸性尿液可减少泌尿道感染的发生。

D．及时排空集尿袋，每日更换集尿袋。

E．每日进行尿道口的清洁护理，长期留置导尿管的患者每周更换导尿管。

F．及时评估泌尿道感染的症状：发热、畏寒、尿频、尿急、尿痛、尿少、浊尿、血尿等，及时报告医生处理。

☞操作警示：留置导尿管固定稳妥，保持通畅，预防尿液逆行

（2）注意事项

1）患者因导尿常产生羞涩、紧张、焦虑等心理反应，护士应耐心解释导尿的目的及方法，注意操作区域的隐蔽，尽量少暴露躯体。操作动作轻稳，关心患者的感受，并给予鼓励和安慰，使患者消除顾虑，积极配合操作。操作时必须严格执行无菌技术。

2）心肾功能不全者饮水量应按医嘱进行控制。

3）长期留置导尿的患者应密切观察尿液的变化，每周进行中段尿培养，以预防感染。

4）停止留置导尿前，应进行膀胱功能的训练。

☞考点：留置导尿管术的目的、留置导尿患者的护理及注意事项

【评价】

（1）患者明确留置导尿的意义，主动配合。

（2）患者未因留置导尿而发生泌尿系统感染等并发症。

（3）患者导尿管引流通畅，局部皮肤清洁、干燥。

（三）膀胱冲洗

膀胱冲洗（bladder irrigation）是利用三通导尿管将溶液灌入膀胱内，以清洗膀胱，再利用虹吸原理将灌入的溶液引流出来的方法。

【目的】

（1）解除膀胱内血凝块、黏液或细菌，以维持膀胱的清洁并预防感染。

（2）对留置导尿管的患者，可防止尿道阻塞，维持尿液引流的通畅。

（3）局部用药治疗膀胱的炎症。

【评估】

（1）患者病情、心理反应、自理能力、合作程度。

（2）病室环境是否适合膀胱冲洗。

（3）患者及家属对膀胱冲洗的目的理解。

【计划】

（1）护理目标

1）患者导尿管引流通畅，症状减轻和消失。

2）患者理解膀胱冲洗的意义，积极配合治疗。

3）患者排尿正常，无泌尿道感染。

（2）用物准备

开放式（密闭式）膀胱冲洗

A．无菌治疗盘内置：治疗碗 1～2 个、镊子 1 把、70％的乙醇棉球数个、纱布 2 块、无菌膀胱冲洗装置 1 套、血管钳 1 把，手套，密闭式另备开瓶器、输液

调节器、输液架、输液网套、弯盘、便盆及便盆巾。

B. 常用冲洗溶液。0.9%氯化钠溶液、0.02%呋喃西林液、3%硼酸液、氯己定液、0.1%新霉素溶液。灌入溶液的温度为38～40℃。若前列腺肥大摘除术后患者,用冰0.9%氯化钠溶液灌洗。

【实施】

1. 开放式膀胱冲洗

操作步骤

1) 备齐用物至患者床边,核对姓名、解释操作目的,环境准备。按导尿术插好导尿管,按留置导尿管术固定导尿管并排空膀胱。

2) 用70%的乙醇棉球消毒导尿管口。取膀胱冲洗器吸取冲洗液,接导尿管,缓缓注入膀胱。注入一定量后取下冲洗器,让冲洗液自行流出或轻轻抽吸。如此反复冲洗,直至流出液澄清为止。

3) 在冲洗过程中,经常询问患者感受,观察患者反应及引流液性状。

4) 冲洗完毕,取下冲洗管,消毒导尿管口和引流管接头并连接。消毒外阴部,固定好导尿管。协助患者取舒适卧位,整理床单位,清理物品。洗手,记录冲洗液名称、液量、引流量、引流液性质、冲洗过程中患者的反应等。

2. 密闭式膀胱冲洗

(1) 操作步骤

1) 同开放式膀胱冲洗1)。

2) 用开瓶器启开冲洗液铝盖中心部分,常规消毒瓶盖,打开膀胱冲洗装置,将冲洗导管针头插入瓶塞,将冲洗液瓶挂于输液架上,排气后用血管钳夹闭导管。

3) 消毒三通导尿管冲洗口和引流口后,分别与冲洗管和引流管连接。夹紧引流管开放冲洗管,使溶液滴入膀胱,调节滴速。待患者有尿意或滴入溶液200～300ml后,夹闭冲洗管,放开引流管,将冲洗液全部引流出来后,再夹闭引流管。按需要如此反复冲洗(图7-10)。

4) 同开放式膀胱冲洗3)、4)。

📝操作警示:严格执行无菌技术,冲洗溶液温度、滴速

(2) 注意事项

1) 操作必须严格执行无菌技术。冲洗时,如患者感到剧痛或不适,应停止冲洗,及时与医生联系处理。

2) 冲洗液液面应距床面约60cm,以便产生一定的压力,使液体能够顺利滴入膀胱。引流管应低于耻骨联合,以使引流彻底。

3) 冲洗溶液温度应接近体温,38～41℃,滴速一般保持在每分钟60～80滴,以免速度过快致膀胱收缩。

4) 冲洗时避免空气进入膀胱引起下腹部胀痛。

5) 冲洗后必须记录溶液入量、冲洗液性质、患者反应及效果。

(3) 健康教育

1) 向患者及家属解释行膀胱冲洗的目的和护理方法,鼓励其主动配合。

2) 向患者或家属说明每日摄取足够量水分的重要性,每天饮水量应维持在2000ml左右,使患者产生足够的尿量起到冲洗尿路的作用,预防泌尿道感染的发生。

【评价】

(1) 患者导尿管引流通畅,患者无不适及不良反应,症状减轻或消失,达到预期效果。

(2) 操作者无菌观念强,操作过程无污染。

(3) 患者了解有关护理知识,理解膀胱冲洗的意义,积极配合。

📝考点:膀胱冲洗术的目的、注意事项

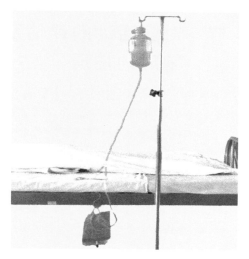

图 7-10　膀胱冲洗术

链 接 »»

膀胱功能训练

膀胱功能训练是利用定时排空膀胱来训练或重建正常的排尿形态。通常可分为两种方法,一种是间歇导尿膀胱功能训练法(无留置导尿的患者),一种是留置导尿膀胱功能训练法。

1. 间歇导尿膀胱功能训练

1) 目的:定时排空膀胱,避免膀胱过度膨胀,训练患者自解小便,减少依赖,增加信心。

2) 原则:提醒或协助患者每2小时自解尿液一次,根据训练情况慢慢延长到3～4小时排尿一次,在患者解尿后5分钟内给予导尿,膀胱内残余尿量排空。记录每次自解尿量、余尿量、自解时间和摄入水量。

2. 留置导尿膀胱功能训练

1) 目的:维持膀胱正常张力,为患者恢复正常排尿做准备。

2) 原则:夹住导尿管,每2～3小时定时开放管夹5～10分钟,开放时间根据患者摄水量而定。水分摄入量多则可将管夹开放间隔时间缩短,若患者用利尿剂则不宜夹管,以免发生膀胱过度膨胀。夜间10时以后至次日清晨6时开放尿管,不予训练。

3. 注意事项:

1) 训练前向患者和家属说明膀胱训练的目的、方法、时间,取得患者和家属的合作。

2) 让患者摄入适量液体(至少1500ml),以定期产生足够尿液,膀胱产生排尿反射,达到训练膀胱的目的。

3) 当患者有尿意时,必须立即排尿。

4) 护士协助患者膀胱功能训练时,保持耐心,根据不同病情给予患者生理和心理上的支持。

第3节 对肠活动的评估及异常时的护理

人的排便受生理、心理、社会等因素影响较大,护理人员要正确评估患者的排便活动和异常粪便的观察,及时了解病情动态变化,制订合理有效的护理措施,帮助患者恢复健康。

//// 案例 7-3

患者顾某,男性,43岁,半年来持续腹部不适,每天排便4～5次,伴有腹泻,便中有黏液,来院就诊,经大便潜血试验、内镜检查为结肠癌,拟行手术治疗。

思考:

1. 人的排便活动如何评估?

2. 患者异常排便如何护理?

3. 与排便有关的护理技术有哪些?

一、对肠活动的评估

(一)正常的排便

1. 排便频率 由于生活习惯的不同,排便次数也不完全相同。成人正常范围是每天1～3次;婴儿的排便次数较多,可每日3～5次。

2. 量 排便量的多少根据食物摄入量、种类、液体摄入量、排便次数和消化器官的功能状态而不同。正常成人一般100～300g。进食细粮及肉食为主者,粪便细腻而量少;进食粗粮者,粪便量大。

3. 颜色和性状 正常成人的粪便呈黄褐色,成形,软便;婴儿的粪便呈黄色或金黄色。摄入食物或

药物的种类不同,颜色会发生相应的变化。

(二)异常的粪便

1. 形状 当各种感染性或非感染性腹泻时,排便次数增多,呈糊状或水样便;当便秘时,粪便干结坚硬,有时呈栗子样;直肠癌、肠息肉或部分肠梗阻时,粪便呈扁条状或细条状。

2. 颜色 柏油样便见于上消化道出血;暗红色便见于下消化道出血;陶土色便见于阻塞性黄疸;果酱样便见于阿米巴痢疾或肠套叠;鲜血附着于秘结粪便的表面见于肛裂;排便后有鲜血滴落见于痔疮;白色淘米水样便见于霍乱、副霍乱。

3. 气味 酸臭味见于消化不良;腐臭味见于直肠溃疡、肠癌;腥臭味见于上消化道出血。

4. 混合物 脓血便见于痢疾、溃疡性结肠炎、直肠癌;肠道有寄生虫者的粪便中可见成虫或查见虫卵。

☞考点:正常排便的频率、量、颜色和性状;异常粪便的形状、颜色、气味和混合物

(三)影响排便因素的评估

1. 心理因素 一个人排便形态的改变和情绪有关联。如精神抑郁导致身体活动减缓,可表现出便秘的症状;而情绪激动和神经质则可能造成腹泻。

2. 排便训练 儿童期排便的训练,对日后排便习惯有长远的影响。正向行为的正强化,可导致日后健康的排便习惯;相反,儿童在排便训练期因失控而受惩罚时,可能下意识地转移到成人期,形成潜在的罪恶和焦虑感,而以胃肠道的问题表现出来。

3. 文化教育 文化教育影响人的解便习惯。排便是一件个人隐私的事,当患者病情严重,需要依赖护士帮助才能满足排便需要时,隐私权的丧失会使患者心理无法接受,进而造成便秘。

4. 个人习惯 日常生活中,人们逐渐建立个人排便习惯,但当自己固定的排便时间、地点、所使用的便具等发生改变时,习惯常遭到破坏,导致腹泻或便秘。

5. 饮食 饮食对排便的影响很大。粗纤维的食物有助于大肠的蠕动,增加排便反射的刺激。相反,低纤维素、高碳水化合物饮食易减少排便反射。

6. 液体摄入 粪便中的含水量会影响粪便的软硬度,含水越少,粪便越硬。因此,必须有适当的液体摄入,才能维持正常的排便习惯。

7. 肌肉张力 不仅影响肠道肌肉本身的活动力,也会影响骨骼肌协助排便的能力。无力或萎缩的腹肌及盆腔肌肉,将无法有效地增加腹内压和协助肛门控制排便。造成肌肉张力不佳的原因有长期卧床缺乏运动或神经系统受损等。

8. 药物　能够预防或矫治便秘或腹泻。但如果剂量过大,则会导致相反的结果。有些药物(如麻醉剂或抗生素)有改变肠道功能的作用。

9. 年龄　儿童通过排便训练能逐渐控制排便,养成定时排便习惯。老年人由于运动和神经障碍的发病率较高,排便习惯会有所改变。

☞考点:影响排便的因素

（四）排便异常的观察

1. 便秘(constipation)　指正常的排便形态改变,排便次数减少,排出过干过硬的粪便,且排便不畅、困难。

（1）原因:某些器质性的病变;排便习惯不良;中枢神经系统功能障碍;排便时间或活动受限制;强烈的情绪反应;各类直肠肛门手术;某些药物不合理的使用;饮食结构不合理,饮水量不足;滥用缓泻剂、栓剂、灌肠;长期卧床或活动减少等,均可抑制肠道功能而导致便秘的发生。

（2）症状和体征:粪便干硬伴腹痛、腹胀、消化不良、乏力、食欲不佳、舌苔坚硬,触诊腹部较硬且紧张,有时可触及包块,肛诊可触及粪块。

2. 腹泻(diarrhea)　指肠蠕动增快,排便次数增加,粪质稀薄不成形,甚至成水样便。

（1）原因:饮食不当或使用泻剂不当;情绪紧张焦虑;消化系统发育不成熟;胃肠道疾病;某些内分泌疾病如甲亢等均可导致肠蠕动增加,发生腹泻。

（2）症状和体征:腹泻时常伴有恶心、呕吐、腹痛、肠鸣,有急于排便的需要和难于控制的感觉。

3. 排便失禁(fecal incontinence)　指肛门括约肌不受意识的控制而不自主地排便。

（1）原因:神经肌肉系统的病变或损伤如瘫痪,以及胃肠道疾患、精神障碍、情绪失调等。

（2）症状和体征:患者不自主地排出粪便。

4. 粪便嵌塞(fecal impaction)　指持续的便秘未得到缓解,粪便长期累积在直肠中,水分不断被大肠吸收,使得粪便变得更坚硬,更难从肠道中排出。

（1）原因:便秘未能及时解除,粪便滞留在直肠内,水分被持续吸收,而乙状结肠排下的粪便又不断加入,最终使粪块变得又大又硬不能排出,发生粪便嵌塞。

（2）症状和体征:患者有排便冲动,腹部胀痛,直肠肛门疼痛,肛门处有少量液化的粪便渗出,但不能排出粪便。

5. 肠胀气(flatulence)　指胃肠道内有过量气体积聚,不能排出。

（1）原因:食入产气性食物过多;吞入大量空气;肠蠕动减少;肠道梗阻及肠道手术后。

（2）症状及体征:患者表现为腹部膨隆、叩诊呈鼓音、腹胀、痉挛性疼痛、呃逆、肛门排气过多。当肠胀气压迫膈肌和胸腔时,可出现气急和呼吸困难。

☞考点:便秘、腹泻、排便失禁、粪便嵌塞原因

二、异常排便的护理

（一）便秘患者的护理

【护理目标】

（1）患者能建立规则的排便习惯。

（2）患者及家属能说出便秘的原因及防治方法。

（3）患者便秘解除,感觉轻松、舒适。

【护理措施】

（1）心理护理:针对患者的紧张不安情绪给予解释和指导,减轻顾虑。

（2）提供排便的环境:拉窗帘或围屏风,避开查房、治疗和进餐时间,保证环境隐蔽,时间充裕,以让患者安心排便。

（3）安置适当的体位:协助患者采取坐位或蹲位排便,床旁置椅子或厕所装扶手以便撑扶;仰卧位患者可酌情抬高床头;如患者起床排便感到疲劳,有不适反应时,应立即扶其卧床休息。

（4）腹部按摩:用手自右沿结肠解剖位置向左环形按摩,并在左下腹乙状结肠部适当加压,以刺激肠蠕动,增加腹内压,促进排便。

（5）按医嘱给口服缓泻剂:可刺激肠壁增加蠕动,增加粪便中的水分,减轻便秘。服用1～6小时产生作用,利于排便。使用时应注意根据患者的特点及病情选用,而且不能真正矫正病因,长期使用易导致习惯性依赖,仅可偶尔用之。

（6）使用简易通便剂:常用开塞露、甘油栓等,通过软化粪便、润滑肠壁、刺激肠蠕动而促进排便(图7-11)。

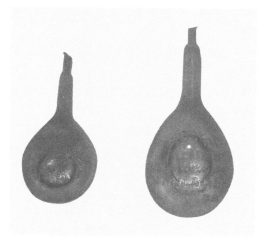

图7-11　开塞露通便

1) 开塞露:用 50% 甘油或小量山梨醇制成,装在塑料胶壳内,用量成人 20ml,小儿 10ml。使用时剪去封口端(开口端应圆滑),挤出少许液体润滑开口处,嘱患者左侧卧位,作排便动作以放松肛门外括约肌,轻轻插入肛门后将药液全部挤入直肠内,嘱患者忍耐 5~10 分钟后再排便。

2) 甘油栓:是用甘油明胶制成的栓剂。使用时手垫纱布或戴指套,捏住栓剂后端,轻轻插入肛门至直肠内,抵住肛门处轻轻按摩,嘱患者忍耐 5~10 分钟后再排便。

3) 肥皂栓法:将普通肥皂削成圆锥形(底部直径约 1cm,长 3~4cm),使用时手垫纱布或戴手套,将肥皂栓蘸热水后轻轻插入肛门,有肛门黏膜溃疡、肛裂及肛门剧烈疼痛者,则不宜使用肥皂栓通便。

(7) 健康教育

1) 向患者讲解有关排便的知识,养成定时排便的习惯。

2) 建立合理的食谱,多吃蔬菜、小麦、粗粮等含膳食纤维多的食物,每天摄入液体 1500ml 左右,适当食用油脂类食物。

3) 适当进行活动,如散步、体操、打太极拳等,卧床患者可进行床上活动。

4) 对需要绝对卧床或某些手术前患者,应有计划地训练床上使用便盆,以逐渐适应卧床排便的需要。

5) 教会患者和家属正确使用简易通便剂。

(8) 上述方法无效时,按医嘱给予灌肠。

【护理评价】

(1) 患者理解简易通便器及灌肠术的目的,主动配合,操作顺利。

(2) 便秘患者身心痛苦减轻,感觉轻松、舒适。

(3) 患者正常的排便习惯建立。

☞考点:使用简易通便剂的方法

(二) 腹泻患者的护理

【护理目标】

(1) 患者能说出腹泻的原因及预防措施,配合治疗和护理。

(2) 患者能合理地进食及补充水分,维持水和电解质的平衡。

(3) 患者肛周皮肤黏膜清洁干燥,无破溃。

(4) 患者排便成形,次数减少,不适症状减轻或消除。

【护理措施】

(1) 卧床休息:以减少患者体力消耗。

(2) 饮食护理:鼓励患者多饮水,酌情给予清淡的流质和半流质饮食,忌油腻、辛辣、高纤维食物。腹泻严重时暂时禁食。

(3) 防止水、电解质紊乱:按医嘱给予止泻剂、口服补液盐或静脉输液。

(4) 肛周护理:每次便后用软纸轻擦,用温水清洗,肛门周围涂油膏,以保护局部皮肤。

(5) 观察排便情况:观察粪便的次数和性质,及时记录,需要时留取标本送验。

(6) 疑为传染病时,按隔离原则护理。

(7) 健康教育

1) 告知患者注意饮食卫生的重要性,养成良好的卫生习惯。

2) 选择合理的饮食。预防脱水和电解质紊乱。

3) 掌握肛周的护理方法。

【护理评价】

1. 患者排便次数减少,粪便成形,不适症状减轻或消失。

2. 患者体液、电解质保持平衡。

3. 患者肛周皮肤黏膜清洁干燥,无破溃。

(三) 大便失禁患者的护理

【护理目标】

(1) 患者心理压力减轻,能配合治疗和护理。

(2) 患者会阴部皮肤清洁干燥,未发生压疮。

(3) 患者学会盆底肌收缩运动,排便异常状态逐步改善。

【护理措施】

(1) 心理护理和室内环境:同尿失禁护理。

(2) 皮肤护理:床上铺橡胶单或塑料单及中单,每次便后用温水洗净肛门周围及臀部皮肤,保持清洁干燥,以预防压疮。

(3) 观察排便反应:了解患者排便的规律,观察排便前表现,如多数患者因进食刺激蠕动而引起排便,护士应在饭后及时给患者使用便盆;对排便无规律者,酌情定时给患者使用便盆以试用排便,帮助患者重建排便的控制能力。

(4) 健康教育:教会患者进行盆底肌收缩运动锻炼,以逐步恢复肛门括约肌的控制能力(同尿失禁护理)。

【护理评价】

(1) 患者会阴部皮肤清洁干燥,无破损。

(2) 患者排便异常状态逐步改善。

(3) 患者身心舒适,能配合治疗和护理。

☞考点:大便失禁患者的护理措施

(四) 粪便嵌塞患者的护理

【护理目标】

(1) 患者直肠内的粪块得以排出,自觉轻松、适应。

(2) 重建正常排便习惯。

(3) 患者及家属能叙述产生粪便嵌塞的原因和预防措施。

【护理措施】

（1）早期可使用栓剂、口服缓泻剂来润肠通便。

（2）必要时先行油类保留灌汤，2～3 小时后再做清洁灌肠。

（3）人工取便。通常在清洁灌肠无效后按医嘱执行，术者戴上手套，将涂润滑剂的示指慢慢插入患者直肠内，触到硬物时注意其大小、硬度，然后机械地破碎粪块，一块一块地取出。操作时注意动作轻柔，避免损伤直肠黏膜，患者如有心悸、头晕等不适，立刻停止操作。

（4）健康教育：向患者及家属讲解有关排便的知识，协助患者建立合理的膳食结构，维持正常的排便习惯，防止便秘的发生。

【护理评价】

（1）患者自觉轻松、舒适。

（2）重建正常排便习惯。

☞考点：粪便嵌塞患者的护理措施

（五）肠胀气患者的护理

【护理目标】

（1）肠胀气解除，患者自觉轻松、舒适。

（2）养成良好的饮食习惯。

（3）患者及家属能说出引起肠胀气的原因和预防措施。

【护理措施】

（1）指导患者养成良好的饮食习惯（细嚼慢咽）。

（2）去除引起肠胀气的原因，如避免进食产气食物和饮料，积极治疗肠道疾患等。

（3）鼓励患者适当活动。协助患者下床活动如散步，卧床患者可做床上活动或变换体位，以促进肠蠕动，减轻肠胀气。

（4）轻微胀气时，可行腹部热敷或腹部按摩、针刺疗法；严重胀气时，遵医嘱给予药物治疗或行肛管排气。

【护理评价】

（1）症状解除，患者自觉轻松、舒适。

（2）注意饮食的调整，养成良好的饮食习惯。

☞考点：肠胀气患者的护理措施

三、与排便有关的护理技术

（一）灌肠法（enema）

灌肠法是将一定量的液体由肛门经直肠灌入结肠，以帮助患者清洁肠道排便、排气或由肠道供给药物及营养的过程，达到诊断治疗的目的。

大量不保留灌肠（图 7-12）

【目的】

（1）解除便秘。

（2）为某些手术、检查或分娩作清洁肠道准备。

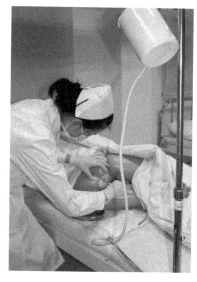

图 7-12　大量不保留灌肠

（3）为高热患者降温。

（4）稀释和清除肠道内的有害物质，减轻中毒。

【评估】

（1）患者病情、意识状态、生命体征、排便情况、合作程度、心理反应、肛周皮肤、黏膜情况。

（2）患者肛周的皮肤、黏膜情况。

（3）病室温度、病床有无床帘或屏风遮挡，有无家属或陪客。

【计划】

（1）护理目标

1）患者理解灌肠目的，能配合，有安全感。

2）患者能排出肠道内的积气和粪便。

3）高热患者体温有所下降。

4）能清除肠道内毒物，中毒症状减轻。

（2）用物准备

1）治疗盘内备灌肠筒一套（全长 120cm 橡胶管、玻璃接管，筒内盛灌肠溶液）、肛管（24～26 号）、弯盘、夹子（或血管钳）、润滑剂（皂液）、棉签、卫生纸、橡胶或塑料单及治疗巾、水温计。

2）便盆及便盆巾、输液架、屏风、绒毯。

3）灌肠溶液：常用 0.1％～0.2％肥皂液、0.9％氯化钠溶液。成人每次用量为 500～1000ml，小儿酌减。溶液温度以 39～41℃为宜，降温时用 28～32℃，中暑患者用 4℃0.9％氯化钠溶液。

【实施】

（1）操作步骤

1）护士洗手，戴口罩，物品准备齐全携至患者床前，解释灌肠的目的，以取得配合。

2）遮挡患者，协助患者取左侧卧位，裤子退至膝部，双膝屈曲，移臀部至床沿。不能自行控制排便的患者可取仰卧位,置便盆于臀下并抬高床头(<30°)。用橡胶单及治疗巾保护床铺。

3）灌肠筒挂在输液架上,液面距肛门40～60cm。润滑肛管前端以减少摩擦,排出少量液体以排净管内的空气,夹住肛管,防止将空气灌入患者肠道。

4）手持肛管,分开患者臀部,将肛管自肛门缓缓插入直肠内7～10cm。

5）固定肛管,放开夹子,使溶液缓慢流入。

6）在灌肠过程中,应密切观察溶液流入情况。

7）待溶液将流完时,夹住肛管,用手纸包住轻轻取出放弯盘内。嘱患者尽量保留溶液5～10分钟后再排便,以达到较好的效果。

8）灌肠后应将灌入液体品种、量、灌肠效果及有无异常情况详细记录。1/E表示灌肠一次后大便1次。0/E表示灌肠一次后无排便。

☞操作警示:正确选择灌肠溶液,灌肠过程中,应密切观察溶液流入情况

链 接 》》》

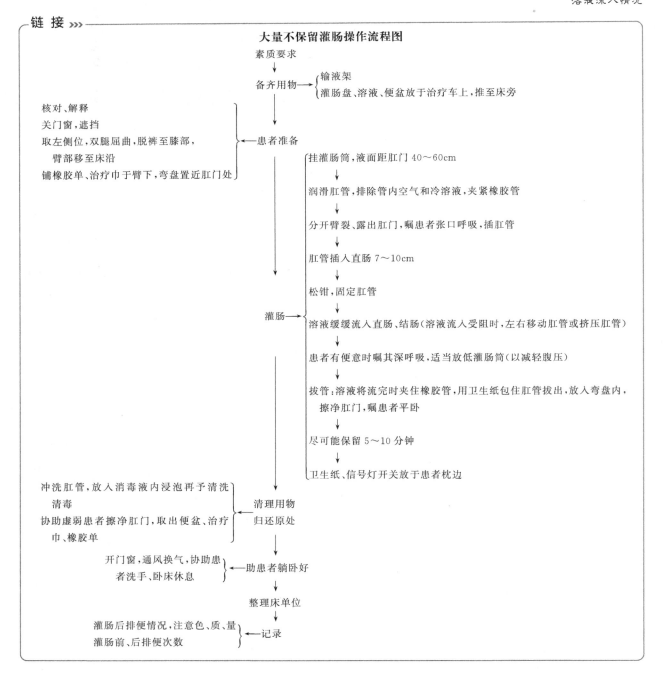

大量不保留灌肠操作流程图

（2）注意事项

1）保护患者的自尊，尽量减少暴露患者的肢体，防止受凉。

2）插入动作应轻柔，以防损伤肠黏膜；灌肠液流入受阻时可稍移动或挤捏肛管；如患者感觉腹胀或有便意时，可适当降低灌肠筒的高度或暂停片刻，嘱患者张口深呼吸；如患者出现脉速、面色苍白、出冷汗、剧烈腹痛、心慌气急，应立即停止灌肠，与医生联系给予处理。

3）根据医嘱和评估资料准备灌肠溶液，掌握灌肠的方法。降温灌肠应保留30分钟后排出，排便后30分钟再测量体温，并作记录；肝性脑病患者禁用肥皂液灌肠，以减少氨的产生和吸收；充血性心力衰竭或钠潴留患者禁用0.9%氯化钠溶液灌肠，以减少钠的吸收；为伤寒患者灌肠，液量不超过500ml，压力宜低（即液面与肛门距离小于30cm）。

4）禁忌证：急腹症、消化道出血、妊娠、严重心血管疾病等。

☞考点：大量不保留灌肠的目的、溶液、剂量，插管长度、注意事项

链接 »»»
肠道手术前准备方法种种

肠道手术前准备传统的方法所需时间长，减少经口摄取能量和营养，又要反复灌肠，导致体力消耗大，增加痛苦，并给予癌体压力和刺激，所以传统的逆行肠道准备法使用日趋减少，有逐渐被顺行法取代的趋势。现在提倡使用的方法如下：

（1）全肠道灌洗法：于术前一天下午进行，灌洗液为等渗平衡电解质液，每升内含NaCl6.3g、NaHCO₃2.5g、KCl0.75g，引起容量性腹泻，以达到彻底清洁肠道目的，一般灌洗全过程需3～4小时，灌洗液量不少于6000ml。灌洗液中也可加入抗菌药物。

（2）甘露醇口服肠道准备法：术前1日午餐后0.5～2小时内口服5%～10%的甘露醇1500ml左右，因甘露醇为高渗性，口服后可吸收肠壁水分，促进肠蠕动，起到有效腹泻、清洁肠道的作用。采用此法基本不改变患者饮食或术前2日进少渣半流质饮食，但应注意酌情补液。

【评价】

（1）患者感觉安全、舒适。

（2）患者临床症状减轻或消失。

（3）护患沟通成功，能够有效配合。

小量不保留灌肠

【目的】

软化粪便，排除肠道积存气体，减轻腹胀，适用于腹部及盆腔手术后肠胀气，以及为保胎孕妇解除便秘等。

【评估】

（1）患者病情、心理反应、肛周皮肤、黏膜情况，合作程度。

（2）病室温度，有无病床床帘或屏风遮挡，有无家属或陪客。

【计划】

（1）护理目标

1）患者能理解灌肠的目的。

2）患者能排出肠道内积气和粪便。

（2）用物准备

1）治疗盘内备注洗器、药杯或量杯内盛医嘱指定的溶液、14或16号肛管、温开水5～10ml、弯盘、卫生纸、橡皮布及治疗巾、润滑剂、夹子或血管钳、便盆。

2）常用溶液："1、2、3"溶液即50%硫酸镁30ml、甘油60ml、温开水90ml；甘油和水各60～90ml；各种植物油120～180ml，溶液的温度为38℃。

【实施】

操作步骤

1）同大量不保留灌肠。

2）将弯盘置于臀部，用量杯盛溶液或注洗器抽吸药液连接较细的肛管，并润滑肛管前端。反折肛管，徐徐插入肛门至直肠7～10cm。将量杯或注洗器举高使液面距患者肛门30cm，放开肛管，使溶液徐徐流入。在溶液将流完时，倒入温开水使灌肠液全部进入患者肠道，将肛管反折后拔出置弯盘内。轻揉肛门部位，嘱卧床休息，保留溶液5～10分钟后再排便（图7-13）。

☞操作警示：小量不保留灌肠常用溶液的配置、量、温度

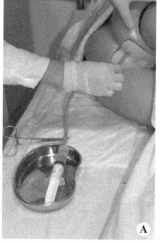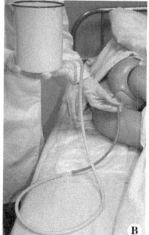

图7-13 小量不保留灌肠

【评价】

（1）患者理解小量不保留灌肠目的，正确配合。

（2）患者能排出肠道内粪便，临床症状减轻或消失。

（3）护患沟通有效。

☞考点：小量不保留灌肠常用溶液

清洁灌肠

反复多次进行大量的不保留灌肠,首次用肥皂水,以后用 0.9% 氯化钠溶液或清水,直到排出液无粪质为止。以彻底清除肠道内粪便,为直肠、结肠检查和手术做肠道准备。注意灌肠时压力要低,液面距肛门高度不超过 40cm。

护理操作程序同大量不保留灌肠。

保留灌肠

【目的】

将药液灌入到直肠或结肠内,通过肠黏膜吸收达到镇静、催眠及治疗肠道感染的目的。

【评估】

(1)患者的病情(肠道病变部位)、意识状态、心理反应、合作程度。

(2)患者肛周皮肤、黏膜情况。

(3)病室温度、有无窗帘或屏风、有无家属或陪客。

【计划】

(1)护理目标

1)患者能理解灌肠的目的,主动配合。

2)患者临床症状减轻或消退。

(2)用物准备:与小量不保留灌肠相同,应选择较细的肛管,按医嘱准备药物,灌肠溶液量不超过200ml,药液温度 39~41℃。镇静、催眠用 10% 水合氯醛溶液,肠道抗感染用 2% 小檗碱溶液、0.5%~1% 新霉素或其他抗生素液。

【实施】

(1)灌肠前嘱患者排便、排尿,以减轻腹压并保持肠道清洁,以利于药物的吸收。

(2)灌肠前将患者的臀部垫高约 10cm。为提高疗效,应根据病情选择适宜卧位,如病变部位为直肠与乙状结肠,宜采取左侧卧位;如病变部位为回盲部,则宜采用右侧卧位。

(3)导管插入 10~15cm,药液液面距患者肛门不得超过 30cm。灌入药液速度要慢,以便于保留。

(4)灌肠后拔出肛管后,应以卫生纸在肛门处轻轻按揉,嘱患者保留 1 小时以上。

【评价】

1. 患者能积极配合,操作顺利进行。

2. 患者自觉临床症状减轻,身心愉快。

☞考点:保留灌肠的目的操作要点

(二)肛管排气法

【目的】

将肛管从肛门插入直肠,以排除肠腔内积气。

【评估】

同大量不保留灌肠

【计划】

(1)护理目标

1)患者腹胀减轻或消失。

2)患者理解护理目的,主动配合。

(2)用物准备:治疗盘内备肛管(26 号)、玻璃接管、橡胶管、玻璃瓶(内盛水 3/4 满)、瓶口系带(图 7-14)、润滑剂、棉签、胶布(1cm×15cm)、橡皮圈及别针、卫生纸、弯盘。另备屏风。

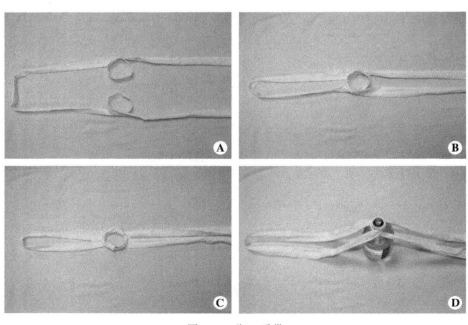

图 7-14　瓶口系带

【实施】

（1）携用物至床旁，向患者解释，以取得合作。助患者左侧卧位或仰卧位。

（2）将瓶系于床边，橡胶管一端插入玻璃瓶液面下，另一端与肛管相接。

（3）润滑肛管前端，轻轻插入直肠 15～18cm，用胶布固定。橡胶管留出足以翻身的长度，用别针和橡胶圈将橡胶管固定于床单上（图 7-15）。

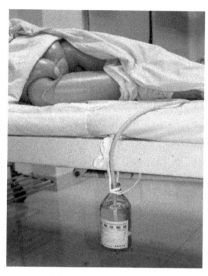

图 7-15 肛管排气法

（4）观察和记录排气情况，如有气体排出时，瓶中可见水泡；如排气不畅，应帮助患者更换体位及按摩腹部，以促进排气。

（5）保留肛管时间一般不超过 20 分钟，因为长时间留置肛管会减少括约肌的反应，甚至导致肛门括约肌永久松弛。必要时可隔几个小时后再重复插肛管排气。

（6）拔出肛管，清洁肛门，整理床单位，清理用物。

【评价】

1. 患者理解肛管排气的目的，正确配合。

2. 患者腹胀减轻或消失。

☞考点：肛管排气时保留肛管的时间

链接 >>>

结肠造瘘护理

一、目的

1. 训练规则的结肠排便习惯。

2. 使患者以正向态度面对结肠造瘘。

3. 训练患者熟练的执行结肠造瘘灌洗技术。

二、用物

1. 人工肛门灌洗用具 1 套。

2. 凡士林 1 瓶、清水或 0.9% 氯化钠溶液、输液架、水温计 1 支、卫生纸及纱布数块、橡胶中单和中单各 1 块、人工造口袋 1 个、皮肤保护膜环 1 个、弯盘 1 个、手套 1 副、便盆 1 个、便盆布 1 块。

三、操作步骤

1. 准备用物至患者床边。

2. 核对、解释；关门窗、围屏风，劝退家属。

3. 连接各导管，试温（37～40℃），加入盛水袋中，挂于输液架上（液面至造瘘口处 45～60cm）。

4. 协助患者取侧卧位、半坐卧位或坐位；铺橡胶单、中单于造瘘口侧下方，上面放弯盘。便盆放置于床旁椅上。

5. 露出造瘘口处，取下患者的人工造口袋，以卫生纸轻拭周围，置污染的造口袋于弯盘内。

6. 戴上造口系腰带并粘上长型灌洗袋，长型灌洗袋尾端置于便盆内。

7. 排气；戴上手套，挤凡士林于卫生纸上润滑灌洗头处，并以示指沾润滑剂伸入造瘘口内约 5cm。

8. 伸入造口处，松开水量控制钮，将 1000ml 的灌洗液于 10～15 分钟内流完。

9. 保留 10 分钟，并鼓励患者走动，以帮助排空。

10. 确定排空后，移去灌洗袋及造口系腰带。造口处皮肤用温水清洁并用卫生纸拭干。

11. 贴上人造皮护垫，粘上人工造口袋。

12. 取下所有用物，整理床单位，协助患者取舒适卧位。

13. 用物处理；记录。

四、注意事项

1. 乙状结肠、降结肠造瘘后须执行灌洗，横结肠、升结肠造瘘、放射线治疗、腹泻、婴儿忌施以灌洗。

2. 时间：依每日活动形态而定，通常在早餐前或晚间灌洗。开始时每日施行，控制稳定后间隔 2 日做一次。

自 测 题

A₁ 型题

1. 正常成人一昼夜尿量一般为（   ）

A. 800ml 左右　　　　　　B. 1500ml 左右

C. 2500ml 左右　　　　　　D. 2800ml 左右

E. 3500ml 左右

2. 少尿是 24 小时尿量少于（   ）

A. 50ml　　　　　　　　　B. 100ml

C. 200ml　　　　　　　　　D. 300ml

E. 400ml

3. 正常尿比重是（   ）

A. 1.001～1.002　　　　　　B. 1.022～1.030

C. 1.015～1.025　　　　D. 1.030～1.035

E. 1.040～1.060

4. 下列哪一种疾病的患者排出的尿液含有烂苹果气味?
（　　）

A. 前列腺炎

B. 尿道炎

C. 膀胱炎

D. 糖尿病酮症酸中毒

E. 急性肾炎

5. 胆红素尿的颜色呈（　　）

A. 酱油色　　　　　　B. 红色或棕色

C. 金黄色　　　　　　D. 黄褐色

E. 乳白色

6. 多尿是指 24 小时尿量超过（　　）

A. 2000ml　　　　　　B. 1800ml

C. 1600ml　　　　　　D. 400ml

E. 2500ml

7. 成年女性导尿时,导尿管插入长度是（　　）

A. 2～3cm　　　　　　B. 4～6cm

C. 7～8cm　　　　　　D. 7～9cm

E. 9～10cm

8. 男性患者导尿,导管插入的深度应为（　　）

A. 12～14cm　　　　　B. 14～16cm

C. 16～18cm　　　　　D. 18～20cm

E. 20～22cm

9. 正常尿液的 pH 是（　　）

A. 中性　　　　　　　B. 酸性

C. 碱性　　　　　　　D. 弱碱性

E. 弱酸性

10. 盆腔内器官手术前行导尿的目的是（　　）

A. 测量膀胱容量

B. 鉴别有无尿闭

C. 排空膀胱,避免术中误伤

D. 减轻患者痛苦

E. 记录尿量、观察肾功能

11. 导尿前需要彻底清洁外阴的目的是（　　）

A. 防止污染导尿管

B. 使患者舒适

C. 便于固定导尿管

D. 清除并减少会阴部病原微生物

E. 防止污染导尿的无菌物品

12. 上消化道出血患者的粪便可呈（　　）

A. 脓血样　　　　　　B. 果酱样

C. 米泔水样　　　　　D. 柏油样

E. 白陶土样

13. 下列不是大量不保留灌肠适应证的是（　　）

A. 为便秘者软化、清除粪便

B. 为急腹症患者作肠道准备

C. 腹腔手术前的准备

D. 为分娩者作肠道准备

E. 为高热患者降温

14. 清洁灌肠的目的是（　　）

A. 解除腹部手术后胀气

B. 解除老年人便秘

C. 为保胎孕妇解除便秘

D. 手术前肠道准备

E. 治疗肠道感染

15. 肛管排气操作中,不妥的方法是（　　）

A. 肛管插入深度为 15～18cm

B. 与肛管相连的橡胶管插入盛水瓶中的液面下

C. 排气不畅时在患者腹部作离心按摩

D. 排气不畅时帮助患者更换体位

E. 肛管保留 1 小时以上

16. 小量不保留灌肠时,溶液液面与肛门距离为（　　）

A. 20cm 以下　　　　　B. 30cm 以下

C. 40cm 以下　　　　　D. 50cm 以下

E. 60cm 以下

17. 小量不保留灌肠时,可采用"1、2、3"溶液,即（　　）

A. 50％硫酸镁 50ml、甘油 60ml、温开水 70ml

B. 50％硫酸镁 40ml、甘油 50ml、温开水 80ml

C. 50％硫酸镁 60ml、甘油 70ml、温开水 80ml

D. 50％硫酸镁 30ml、甘油 60ml、温开水 90ml

E. 50％硫酸镁 30ml、甘油 50ml、温开水 70ml

18. 保留灌肠时,灌入的药量应（　　）

A. 不超过 100ml　　　　B. 不超过 300ml

C. 不超过 200ml　　　　D. 不超过 250ml

E. 不超过 350ml

19. 为肛门括约肌失去控制能力的患者灌肠时,患者的卧位应是（　　）

A. 头高脚低位　　　　　B. 头低脚高位

C. 俯卧位　　　　　　　D. 仰卧位

E. 右侧卧位

20. 灌肠前自行排便一次和灌肠后又排便一次的记录法是（　　）

A. 1/A　　　　　　　　B. 01/E

C. 1/E　　　　　　　　D. 1/E1

E. 以上都不是

21. 肝性脑病禁用肥皂水灌肠的目的是（　　）

A. 减少对肠壁的刺激

B. 减轻肠壁水肿

C. 减少氨的产生和吸收

D. 使肠蠕动不致过快

E. 以上都不是

22. 关于排便性质异常,错误的描述是（　　）

A. 上消化道出血为柏油样便

B. 胆道完全阻塞时粪便呈陶土色

C. 消化不良者粪便呈腥臭味

D. 痔疮出血在排便后有鲜血滴出

E. 痢疾患者粪便呈黏液血便

23. 直肠癌晚期患者排出（　　）
    A. 黏液脓血便
    B. 柏油样便
    C. 粪便表面带鲜血
    D. 果酱样便
    E. 陶土样便

24. 为阿米巴痢疾患者做保留灌肠时，采取右侧卧位的目的是（　　）
    A. 减轻药物的毒副作用
    B. 有利于药物保留
    C. 提高治疗效果
    D. 减少对患者的刺激
    E. 使患者舒适、安全

A₂ 型题

25. 一位术后患者发生了尿潴留，解除尿潴留的措施中错误的一项是（　　）
    A. 让患者听流水声
    B. 轻轻按摩下腹部
    C. 用温水冲洗会阴
    D. 口服利尿剂
    E. 行导尿术

26. 一患者患膀胱炎，该患者排出的新鲜尿液可呈（　　）
    A. 硫化氢味　　　　　B. 烂苹果味
    C. 氨臭味　　　　　　D. 粪臭味
    E. 芳香味

27. 患者在腹部探查术后 3 日出现腹部不适，检查腹部膨隆，叩诊呈鼓音，最佳的处理方法是（　　）
    A. 清洁灌肠
    B. 保留灌肠
    C. 大量不保留灌肠
    D. 肛管排气
    E. 服药导泻

28. 王先生，41 岁。患慢性痢疾，医嘱给予 0.5％新霉素溶液保留灌肠，不正确操作是（　　）
    A. 嘱患者先排尿、排便
    B. 安置左侧卧位
    C. 插入肛管 10～15cm
    D. 液面距肛门不超过 30cm
    E. 保留溶液时间为 30 分钟

29. 患者，男性，86 岁，因冠心病全心衰竭入院，神志清，呼吸频率 24 次/分，半卧位，心界向两侧扩大，心率 108 次/分，两肺可闻湿啰音，肝肋下 3 指，双下肢可凹性水肿，患者在家中已 2 天未解大便，责任护士在解决患者排便问题时采用的措施，不妥的是（　　）
    A. 可多在室内活动，以促排便
    B. 建议患者在饮食中增加粗纤维
    C. 嘱排便时不可过度用力，必要时可用润肠剂
    D. 帮助患者在住院期间养成按时排便习惯
    E. 训练床上排便习惯

30. 肝性脑病患者发生便秘时，灌肠时应禁用（　　）

A. 0.9％氯化钠溶液　　　B. 肥皂水
C. 新霉素液　　　　　　　D. 弱酸性溶液
E. 液状石蜡

31. 李某，32 岁，初产妇，宫内孕 39 周，于昨日晚感觉腹部一阵阵发紧，每半个小时一次，每次持续 3～5 分钟，今天早上孕妇感觉腹部疼痛，每 5～6 分钟一次，每次持续 45 秒左右，请问临产后，该产妇如果出现以下情况不宜灌肠的是（　　）
    A. 初产妇宫口开大 2cm　　B. 胎膜未破
    C. 无阴道出血　　　　　　D. 妊娠高血压综合征
    E. 心功能 I 级

32. 患者孙某，因胆道梗阻出现黄疸，尿中有胆红素，其尿液颜色为（　　）
    A. 红色　　　　　　　B. 酱油色
    C. 淡黄色　　　　　　D. 黄褐色
    E. 乳白色

33. 患者林某，肝性脑病前期表现为躁动、意识不清，此时为该患者灌肠忌用（　　）
    A. 0.1％肥皂水　　　　B. 0.9％氯化钠溶液
    C. 1、2、3、溶液　　　D. 油剂
    E. 液状石蜡

34. 肛管排气时，保留时间一般不超过多少？（　　）
    A. 15 分钟　　　　　　B. 20 分钟
    C. 25 分钟　　　　　　D. 30 分钟
    E. 40 分钟

35. 患者王某，患伤寒，需做大量不保留灌肠，为此患者灌肠的液量及液面与肛门的距离是（　　）
    A. 1000ml，不超过 50cm
    B. 1000ml，不超过 30cm
    C. 500ml，不超过 20cm
    D. 500ml 以内，不超过 30cm
    E. 500ml 以内，不超过 40cm

36. 患者男性，45 岁，因直肠需手术，遵医嘱做手术前肠道准备，护士正确的做法是（　　）
    A. 采用开塞露通便法
    B. 小量不保留灌肠
    C. 清洁灌肠
    D. 行保留灌肠
    E. 采用甘油栓通便法

37. 直肠癌患者术前晚行清洁灌肠，灌肠过程中患者感觉腹胀，有便意，处理方法是（　　）
    A. 拔出肛管，停止灌肠
    B. 降低液面高度，嘱患者深呼吸
    C. 稍转动肛管，观察流速
    D. 升高液面高度，快速灌入
    E. 挤捏肛管，嘱患者忍耐

A₃ 型题

（38～40 题共用题干）

患者男性，56 岁，肺癌晚期，恶病质，膀胱高度膨胀，现遵医嘱给药导尿。

38. 导尿时,提起阴茎与腹壁成 60°,目的是(　　)
    A. 耻骨前弯消失
    B. 耻骨下弯消失
    C. 扩张尿道内口
    D. 扩张尿道内口
    E. 扩张尿道膜部

39. 第一次放尿量不应超过(　　)
    A. 500ml   B. 1000ml
    C. 1000ml   D. 1500ml
    E. 2000ml

40. 大量放尿会导致该患者出现(　　)
    A. 血尿   B. 尿闭
    C. 尿痛   D. 尿频
    E. 尿崩

A₄ 型题
(41～44 题共用题干)

　　患者女性,26 岁,因截瘫导致尿失禁。

41. 错误的护理措施是(　　)
    A. 床上铺橡胶单和中单
    B. 定时按摩受压部位
    C. 嘱患者少饮水以减少尿量
    D. 会阴部经常用温水冲洗

E. 定时开窗通风,保持空气清新

42. 如果患者需导尿,在导尿过程中护士应注意(　　)
    A. 动作迅速,紧急情况下可不执行无菌技术
    B. 帮助患者取右侧卧位,铺一次性尿布于臀下
    C. 消毒尿道口时一个棉球可用 2 次
    D. 见尿液流出后,防止尿管脱落再插入 3～4cm
    E. 若需留尿培养标本,用无菌试管接取中段尿液 5ml

43. 如该患者需实施导尿管留置术,目的是(　　)
    A. 正确记录尿量
    B. 测量尿比重
    C. 保持膀胱排空状态
    D. 促进伤口愈合
    E. 防止压疮

44. 如果该患者已经实施导尿管留置术,护士应(　　)
    A. 将引流管弯曲后用别针固定在患者衣服上,使其高于耻骨联合
    B. 经常观察患者的尿液,每日检查尿常规
    C. 用消毒液棉球擦拭外阴及尿道口,每天 1～2 次
    D. 嘱患者卧床休息,减少翻身,防止引流管脱落
    E. 24 小时开放引流管,保证及时排空产生的尿液,防止尿路感染

第8章 患者的治疗需要及护理

1. 了解以下知识点 药物的种类、领取方法、常用药物种类及其作用；血制品的种类
2. 理解以下知识点 超声雾化吸入、氧气雾化吸入的原理
3. 掌握以下知识点及技能 药物的保管原则、药疗的原则、注射的原则；青霉素过敏反应的临床表现、预防措施和抢救措施；输液、输血反应及其护理；口服给药法、吸入法、各种注射法、输液法、输血法、冷热疗法及其注意事项

满足患者的治疗需要是护理人员工作的重要内容之一。临床基础护理治疗技术包括口服给药法、雾化吸入疗法、注射法、药物过敏试验及过敏时的处理方法、静脉输液法、输血法、冷热疗法等。理解其基本理论和原理，掌握治疗技术操作是护理人员满足患者治疗需要的前提。

第1节 概　　述

药物治疗是目前医疗行为中最普遍的一种，完成药物疗法需要护理人员、医师、药剂人员等共同合作，其中护理人员在准备药物及给患者服药中扮演着非常重要的角色，因此，每位护理人员都必须具备充分的知识与技能，才能确保患者用药的安全。药物是通过作用于机体使其产生一系列生理、生化变化，从而达到治疗疾病、预防疾病、协助诊断、维持正常生理功能、减轻痛苦不适的目的。给药是药物治疗的具体执行过程的综合，包括合理的给药方案、安全正确的用药和药物作用效应的观察。

案例8-1

护生小晴毕业实习第一天来到内科病房，带教老师一一介绍了治疗室的环境布置与物品摆放的位置，并重点介绍了药柜的管理要求，希望同学们尽快熟悉，以便今后开展工作。

思考：
1. 病房药柜内药物的种类有哪些？如何领取与保管？
2. 给药的原则是什么？
3. 如何正确掌握给药的途径和给药的时间？

一、给药的基本知识

（一）药物的种类

根据药物性质和作用途径的不同分为下面四类，临床使用中常用外文缩写表示，见表8-1。

1. 内服药 溶液、合剂、酊剂、片剂、丸剂、胶囊、散剂及纸型等。
2. 注射药 水剂、油剂、粉剂、结晶、混悬液等。
3. 外用药 溶液、软膏、酊剂、粉剂、搽剂、滴剂、栓剂、洗剂、涂膜剂等。
4. 新颖剂型 粘贴敷片、植入慢溶药片、胰岛素泵等。

表 8-1　常用药物种类的外文缩写与中文译意

外文缩写	中文译意	外文缩写	中文译意
co	复方	caps	胶囊
liq	液体	tab	片剂
mist	合剂	pil	丸剂
sup	栓剂	ung	软膏
pulv	粉剂	ext	浸膏
syr	糖浆剂	lot	洗剂
tr	酊剂	gtt	滴剂

（二）药物的领取

药物的领取各医院规定不一，一般要求如下。

1. 病区设有药柜，存放一定基数的常用药物，由专人负责，按期根据消耗量填写领取药本，到药房领取补充。
2. 患者使用的贵重药或特殊药物，凭医生处方领取。
3. 剧毒药、麻醉药，病区内有固定数，用后凭医生领取补充。

（三）药物的保管

病区药物保管应做到以下几方面。

1. 药柜应放在通风、干燥、光线明亮处，避免阳光直射。保持清洁，专人负责，定期检查药品质量，以确保安全。
2. 药品应按内服、外用、注射、剧毒等分类放置，并按有效期的先后有计划地使用，以免失效。剧毒麻醉药应有明显标记，加锁保管，班班交接。

3. 药瓶贴有明显标签，注明药品名称、剂量、浓度。内服药用蓝色边标签、外用药用红色边标签、剧毒麻醉药用黑色标签，标签脱落或辨认不清及时处理。

4. 药品如有沉淀、浑浊、异味、变色、潮解、变性等，立即停止使用。

5. 药物根据不同性质，分别保存。

（1）遇热易破坏的生物制品、抗生素须放在冰箱内保存。如疫苗、免疫球蛋白、青霉素。

（2）易挥发、潮解、风化的药物，须装瓶盖紧。如乙醇、过氧乙酸、干酵母、糖衣片等。

（3）易燃、易产生爆炸的药物，须密闭，并单独存放于阴凉低温处，远离明火，以防意外。如环氧乙烷、乙醚、乙醇等。

（4）易氧化和遇光变质的药物，用深色瓶子盛装，针剂放在黑纸遮光的纸盒内，置于阴凉处。如维生素C、氨茶碱、盐酸肾上腺素等。

（5）各类中药应置于阴凉干燥处，芳香性药品须密盖保存。

（6）患者个人专用药，单独存放，注明床号、姓名。

☞考点：药物的领取和保管

链接 »»»

护士工作警示

护士在治疗工作中不认真执行"三查七对"制度，将会对患者造成严重的伤害，如：①药名查对失误。有些护理人员在查对药名时不认真，只看头不看尾，只看尾不看头。再加上有些药物名称上有不少相同的字，造成药名查对失误。例如，将"亚硝酸钠"当作"氯化钠"给患者用于清洁灌肠，结果造成患者死亡；将"氯化钾"当作"氧化钙"给患者静脉推注，造成患者高血钾心搏骤停，当即死亡；还有的将"盐酸丁卡因"误认为是"普鲁卡因"给患者作为麻醉用药，使患者麻药过量中毒死亡。②药物剂量查对失误。护理人员将处方上的"哌替啶10mg"看成了100mg，遂按此量给婴儿肌内注射，结果婴儿因呼吸抑制死亡。③患者的姓名查对失误。护理人员将本该给甲产妇用的缩宫素注射到同病房乙产妇身上，结果造成了乙产妇子宫强直性收缩，使胎儿窒息死亡。

二、给 药 原 则

给药原则是确保一切用药安全、有效的准则，给药中必须严格遵守以下几点。

1. 根据医嘱给药 给药是一种非独立性的护理操作，因此，给药中护士必须严格按医嘱执行，不得擅自更改。对有疑问的医嘱，应了解清楚后方可给药，避免盲目执行。

2. 严格执行查对制度，做好"三查、七对、一注意"。

（1）"三查"：操作前、操作中、操作后查（查"七对"的内容）。

（2）"七对"：对床号、姓名、药名、浓度、剂量、用法、时间。

（3）"一注意"：注意用药后药物疗效和不良反应，做好记录。

3. 安全正确用药 合理掌握给药时间、方法，药物备好后及时分发使用，避免久置引起药物污染或药效降低。给药前向患者解释，以取得合作，并予相应的用药指导，提高自我合理用药的能力。对易发生过敏反应的药物，使用前了解过敏史，必要时做过敏试验，使用中加强观察。

4. 注意药物的时效关系 即药物在肌体内的效应随时间的变化而变化的过程。拟定给药的合理顺序，准时给药以达到有效治疗的目的。

5. 发现给药错误，及时报告、处理。

☞考点：药疗的原则

三、给 药 途 径

给药途径依据药物的性质、剂型，机体对药物的吸收情况和用药目的的不同而定，常用的给药途径有口服、注射（皮内、皮下、肌内、静脉）、舌下含化、吸入、外敷、直肠给药等。除动、静脉注射药液直接进入血液循环外，其他途径给药的吸收过程各有不同，根据药物起效速度，由快到慢依次是吸入、舌下含化、肌内注射、皮下注射、直肠给药、口服、外敷。

四、给药次数和时间

给药次数和时间取决于药物的半衰期，以维持有效血浓度和发挥最大药效为最佳选择，同时考虑药物的特性及人体的生理节奏。

临床上常用外文缩写来描述给药的时间、次数、部位等，见表8-2。

表 8-2 医院常用给药方法外文缩写与中文译意

外文缩写	中文译意	外文缩写	中文译意
qd	每日一次	st	立即
bid	每日两次	prn	需要时（长期）
tid	每日三次	sos	必要时（限用一次，12h内有效）
qid	每日四次	dc	停止
qod	隔日一次	Aa	各
biw	每周两次	ad	加至

续表

外文缩写	中文译意	外文缩写	中文译意
qm	每晨一次	Rp,R	处方
qn	每晚一次	inj	注射
qh	每 1 小时一次	po	口服
q2h	每 2 小时一次	od	右眼
q3h	每 3 小时一次	os	左眼
q4h	每 4 小时一次	ou	双眼
q6h	每 6 小时一次	ad	右耳
am	上午	as	左耳
pm	下午	au	双耳
12n	中午 12 点	ID	皮内注射
12mn	午夜 12 点	ih	皮下注射
ac	饭前	IM 或 im	肌内注射
pc	饭后	IV 或 iv	静脉注射
hs	睡前	IU	国际单位

☞考点：医院常用外文缩写与中文译意

第 2 节　口服给药法

口服给药（oral administration）是最常用、最方便、又较安全的给药方法，药物经口服后被胃肠道吸收入血，可起到局部作用或全身作用。但口服给药吸收慢，故不适于急救。对意识不清、呕吐不止、禁食等患者也不宜用此法给药。

///案例8-2

患者王某，女性，38 岁。主诉：腹痛腹泻三次，经血液及粪便检查诊断为急性胃肠炎，体检：患者体温 37.5℃，脉搏 88 次/分，呼吸 22 次/分。医嘱：庆大霉素 80mg，po，tid。

思考：

1. 护士该如何指导患者正确服用？
2. 不同药物剂型如何取用？
3. 给病房患者发药时应注意什么？

口服给药的程序

【目的】

协助患者按照医嘱正确、安全有效地服药，以减轻症状、治疗疾病、维持正常生理功能，协助诊断、预防疾病。

【评估】

1. 患者病情及治疗情况。

2. 患者有无口腔、食管疾病，有无吞咽困难及呕吐，是否适合口服给药。

3. 患者服药的自理能力、心理反应、合作程度。

【计划】

1. 护理目标

（1）患者理解用药目的，能正确、安全地服药。

（2）患者了解药物的作用、副作用，配合观察药物疗效。

2. 用药准备　服药本、小药卡、药盘、药杯、药匙、量杯、滴管、研钵、湿纱布、包药纸（或一次性药杯）、饮水管、治疗巾、水壶（内盛温开水）。

【实施】

1. 操作步骤

（1）清洁药盘，洗手、戴口罩，备齐用物。

（2）备药

1）核对药卡与服药本，按床号顺序将小药卡插入药盘内，放好药杯。

2）对照服药本上床号、姓名、药名、浓度、剂量、时间进行配药。

3）根据药物剂型的不同，采取不同的取药方法。

A. 固体药（片、丸、胶囊）：一手取药瓶，瓶签朝向自己，另一手用药匙取出所需药量，放入药杯。

B. 液体药：摇匀药液，打开瓶盖，盖的内面向上放置。一手持量杯，拇指置于所需刻度，并使其刻度与视线平；另一手将药瓶有瓶签的一面朝上，倒药液至所需刻度处（图 8-1），将药液倒入药杯。瓶口用湿纱布擦净，药瓶放回原处。更换药液品种时，洗净量杯。

C. 油剂：按滴计算的药液或药量不足 1ml 时，可先在药杯内倒入少许温开水，用滴管吸取药液。

4）摆药完毕，将物品归还原处，并根据服药本重新核对一遍，盖上治疗巾。

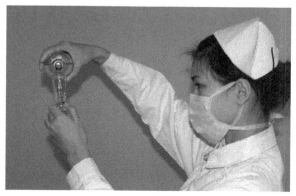

图 8-1　倒药液法

（3）发药

1）护士洗手，携带服药本，备温开水，送药至患者床前。

链 接 »

口服给药操作流程图

素质要求

备齐用物 → { 药盘、药杯等 / 服药本、小药卡 / 温开水 }

固体药用药匙 } → 取药
水剂摇匀后用量杯取

配药 → { 查对服药本和小药卡 / 先配固体药，后配水剂药 / 再次核对服药本 }

带服药本送药到患者处，核对床号，叫姓名，发药， } → 发药
待患者服下后再核对了解药物性能，注意服用方法
助危重患者服药因故未服药者，取回药保存，交班

整理用物 → { 药杯消毒、清洗处理 / 必要时作记录 }

归还原处

注：药量不足1ml,用滴管取药，1ml=15滴；油剂溶液或不足1ml可先在杯内加入少量冷开水，然后放入药液。

2）核对床号、姓名、药名、剂量、浓度、时间、方法。

3）协助患者取舒适体位,解释用药目的及注意事项。

4）协助患者服药,确认服下再次核对后方可离开。危重者及不能自行服药者应喂服；鼻饲者须将药物碾碎,用水溶解后从胃管注入,再以少量温开水冲净胃管。

5）整理病床单位。

6）服药后收回药杯,先浸泡消毒,后冲洗清洁（盛油剂的药杯,先用纸擦净再作初步消毒）,再消毒备用。一次性药杯经集中消毒处理后销毁。

7）清洁药盘,洗手。

8）随时观察患者服药后的反应,若有异常,及时与医生联系,酌情处理。

☞操作警示：注意做好"三查七对"工作

2. 注意事项

（1）发药前应收集患者有关资料,如因特殊检查或手术暂不能服药,暂不发药,并做好交班。

（2）发药时,患者如提出疑问,应虚心听取,重新核对,确认无误后给予解释,再给患者服下。

（3）要按药物性能,掌握服药中的注意事项。

1）对牙齿有腐蚀作用或使牙齿染色的药物,如酸剂、铁剂,服用时应避免和牙齿接触,可用吸水管吸入药液,服药后漱口。服用铁剂,禁忌饮茶,因铁剂和茶叶中的鞣酸接触,形成难溶性铁盐,妨碍吸收。

2）止咳糖浆对呼吸道黏膜起保护作用,服后不应饮水,以免冲淡药液,降低疗效。同时服用多种药物,则应最后服用止咳糖浆。

3）碘胺类药和退热药,服后应多饮水。前者由肾脏排出,尿少时易析出结晶,引起肾小管堵塞；后者起发汗降温作用,多饮水可增强药物疗效。

4）刺激食欲的健胃药应在饭前服,因其刺激味

觉感受器,使胃液大量分泌,可以增进食欲。

5）助消化药以及对胃黏膜有刺激性的药物,应在饭后服,以便使药物和食物均匀混合,有利于食物消化或减少药物对胃壁的刺激。

6）服强心苷类药物前应先测脉率（心率）及心律,如脉率低于60次/分或节律异常,应停服,并报告医生。

7）发药后,随时观察服药疗效及不良反应,及时与医生联系,酌情处理。

☞考点：口服给药的方法及注意事项

【评价】

（1）用药后患者不适症状减轻或消失,患者无不良反应。

（2）护士操作时严格查对,做到"五个准确"（药物、剂量、方法、时间和患者准确）。

（3）护患沟通有效,患者能准确、安全,乐意配合地服药。

第3节 雾化吸入疗法

雾化吸入法（administering medication by inhalation）是将药液以气雾状喷出,由呼吸道吸入的方法。

///案例8-3

患者陈某,男性,78岁,慢性支气管炎,近日咳嗽加剧,痰液黏稠,不易咳出来院就诊,医嘱：林可霉素0.5g,IM,bid,α-糜蛋白酶雾化吸入,qd。

思考：

1. 何谓雾化吸入？

2. 雾化吸入常用的药物有哪些？

3. 雾化吸入常用的方法有哪些？

一、常 用 药 物

1. 控制呼吸道感染,消除炎症 常用庆大霉素、卡那霉素等抗生素。

2. 解除支气管痉挛　常用氨茶碱、沙丁胺醇(舒喘灵)等。

3. 稀释痰液,帮助祛痰　常用 α-糜蛋白酶、乙酰半胱氨酸(易咳净)等。

4. 减轻呼吸道黏膜水肿　常用地塞米松等。

二、常用方法

（一）超声雾化吸入法(inhalation by ultrasonic nebulization)

【目的】

（1）治疗呼吸道感染：消除炎症，减轻咳嗽，稀释痰液，帮助祛痰。

（2）改善通气功能：解除支气管痉挛，使呼吸道通畅。

（3）预防呼吸道感染：常用在胸部手术前后。

（4）湿化呼吸道：配合人工呼吸器使呼吸道湿化。

（5）治疗肺癌：应用抗肿瘤药物治疗肺癌。

【评估】

（1）患者病情、治疗目的、意识状态、呼吸状况（有否呼吸困难、咳嗽或咳痰等）。

（2）患者对雾化吸入法的了解情况、心理状态、合作程度。

【计划】

（1）护理目标

1）患者理解吸入目的，愿意接受。

2）患者能正确配合雾化吸入。

3）患者的症状减轻或消失。

（2）用物准备：治疗车上置超声波雾化器(图8-2)一套、药液、冷蒸馏水、水温计。

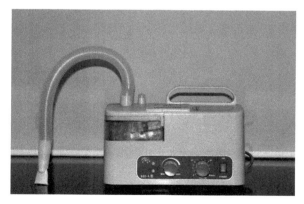

图 8-2　超声波雾化器

【实施】

（1）操作步骤

1）护士洗手，戴口罩，连接雾化器主件与附件，水槽内加冷蒸馏水，水量视不同类型的雾化器而定，

要求浸没雾化罐底部的透声膜。

2）将药液用 0.9％氯化钠溶液稀释至 30～50ml 倒入雾化罐内，检查无漏水后，将雾化罐放入水槽，盖紧水槽盖。

3）携用物至患者处，核对姓名并解释操作目的。

4）协助患者取舒适卧位，接通电源，打开电源开关(指示灯亮)，预热 3～5 分钟，调整定时开关至所需时间，打开雾化开关，调节雾量。

5）将口含嘴放入患者口中(也可用面罩)，指导患者做深呼吸。

6）治疗毕，取下口含嘴，关雾化开关，再关电源开关。

7）擦干患者面部，协助其取舒适卧位，整理床单位。

链 接 ▶▶▶

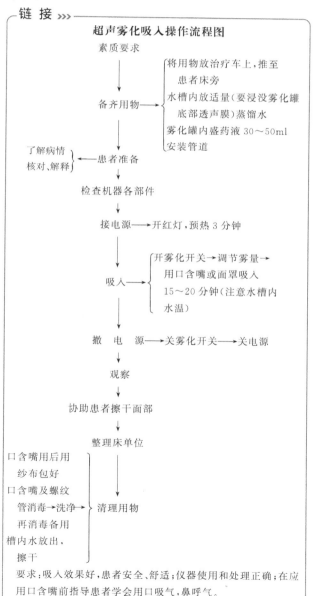

超声雾化吸入操作流程图

素质要求

↓

备齐用物 ── 将用物放治疗车上，推至患者床旁
　　　　　　 水槽内放适量（要浸没雾化罐底部透声膜）蒸馏水
　　　　　　 雾化罐内盛药液 30～50ml
　　　　　　 安装管道

↓

了解病情、核对、解释 ── 患者准备

↓

检查机器各部件

↓

接电源 ── 开红灯，预热 3 分钟

↓

吸入 ── 开雾化开关 → 调节雾量 → 用口含嘴或面罩吸入 15～20 分钟（注意水槽内水温）

↓

撤 电 源 ── 关雾化开关 ── 关电源

↓

观察

↓

协助患者擦干面部

↓

整理床单位

口含嘴用后用纱布包好
口含嘴及螺纹管消毒 → 洗净 → 再消毒备用 ── 清理用物
槽内水放出，擦干

要求：吸入效果好，患者安全、舒适，仪器使用和处理正确；在应用口含嘴前指导患者学会用口吸气，鼻呼气。

8) 清理用物,放掉水槽内的水,擦干水槽,将口含嘴、雾化罐、螺纹管浸泡于消毒液内 1 小时,再洗净晾干备用。

9) 洗手,记录。

☞操作警示:超声雾化器的水槽内加冷蒸馏水

(2) 注意事项

1) 使用前检查雾化器各部件是否完好,有无松动、脱落等异常情况。

2) 水槽和雾化罐内切忌加温水或热水,水槽内无水时不可开机,以免损坏机器。

3) 水槽底部的晶体换能器和雾化罐底部的透声膜薄而质脆,易破碎,操作中注意不要损坏。

4) 严格执行查对制度。

5) 一般每次定时 15~20 分钟。

6) 水槽内须保持有足够的冷水,如发现水温超过 50℃或水量不足,应关机,更换或加入冷蒸馏水。

7) 连续使用雾化器时,中间须间隙 30 分钟。

☞考点:超声雾化吸入目的、操作步骤及注意事项

【评价】

(1) 患者症状减轻,感觉舒适。

(2) 机器性能良好,护士操作正确。

(3) 护患沟通有效,患者乐意接受。

(二) 氧气雾化吸入法

氧气雾化吸入法(inhalation by oxygen nebulization)是利用高速氧气气流,使药液形成雾状,随吸气进入呼吸道的方法。

【目的】

(1) 治疗呼吸道感染:消除炎症,减轻咳嗽,稀释痰液,帮助祛痰。

(2) 改善通气功能:解除支气管痉挛,使气道通畅。

【评估】

(1) 患者病情、治疗情况、意识状态、呼吸状况(有否呼吸困难、咳嗽、咳痰)。

(2) 患者心理反应、自理能力、合作程度。

【计划】

(1) 护理目标

1) 患者能理解吸入目的,愿意接受。

2) 患者能正确配合雾化吸入。

(2) 用物准备:雾化吸入器(图 8-3)、氧气装置一套(湿化瓶不放水)、5ml 注射器,按医嘱备药。

【实施】

(1) 操作步骤

1) 护士洗手、戴口罩,遵医嘱将药液稀释至 5ml,注入雾化器内。

2) 携用物至患者处,核对姓名并解释操作目的。

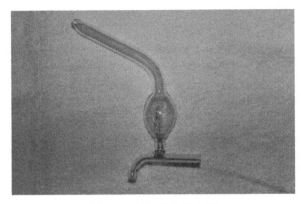

图 8-3 氧气雾化吸入器

3) 连接雾化器的接气口于氧气装置的橡皮管口,调节氧气流量至 6~10L/min。

4) 协助患者取舒适卧位,指导患者手持雾化器,将吸嘴放入口中,紧闭嘴唇,吸气时按住出气口,呼气时手指移开出气口,用鼻呼气,如此反复,直至药液吸完为止。

5) 取出雾化器,关闭氧气开关,协助清洁口腔,整理床单位,清理用物。

6) 洗手,记录。

(2) 注意事项

1) 使用前检查雾化吸入器连接是否完好,有无漏气。

2) 严格执行查对制度。

3) 氧气湿化瓶内勿放水,以免液体进入雾化吸入器内使药液稀释。

4) 操作中,严禁接触烟火和易燃品。

5) 一次性雾化吸入器用后按规定处理。

【评价】

(1) 患者感觉舒适、安全,症状减轻。

(2) 护士操作正确,用具性能良好。

(3) 护患沟通有效,患者乐意接受。

☞考点:氧气雾化吸入目的、操作步骤及注意事项

第 4 节 注 射 法

注射法(administering medication by injection)是将无菌药液或生物制剂注入体内的方法。注射给药药物吸收快,血药浓度迅速升高,适用于各种原因不宜口服给药的患者。但注射给药造成组织一定程度的损伤,可引起疼痛及潜在的并发症。此外,因药物吸收快,某些药物不良反应的出现较迅速,处理较难,应加强用药后的观察。常用的注射法有皮内注射(ID)、皮下注射(H)、肌内注射(IM)、静脉注射(IV)等。

案例8-4

护生小桦在实习中第一次做治疗护士,带教老师告诉她,今天病房里有12位患者要进行肌内注射,2位患者要静脉推注药液,1位患者要皮下注射胰岛素,1位新患者要做青霉素皮肤试验。一定要严格执行"三查、七对、一注意。"小桦在带教老师的指导下,与老师一起认真、仔细地完成了病房内患者的注射治疗工作。

思考:

1. 什么是注射法？注射的原则有哪些？

2. 不同的注射方法注射用物一样吗？

3. 如何正确实施皮内注射法、皮下注射法、肌内注射法、静脉注射法？

一、注 射 原 则

（一）严格遵守无菌操作原则

1. 注射前护士必须洗手、戴口罩,保持衣帽整洁。

2. 注射部位严格按要求进行消毒,并保持无菌。

3. 皮肤常规消毒方法:用棉签蘸取 2% 碘酊溶液,以注射点为中心向外螺旋式旋转涂擦,直径在 5cm 以上,待碘酊干后,用 75% 乙醇溶液以同法脱碘,范围要大于碘酊消毒面积,待干后方可注射（或用 0.5% 聚维酮碘溶液以同法涂擦消毒,无须脱碘）。

（二）严格执行查对制度

做好"三查七对",仔细检查药液,如发现药液变质、变色、混浊、沉淀、过期或安瓿有裂痕等现象,不可应用。

（三）严格执行消毒隔离制度

注射时做到一人一针、一人一止血带、一人一棉垫。所用物品须先浸泡消毒,再处理。对一次性物品应按规定处理,不可随意丢弃。

（四）选择合适的注射器和针头

根据药物剂量、黏稠度和刺激性的强弱选择注射器和针头。注射器应完整无损,不漏气;针头锐利、无钩、不弯曲、型号合适;注射器和针头衔接紧密。一次性注射器须在有效时间内且包装须密封。

（五）选择合适的注射部位

注射部位应避开神经、血管处。不可在炎症、瘢痕、硬结、患皮肤病处进针。对需长期注射的患者,应经常更换注射部位。

（六）注射药液现配现用

药液按规定注射时间临时抽取,及时注射,以防药物效价降低或被污染。已抽吸药液的注射器针梗不可暴露在空气中。

（七）注射前注射器内空气要排尽

注射前要检查注射器内有无空气,尤其是静脉注射,以防气体进入血管形成空气栓塞。排气时,防止药液浪费。

（八）注药前检查回血

进针后,推注药液前,抽动注射器活塞,检查有无回血。动、静脉注射必须见有回血方可注入药物。皮下、肌内注射如有回血,须拔出针头重新进针,不可将药液注入血管。

（九）掌握减轻疼痛的注射技术

1. 解除患者思想顾虑,分散其注意力,取合适部位,使肌肉放松,易于进针。

2. 注射时做到"二快一慢",即进针、拔针快,推药慢。推药速度要均匀。

3. 注射刺激性较强的药物,选用细长针头,进针要深。如需同时注射多种药物,一般先注射刺激性较弱的药物,再注射刺激性强的,同时注意药物配伍禁忌。

☞考点:注射原则

二、常用注射用物

（一）注射盘

（1）无菌持物镊（浸泡于消毒液瓶内）。

（2）皮肤消毒液 2% 碘酊（或 5% 聚维酮碘）、75% 乙醇溶液。

（3）砂轮、棉签、弯盘、酒精棉球、开瓶器,静脉注射时加止血带和塑料小枕。

（二）注射器及针头

注射器规格和针头型号有多种（图 8-4,表 8-3）。

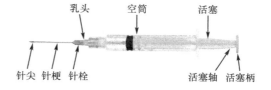

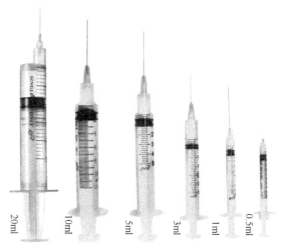

图 8-4 注射器及针头

表 8-3　注射器和针头规格及主要用途

注射器规格	针头型号	主要用途
1ml	$4\frac{1}{2}$ 号	皮内注射,注射小剂量药
1ml、2ml	5～6 号	皮下注射
2ml、5ml	6～7 号	肌内注射,静脉采血
5ml、10ml、20ml、30ml、50ml、100ml	6～9 号	静脉注射

（三）药物

常用药物有溶液、油剂、混悬液、结晶和粉剂等。

链　接 >>>

一次性注射器的再次革命

回顾历史,从玻璃针筒发展到一次性传统注射器是人类对付疾病传染的一次重大革命。它的问世减少了大量无谓的疾病传染,是人类文明的又一标志,同时,一次性注射器被再次利用以及医务人员在使用注射器过程中不小心被针扎到的伤害,再度引发世界的高度关注。在科技创新的今天,一次性注射器的革新成为医疗器械生产研究的热点,经多年的研发,一种安全、可靠、简便、经济的"双保险"回缩式一次性自毁注射器面世,该注射器既能确保医务人员不被"针害",同时又能确保被注射者所使用的是真正意义上的一次性注射器,彻底杜绝了交叉感染的可能性。

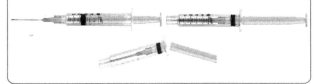

三、药液抽吸法

1. 操作步骤

（1）护士洗手、戴口罩,核对、检查。

（2）吸取药液

1）消毒及折断安瓿:将安瓿尖端药液弹至体部,在安瓿颈部划一锯痕,用乙醇棉球消毒后折断安瓿。

2）抽取药液:持注射器,将针头斜面向下置入安瓿内的液面下,持活塞柄,抽动活塞吸取药液(图 8-5,图 8-6)。

自密封瓶内吸取药液:①除去铝盖中心部分,常规消毒瓶塞,待干。②注射器内吸入与所需药液等量的空气,将针头插入瓶内,注入空气(以增加瓶内压力,利于吸药)。③倒转药瓶,使针头在液面下,吸取药液至所需量,以示指固定针栓,拔出针头(图 8-7)。

（3）排尽空气:将针头垂直向上,轻拉活塞,使针梗中药液流入注射器,并使气泡集于乳头口,轻推活塞,驱出气体。

（4）保持无菌:排气毕,将安瓿或药瓶套在针头上,再次核对。

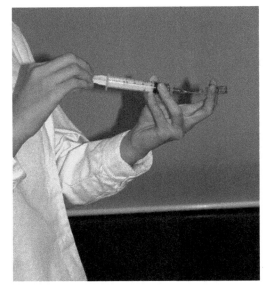

图 8-5　自小安瓿内抽取药液

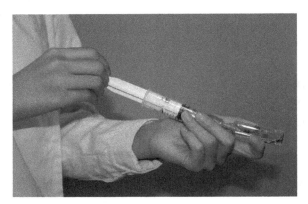

图 8-6　自大安瓿内抽取药液

2. 注意事项

（1）严格执行查对制度及无菌操作原则。

（2）安瓿颈部若有蓝色标记,则不须划痕,消毒颈部后,用棉球按住颈部标记的下方,折断安瓿。

（3）针头不可触及安瓿外口,针尖斜面向下,有利于吸药。

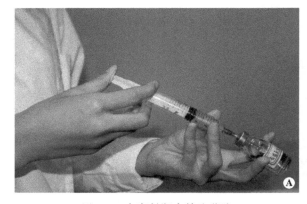

图 8-7　自密封瓶内抽取药液

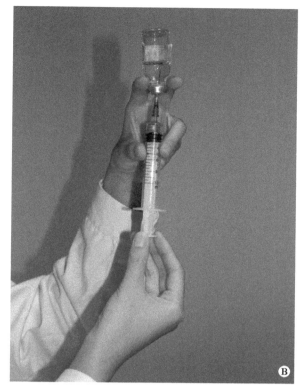

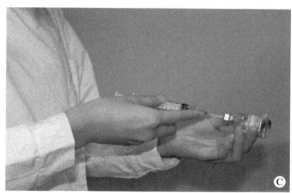

图 8-7　自密封瓶内抽取药液（续）

（4）抽药时不可用手握住活塞，以免污染药液。

（5）吸取结晶、粉剂药物时，用无菌 0.9％氯化钠溶液或注射用水或专用溶媒将其充分溶解后吸取。

（6）混悬剂摇匀后立即吸取。

（7）油剂可先加温或双手对搓药瓶（药液易被热破坏者除外）后，用稍粗针头吸取。

（8）如注射器乳头偏向一边，排气时使注射器乳头向上倾斜，使气泡集中于乳头根部，驱出气体套上安瓿（也可套针头套，但须将安瓿或药瓶放于旁边，以便查对）。

☞考点：药液抽取的注意事项

四、常用注射法

（一）皮内注射法

皮内注射法（intradermic injection, ID）指将小量药

液或生物制品注射于表皮和真皮之间的方法（图 8-8）。

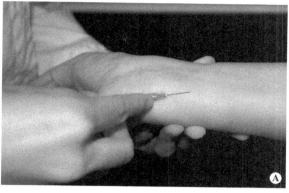

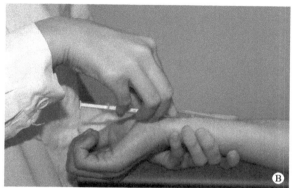

图 8-8　皮内注射
A. 注射部分；B. 进针角度

【目的】

（1）进行药物过敏试验，以观察有无过敏反应。

（2）预防接种。

（3）局部麻醉的起始步骤。

【部位】

（1）皮内试验：前臂掌侧下段，该处皮肤较薄，且肤色较浅易于注射，易于辨认局部反应。

（2）预防接种：上臂三角肌下缘。

（3）局部麻醉：实施局部麻醉处。

【评估】

（1）患者病情、治疗情况及有无药物过敏史。

（2）患者意识状态、心理状态及合作程度。

（3）患者注射部位的皮肤状况。

【计划】

（1）护理目标

1）患者理解注射目的，愿意接受并配合。

2）患者获得药物的一般知识。

3）患者达到预期的注射效果。

（2）用物准备

1）注射盘内加 1ml 注射器、4 1/2 号针头、注射卡及药液。

2）如为药物过敏试验，另备 0.1％盐酸肾上腺素溶液。

链 接 »»

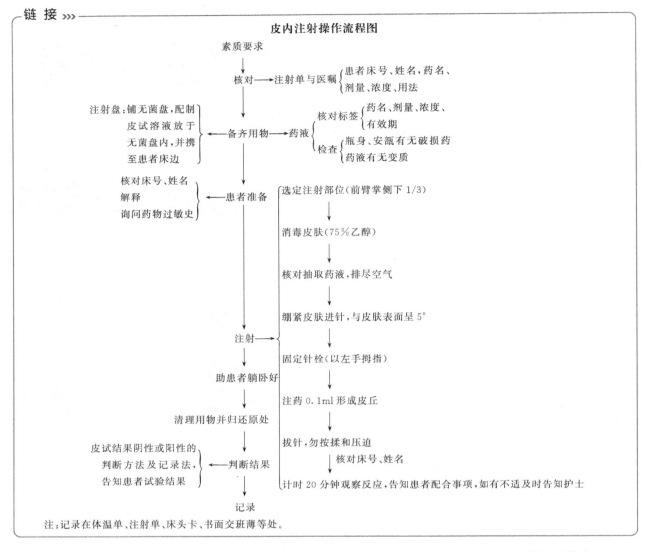

皮内注射操作流程图

注:记录在体温单、注射单、床头卡、书面交班薄等处。

【实施】

（1）操作步骤

1）核对注射单与医嘱,护士洗手、戴口罩,备齐用物。

2）铺无菌盘,查对注射卡、药液、锯安瓿、开瓶一次完成。

3）抽取药液（或配制皮试溶液放于无菌盘内）。

4）携物至床边,核对称呼患者,解释操作目的。若做药物皮肤试验,应详细询问"三史"（过敏史、家属史、药物史）,确定注射部位。

5）协助患者显露注射部位,用75％乙醇棉签消毒皮肤,待干。

6）再次核对,排尽空气。

7）左手绷紧注射部位的皮肤,右手持注射器,针头斜面向上与皮肤呈5°刺入皮内,左手拇指固定针栓,右手注入药液0.1ml成皮丘。

8）拔针,勿按揉注射部位。

9）再次核对床号、姓名,保证患者用药安全。

10）计时20分钟告知患者配合事项,按时观察反应。

11）整理床单位,协助患者保持舒适体位。

12）若需做对照试验,须用另一注射器和针头,在另一前臂相同部位注入0.1ml0.9％氯化钠溶液,20分钟后对照观察反应。

13）清理用物,初步消毒处理,洗手,记录。

☞操作警示:选用75％乙醇溶液消毒皮肤,针头与皮肤呈5°刺入皮内,注入药液0.1ml成皮丘

（2）注意事项

1）确认药物和注射方法,贯彻无菌操作原则,保持用物和药液无菌,避免交叉感染。

2）保证有效的消毒疗效,忌用碘酊消毒,以免因脱碘不彻底影响局部反应的观察,且易和碘过敏反应相混淆。

3）若怀疑假阳性时,用对照试验。

【评价】

（1）患者接受皮试,无不适症状。

（2）患者能说出皮试后的结果判断和预防接种

的意义。

考点：皮内注射法的目的、部位、方法及注意事项

（二）皮下注射法

皮下注射法（hypodermic injection，H）指将小量药液或生物制品注入皮下组织的方法。

【目的】

（1）注入小剂量药物，用于不宜口服给药，而需在一定时间内发生药效时。

（2）预防接种。

（3）局部麻醉用药。

【部位】

上臂三角肌下缘上臂外侧、腹部、后背、大腿外侧方（图 8-9，图 8-10）。

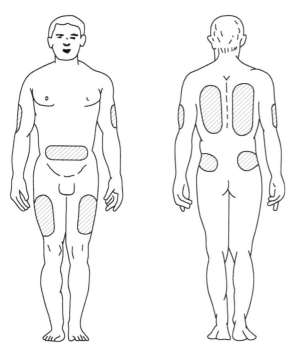

图 8-9　皮下注射部位

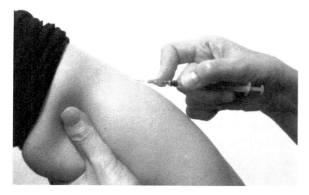

图 8-10　皮下注射法

【评估】

（1）患者病情及治疗情况。

（2）患者意识状态、肢体活动能力，对给药计划

的了解、认识程度及合作程度。

（3）患者注射部位的皮肤及皮下组织状况。

【计划】

（1）护理目标

1）患者理解注射目的，愿意接受并配合。

2）注射部位未发生硬结、感染。

3）患者的疗效明显。

（2）用物准备　注射盘内加 1～2ml 注射器、$5\frac{1}{2}$～6 号针头、注射卡及药液。

【实施】

（1）操作步骤

1）同皮内注射法 1）～3）。

2）携物至床边，核对称呼患者，解释操作目的。

3）患者准备：取坐位或卧位；选择注射部位；需长期反复皮下注射者（如糖尿病患者长期注射胰岛素），要有计划地经常更换注射部位。协助患者显露注射部位。

4）用 2% 碘酊和 75% 乙醇消毒皮肤待干。

5）再次核对，排尽空气。

6）左手绷紧局部皮肤，右手持注射器，示指固定针栓，针头斜面向上与皮肤呈 30°～40°，（过瘦者可捏起注射部位皮肤）迅速刺入针头的 2/3（图 8-10）。

7）松开左手，固定针栓，抽吸无回血，缓慢注入药液。

8）注射毕，用干棉签轻压针刺处，快速拔针。

9）再次核对，安置患者于舒适体位，整理床单位。保持病室整洁，感谢患者的配合。

10）清理用物，初步消毒处理，洗手，记录（记录用药后反应）。

（2）注意事项

1）注射时针头角度不宜超过 45°，以免刺入肌肉层。

2）避免应用对皮肤有刺激作用的药物作皮下注射。

3）经常注射者，应更换注射部位，建立轮流交替注射的计划。

4）注射少于 1ml 的药液时，须用 1ml 注射器抽吸药液，以保证注入的药液计量正确。

【评价】

（1）患者注射药液后，不适症状减轻或消失，未出现不良反应。

（2）护士操作规范，无污染。

（3）护患沟通成功，患者配合操作。

考点：皮下注射法的目的、部位、方法及注意事项

（三）肌内注射法（intramuscular injection，IM，im）

肌内注射法指将一定量药液注入肌肉组织的方法。

【目的】

（1）不宜或不能口服或静脉注射，且要求比皮下

注射更迅速发生疗效时。

（2）用于注射刺激性较强或药量较大的药物。

【部位】

一般选择肌肉丰厚且距大血管、大神经较远处。其中最常用的部位为臀大肌，其次为臀中肌、臀小肌、股外侧肌及上臂三角肌。

（1）臀大肌注射定位法

1）十字法：从臀裂顶点向左或向右侧作一水平线，然后从髂嵴最高点作一垂线，将一侧臀部分为四个象限，其外上象限（避开内角）为注射区（图8-11A）。

2）连线法：从髂前上棘至尾骨作一连线，其外1/3处为注射部位（图8-11B）。

（2）臀中肌、臀小肌注射定位法

1）以示指尖和中指尖分别置于髂前上棘和髂嵴下缘处，在髂嵴、示指、中指之间构成一三角形区域，其示指与中指构成的内角为注射区（图8-12）。

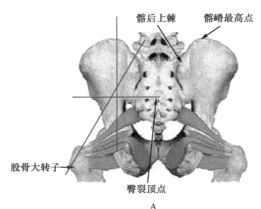

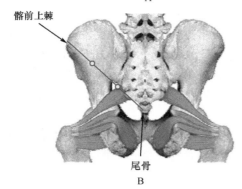

图8-11　臀大肌肌内注射定位法
A. 十字法；B. 连线法

2）髂前上棘外侧三横指处（以患者的手指宽度为准）。

（3）股外侧肌注射定位法：大腿中段外侧。一般成人可取髋关节下10cm至膝关节上10cm的范围。此处大血管、神经干很少通过，且注射范围较广，可供多次注射。尤适用于2岁下幼儿。

（4）上臂三角肌注射定位法：上臂外侧，肩峰下2～3横指处。此处肌肉较薄，只可作小剂量注射。

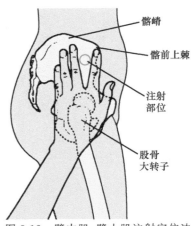

图8-12　臀中肌、臀小肌注射定位法

【评估】

（1）患者病情及治疗情况。

（2）患者意识状态、肢体活动能力，对给药计划的了解、认识程度及合作程度。

（3）患者注射部位的皮肤及肌肉组织状况。

【计划】

（1）护理目标

1）患者能理解注射目的，愿意接受并配合。

2）患者注射部位未发生硬结、感染。

3）患者的疗效显著。

（2）用物准备：注射盘内加2～5ml注射器、6～7号针头、注射卡及药液。

【实施】

（1）操作步骤

1）同皮内注射法1）～3）。

2）携物至床边，核对称呼患者，解释（说明注射目的和注意事项，取得合作）。

3）协助患者取适当体位，显露注射部位。

4）以2％碘酊和75％乙醇常规消毒皮肤。

5）再次核对，排尽空气。

6）左手绷紧注射部位皮肤，右手持注射器，如握笔姿势，以中指固定针栓，将针头与皮肤呈90°迅速刺入2.5～3cm（针头的2/3，消瘦者及病儿酌减）。与患者交谈，以转移患者注意力，减轻疼痛。

7）左手放松绷紧皮肤的手，抽动活塞，如无回血，固定针头，缓慢注入药液。注射毕，用干棉签按压针眼，快速拔针。

8）再次核对床号、姓名。整理床单位，助患者躺卧舒适，清理用物，保持病室整洁，感谢患者的配合。初步消毒处理，洗手，记录（记录用药后反应）。

☞操作警示：注意选择合适的注射部位

（2）注意事项

1）注射时注意避免损伤坐骨神经。

2）两种药液同时注射时，应注意配伍禁忌。

链 接 ▶▶▶

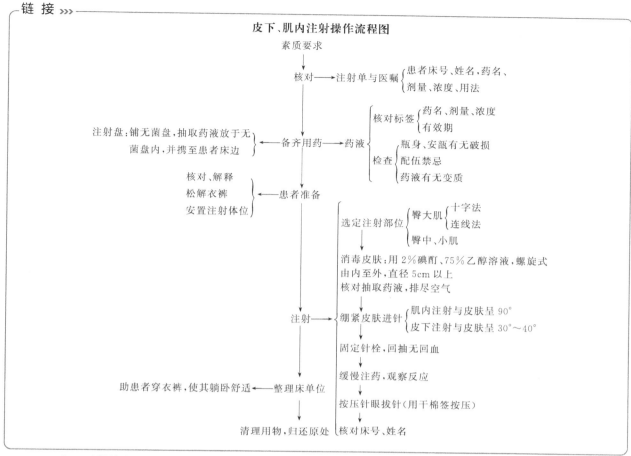

3）2 岁以下婴幼儿不宜选用臀大肌注射,因幼儿在未能独立行走前,其臀部肌肉发育不完善,臀大肌注射有损伤坐骨神经的危险,应选用臀中肌或臀小肌注射。

4）臀大肌注射时,为使局部肌肉放松、减轻疼痛与不适,可采用以下姿势:

A. 侧卧位:上腿伸直,放松,下腿稍弯曲。

B. 俯卧位:足尖相对,足跟分开,头偏向一侧。

C. 仰卧位:用于臀中肌、臀小肌注射法。

D. 坐位:门诊患者的常用体位,用于上臂三角肌或臀部肌内注射。

【评价】

（1）患者注射药液后,症状减轻或消失,未出现不良反应。

（2）护士选择部位正确,操作规范。

（3）护患沟通成功,患者配合操作。

☞考点:肌内注射法的目的、部位、方法及注意事项

（四）静脉注射法

静脉注射法（intravenous injection,IV,iv）是自静脉注入药液的方法。

【目的】

（1）药物不宜口服、皮下、肌内注射,或需迅速发生药效时。

（2）注入药物作某些诊断性检查。

（3）输液或输血。

（4）静脉营养治疗。

【部位】

（1）四肢浅静脉:常用肘部浅静脉（贵要静脉、正中静脉、头静脉）及腕部、手背、足背部浅静脉（图 8-13）。

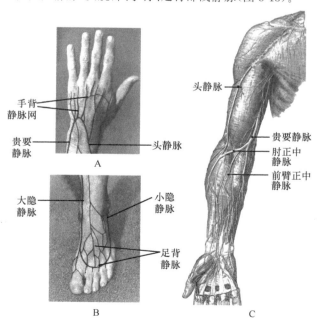

图 8-13　四肢浅静脉
A. 上肢静脉;B. 下肢静脉;C. 手足浅静脉

（2）头皮静脉：小儿头皮静脉极为丰富，分支甚多，互相沟通交错成网且静脉表浅易见，易于固定，方便患儿肢体活动，故患儿静脉注射采用头皮静脉（图8-14）。

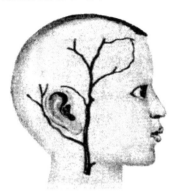

图8-14　小儿头皮静脉

（3）股静脉：位于股三角区，在股神经和肌动脉的内侧（图8-15）。

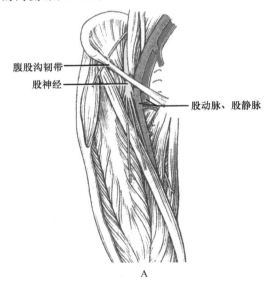

腹股沟韧带
股神经
股动脉、股静脉

A

股神经
股神经
股静脉
股动脉

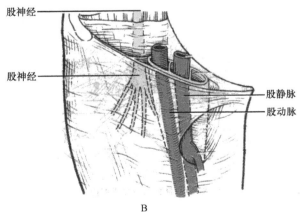

B

图8-15　股静脉解剖位置

【评估】

（1）患者病情及治疗情况，意识状态、肢体活动能力。

（2）患者对给药计划的了解、认识程度及合作程度。

（3）患者穿刺部位的皮肤状况、静脉充盈度及管壁弹性。

【计划】

（1）护理目标

1）患者理解注射目的，愿意接受。

2）注射部位无渗出，肿胀，无感觉。

3）疗效显著，患者有安全感。

（2）用物准备：注射盘内加注射器（规格视药量而定）、6～9号针头或头皮针、止血带、注射用小枕、胶布、注射卡及药液。

【实施】

（1）操作步骤

1）四肢静脉注射

A. 同皮内注射法1）～3）。

B. 携物至床边，核对，称呼患者，解释注射目的。协助或安置患者，显露注射部位。在穿刺部位的肢体下垫小枕在穿刺部位上方约6cm处扎止血带。

C. 用2%碘酊消毒皮肤，待干后以75%乙醇溶液脱碘。严格执行注射原则。

D. 再次核对，排尽注射器内空气。

E. 嘱患者握拳，使静脉充盈，左手绷紧静脉下端皮肤，右手持注射器，针头斜面向上与皮肤呈20°自静脉上方或侧方刺入皮下（图8-16），再沿静脉方向潜行刺入静脉。见回血，松开止血带，固定针头，缓慢注入药液（图8-17）。嘱患者松拳，边注药边询问患者有何不适。

F. 注射过程要试抽回血，检查针头是否仍在静脉内，若局部疼痛、肿胀，试抽无回血，提示针头滑出静脉，应拔出针头，更换部位、针头，重新注射。注射毕以干棉签轻压穿刺点及上方，迅速拔针按压进针点片刻。嘱患者屈肘，减少疼痛出血。

G. 再次核对，整理床单位，助患者躺卧舒适。保持床单位整洁，感谢患者的配合。

H. 清理用物，初步消毒处理，洗手并记录。

2）小儿头皮静脉注射

A. 同皮内注射1）～3）。

B. 携物至床边核对姓名、解释注射目的，必要时剃去局部毛发。

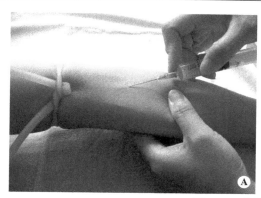
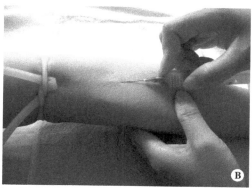

图 8-16　静脉注射进针法

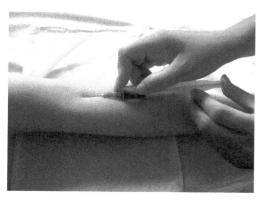

图 8-17　静脉注射推药法

C. 选择静脉,常规消毒皮肤,待干。

D. 由助手固定病儿头部,术者一手拇、示指固定静脉两端,一手持头皮针,小心沿静脉向心方向平行刺入,见回血后推药少许,如无异常,用胶布固定针头,缓慢推注药液。

E. 注射毕,拔出针头,按压局部,再次核对,清理用物,洗手,记录。

3)股静脉注射

A. 同皮内注射 1)～7)。

B. 携物至床边核对姓名解释操作目的。

C. 协助患者取仰卧位,下肢伸直略外展外旋,常规消毒局部皮肤并消毒术者左手示指和中指。

链 接 »»

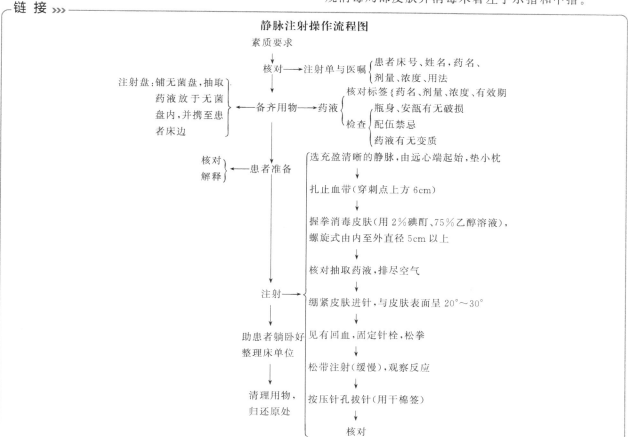

静脉注射操作流程图

素质要求

核对 —→ 注射单与医嘱 { 患者床号、姓名,药名、剂量、浓度、用法

注射盘:铺无菌盘,抽取药液放于无菌盘内,并携至患者床边 }

备齐用物 —→ 药液 { 核对标签 { 药名、剂量、浓度、有效期

检查 { 瓶身、安瓿有无破损 / 配伍禁忌 / 药液有无变质

核对 解释 { 患者准备 —— 选充盈清晰的静脉,由远心端起始,垫小枕

↓

扎止血带(穿刺点上方 6cm)

↓

握拳消毒皮肤(用 2% 碘酊、75% 乙醇溶液),螺旋式由内至外直径 5cm 以上

↓

核对抽取药液,排尽空气

↓

注射 —— 绷紧皮肤进针,与皮肤表面呈 20°～30°

↓

助患者躺卧好 整理床单位

见有回血,固定针栓,松拳

↓

松带注射(缓慢),观察反应

↓

清理用物, 归还原处

按压针孔拔针(用干棉签)

↓

核对

D. 于腹股沟及股动脉搏动最明显部位并予固定,右手持注射器,针头和皮肤呈 90°或 45°,在股动脉内侧 0.5cm 处刺入,抽动活塞见有暗红色血,提示针头已进入股静脉,固定针头,注入药液。

E. 注射毕,拔出针头,局部用无菌纱布加压止血 3～5 分钟,确认无出血,方可放松。

F. 再次核对,安置患者,清理用物,必要时记录。

(2)注意事项

1)需长期静脉给药者,为了保护静脉,应有计划地先下后上、由远端向近端地选择血管,进行注射。

2)按病情及药物性质,掌握注入药物的速度,并随时听取患者的主诉,观察注射部位及病情变化。

3)头皮静脉注射过程中要约束病儿,防止抓拽注射局部。

4)股静脉注射时如抽出血液为鲜红色,提示:针头进入股动脉,应立即拔出针头,用无菌纱布加压穿刺处 5～10 分钟,直至无出血为主。

5)对组织有强烈刺激的药物,应另备盛有 0.9% 氯化钠溶液的注射器和头皮针,注射时先做穿刺,并注入少量 0.9%氯化钠溶液,证实针头在血管内,再取下注射器(针头不动),调换抽有药液的注射器进行注射,以防药物外溢而发生组织坏死。

☞ 操作警示:注射器要排空气体,针头刺入皮下应快,以减轻患者的疼痛,之后刺入静脉宜慢,以免刺穿血管

> 链 接 >>>
> **特殊患者的静脉穿刺要点**
> (1)肥胖患者皮下脂肪较厚,静脉较深、难以辨认、但较固定,注射时,在摸清血管走向后由静脉上方进针,进针角度稍加大(30°~40°)。
> (2)水肿患者可沿静脉解剖位置,用手按揉局部,以暂时驱散皮下水分,使静脉充分显露后再行穿刺。
> (3)脱水患者血管充盈不良,穿刺困难。可做局部热敷、按摩,待血管充盈后再穿刺。
> (4)老年患者皮下脂肪较少,静脉易滑动且脆性较大,针头难以刺入或易穿破血管对侧。注射时,可用手指分别固定穿刺静脉上下两端,再沿静脉走向穿刺。

【评价】

(1)患者注射药液后,疗效明显,未出现不适。

(2)护士选择部位正确,操作规范。

(3)护患沟通成功,患者配合操作。

【静脉注射失败的常见原因】(图 8-18)

(1)针头刺入静脉过少,抽吸虽有回血,但松解止血带时静脉回缩,针头滑出血管,药液注入皮下。

(2)针头斜面未完全刺入静脉,部分在血管外,

抽吸虽有回血,但推药时药液溢至皮下,局部隆起并有痛感。

(3)针头刺入较深,斜面一半穿破对侧血管壁,抽吸有回血,推注少量药液,局部可无隆起,但因部分药液溢出至深层组织,患者有痛感。

(4)针头刺入过深,穿破对侧血管壁,抽吸无回血。

☞ 考点:静脉注射法的方法、注意事项及静脉注射失败的常见原因分析

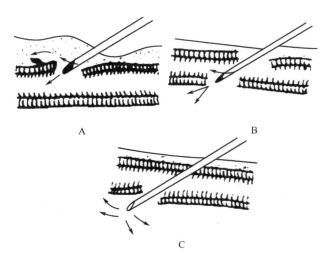

图 8-18　静脉注射失败的常见原因

第 5 节　药物过敏试验及过敏时的处理方法

过敏体质的患者,在使用某些药物时,常可引起不同程度的过敏反应,甚至发生过敏性休克,如不及时抢救,可危及生命。故在使用易发生过敏反应的药物前,除须详细询问用药史、过敏史和家族史外,还须做药物过敏试验,以防止意外发生。在做过敏试验时,应严守操作规程,准确配制药液,做好急救准备并熟知抢救措施,仔细观察反应及正确判断结果。

> /// **案例8-5**
> 病儿陆某,女性,5 岁,因化脓性扁桃体炎来院就诊,医嘱:青霉素 800 万 U 静脉滴注。护士在为患儿进行青霉素皮试后约 3 分钟,患儿突然出现烦躁不安、面色苍白、气促、脉细弱、出冷汗。
> **思考:**
> 1. 注射青霉素前为什么要做皮肤试验?
> 2. 如何做青霉素过敏试验?
> 3. 出现青霉素过敏反应如何处理?

一、青霉素过敏试验

(一)青霉素过敏反应的预防

1. 使用青霉素前必须做青霉素过敏试验(peni-cillin anaphylactic test)　对青霉素过敏者任何给药途

径(如注射、口服、外用等)、任何剂量、任何类型的制剂均可发生过敏反应。故在使用各种类型的青霉素制剂前均须做过敏试验。使用青霉素治疗的患者,对首次用药、已接受治疗但停药 3 天以上或中途更换药物批号时,均必须重做过敏试验,结果阴性方可再用药。在做各种剂型的青霉素试验之前,要详细询问用药史、过敏史、家族史。已知有青霉素过敏史者,禁止做过敏试验。

2. 正确实施药物过敏反应试验　过敏试验药液的配制、皮内注入剂量及试验结果的判断应正确。

3. 配置试验液或稀释青霉素的 0.9% 氯化钠溶液应专用。

4. 试验结果为阳性者,则禁用青霉素,并在"两单四卡"(即体温单、医嘱单、病历卡、门诊卡、注射卡、床头卡)上醒目地注明"青霉素皮试阳性",同时告知患者及家属。

5. 使用青霉素应现配现用　因青霉素水溶液极不稳定,在室温下易产生过敏物质,引起过敏反应,还可使药物效价降低,影响治疗效果。

6. 工作人员必须严格执行查对制度　在做过敏试验前以及用药过程中,均须密切观察患者反应,并做好相应的急救准备工作,如盐酸肾上腺素注射液、氧气等。首次注射青霉素者须观察 30 分钟以上,以防迟缓性过敏反应的发生。

(二)皮肤过敏试验法

【评估】

(1)患者病情、用药史、过敏史。

(2)试验部位皮肤完整性、心理反应及合作程度。

【计划】

(1)护理目标

1)患者能说出青霉素皮试的目的及使用时的注意事项。

2)患者安全地接受青霉素皮试操作。

3)护患沟通有效,患者合作良好。

(2)用物准备:同皮内注射法,另备试验药液及急救药物,如 0.1% 盐酸肾上腺素溶液。

【实施】

(1)方法一:皮内注射法

1)操作步骤

A. 护士洗手、戴口罩

B. 配制试验药液:以 0.9% 氯化钠注射溶液每毫升含 200～500U 青霉素 G 为标准。具体配制方法如下(以青霉素 1 瓶为 40 万 U 为例)。

a. 注入 2ml 0.9% 氯化钠溶液溶解青霉素,则每毫升含 20 万 U。

b. 取上液 0.1ml,加 0.9% 氯化钠溶液至 1ml,摇匀,则每毫升含 2 万 U。

c. 取上液 0.1ml,加 0.9% 氯化钠溶液至 1ml,摇匀,则每毫升含 2000U。

d. 取上液 0.1ml 或 0.25ml,加 0.9% 氯化钠溶液至 1ml,摇匀,则每毫升含 200U 或 500U。

C. 试验方法:按皮内注射法要求,在患者前臂掌侧下段 1/3 处注入青霉素试验液 0.1ml(含青霉素 G20U 或 50U),20 分钟后观察结果并记录。

D. 结果判断

阴性:皮丘无改变,周围不红肿,无自觉症状。

阳性:局部皮丘隆起并出现红晕硬块,直径大于 1cm,或红晕周围有伪足、痒感。严重时可发生胸闷、气短、发麻等过敏症状,甚至过敏性休克。

E. 记录试验结果:将青霉素试验的结果在患者的体温单、医嘱单、注射卡、门诊卡、床头卡等处做好记录,并交代于患者及家属。

2)注意事项

A. 若患者对需要的药物有过敏史,则不能作皮试,应和医生取得联系,更换其他药物。

B. 消毒皮肤忌用碘酊,注射部位不可用手按揉,以防影响结果观察。

C. 皮试液配制和皮试部位、剂量必须准确。

(2)方法二:青霉素快速过敏试验法

1)原理:青霉素分子结构中的酸根带负电荷,在水溶液中电离后,负离子含致敏原。当直流电通过时,其负离子可通过负极透入皮下,与体内蛋白质结构变成抗原,对青霉素过敏的人在电极板下皮肤有阳性反应现象。

2)用物:青霉素过敏反应快速试验仪(图 8-19)、青霉素试验液(用注射用水稀释至 1ml 含 1 万 U 青霉素)、注射用水、0.25% 普鲁卡因溶液、纱布。

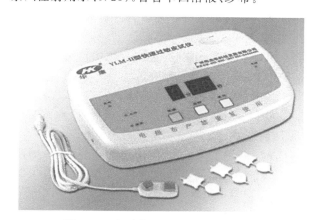

图 8-19　青霉素过敏反应快速试验仪

3)步骤

A. 用注射用水或蒸馏水浸湿的纱布(忌用乙醇)擦净患者前臂掌侧皮肤。

B. 在电极板方形的负极头子上滴青霉素试验液 1 滴,中间圆形正极头子上滴注射用水 1 滴,另一圆形正极头子上滴 0.25％普鲁卡因试验液 1 滴(在注射普鲁卡因青霉素时用),然后将电极板束于前臂掌侧面,松紧应适度。

C. 开启电源开关,指示灯亮,电流表指针需在 50～80μA 之间,如电流过高或过低,可调节电流表旋钮。电压维持在 9～12V 之间。待电流表指针稳定后,开动计时开关 5 分钟。

D. 试验终了,快速试验器自动报警,电流随即中断,关好开关,取下电极板,观察反应。

E. 判断试验结果。

阴性:试验处皮肤的充血与压迹程度,在青霉素及注射用水的电极板下均相同,在 1～2 分钟后即消失,全身也无反应。

阳性:试验处皮肤出现明显突起的风团或大丘疹,周围充血或不充血。少数患者的局部皮肤可出现白斑,也为阳性表现。强阳性者可伴有臂部痒、刺、灼热等感觉或全身反应。为了防止迟缓反应,需继续观察 5 分钟,并在注射前再观察一次。

【评价】

(1)患者明确皮试目的,乐意配合操作。

(2)护士严格执行无菌操作和查对制度,操作方法和试验结果判断正确。

(3)治疗性沟通有效,患者有安全感,无不良反应。

(三)青霉素过敏反应及处理

1. 过敏性休克

【评估】

患者在使用青霉素后数秒钟或数分钟内或半小时后发生,也有极少数患者发生在连续用药的过程中。一般在做过敏试验过程中或注射药液后呈闪电式发生,其主要表现如下。

(1)呼吸道阻塞症状:表现为胸闷、气促伴濒危感,由于喉头水肿和肺水肿引起。

(2)循环衰竭症状:表现为面色苍白、冷汗、发绀、脉细弱、血压下降等,因周围血管扩张,导致循环血量不足所致。

(3)中枢神经系统症状:表现为头晕眼花、烦躁不安、意识丧失、面部与四肢麻木、抽搐、大小便失禁等,因脑组织缺氧所致。

(4)皮肤过敏症状:有瘙痒、荨麻疹等。

【护理目标】

(1)通过抢救配合护理,患者症状缓解。

(2)患者病情稳定,恢复正常。

【护理措施】

患者发生过敏性休克,应立即停药,就地抢救,同时报告医生。急救程序见图 8-20。

(1)安置患者体位:为保证脑部血液供应,应立即使患者平卧,并注意保暖。

(2)遵医嘱给药

A. 按医嘱立即皮下注射 0.1％盐酸肾上腺素溶液 0.5～1ml,患儿酌减。如症状不缓解,可每隔 30 分钟再行皮下或静脉注射 0.5ml,直至患者脱离危险期(此药是抢救过敏性休克的首选药物,其作用为收缩血管,使外周阻力增加;同时兴奋心肌,使心排血量增加以及松弛支气管平滑肌)。

B. 地塞米松 5～10mg 静脉推注,或将氢化可的松 200mg,加入至 5％～10％葡萄糖溶液 500ml 静脉滴注(此类药物具有抗过敏作用,能迅速缓解症状,此外根据病情需要给予升压药物,如多巴胺、间羟胺等),纠正酸中毒和抗组胺类药物的应用。

(3)改善缺氧症状:给予氧气吸入,若呼吸受到抑制时,应立即行口对口人工呼吸,并肌内注射洛贝林(山梗菜碱)或尼可刹米等呼吸兴奋剂。当喉头水肿影响呼吸时,应立即准备气管插管或配合施行气管切开术。

(4)心搏骤停的抢救:如发生心搏骤停,立即行胸外心脏按压术,并同时施行人工呼吸。

(5)观察、记录:抢救过程中,须密切观察患者的意识、生命体征、尿量及其他病情动态变化,并做好记录。患者未脱离危险期,不宜搬动。

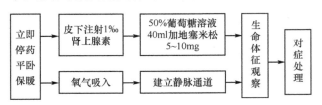

图 8-20　过敏性休克急救程序

2. 迟缓性过敏反应

(1)血清病型反应:一般发生在用药后 7～12 天内。其临床表现与血清病相似,主要有发热、关节肿痛、全身淋巴结肿大、皮肤瘙痒、荨麻疹、腹痛等。

(2)各器官或组织的过敏反应

1)皮肤:主要表现为荨麻疹、瘙痒,严重时可有剥脱性皮炎发生。

2)呼吸系统:可引发哮喘或促使原有的哮喘发作。

3)消化系统:可致过敏性紫癜,其主要症状为腹痛和便血。

若患者在用药后出现以上临床表现时,应立即停药,按医嘱给予激素和抗组胺类药物等进行对症处理;同时要注意密切观察病情变化,加强皮肤护理,预防继发感染的发生。

【评价】

（1）患者症状缓解，情绪稳定。

（2）各项医疗护理措施及时到位。

（3）患者无不良反应，配合护理工作。

☞考点：青霉素过敏的预防、过敏试验皮内注射的方法及结果判断、过敏反应及处理

二、链霉素过敏试验及过敏反应的处理

【评估】

1. 患者的病情、用药史、过敏史。

2. 试验部位皮肤完整性、心理反应及合作程度。

【计划】

1. 护理目标

（1）患者能说出链霉素过敏试验（streptomycin anaphylactic test）的目的及使用时的注意事项。

（2）患者安全地接受链霉素皮试操作。

（3）护患沟通有效，患者合作良好。

2. 用物准备　同皮内注射法，另备试验药液。

【实施】

1. 操作步骤

（1）护士洗手、戴口罩。

（2）试验药液的配制：皮内试验液的剂量以0.9%氯化钠溶液每毫升含2500U链霉素为标准。具体配制方法如下：以链霉素1瓶为1g（100万U）为例。

1）注入3.5ml 0.9%氯化钠溶液溶解链霉素，其体积为4ml，每毫升含链霉素25万U。

2）取上液0.1ml，加0.9%氯化钠溶液至1ml，摇匀，则每毫升含链霉素2.5万U。

3）取上液0.1ml，加0.9%氯化钠溶液至1ml，摇匀，则每毫升含链霉素2500U。

（3）试验方法：按皮内注射法要求，在患者前臂掌侧下段1/3处注入链霉素试验液0.1ml（含链霉素250U），20分钟后观察结果并记录。结果判断的方法同青霉素。

2. 过敏反应的处理　链霉素过敏反应临床上较少见，其表现与青霉素过敏反应大致相同。常表现为皮疹、发热、荨麻疹、血管性水肿，严重者可致过敏性休克，其抢救措施同青霉素。此外，因钙离子可与链霉素络合而使毒性症状减轻，因此，可静脉注射葡萄糖酸钙或氯化钙进行治疗。

【评价】

1. 患者明确皮试目的，乐意配合操作。

2. 治疗性沟通有效，患者有安全感，无不良反应。

3. 护士操作规范，判断正确。

☞考点：链霉素过敏试验药液的配制、试验方法及过敏反应及处理

三、破伤风抗毒素过敏试验及脱敏注射法

破伤风抗毒素（tetanus antitoxin，TAT）是马的免疫血清，能中和患者体液中的破伤风毒素，临床上常用于救治破伤风患者，也用于潜在有破伤风危险的外伤患者，作被动免疫预防注射。对于人体，TAT是一种异种蛋白，具有抗原性，注射后易引起过敏反应，故用药前应先做过敏试验。曾用过破伤风抗毒素，间隔超过7天者，需重做过敏试验。

（一）皮肤过敏试验法

【评估】

（1）患者病情、用药史、过敏史。

（2）试验部位皮肤完整性、心理反应及合作程度。

【计划】

（1）护理目标

1）患者能说出TAT皮试的目的及使用时的注意事项。

2）患者安全接受TAT皮试方法。

3）患者用药安全，护患沟通有效，合作良好。

（2）用物准备：同皮内注射法，另备破伤风抗毒素药液、0.9%氯化钠溶液。

【实施】

操作步骤

1）护士洗手、戴口罩

2）试验药液的配制：皮试液的剂量以0.9%氯化钠溶液每毫升含150U破伤风抗毒素为标准。具体配制方法如下：以破伤风抗毒素1支含1500U为例，取其0.1ml，加0.9%氯化钠溶液至1ml，摇匀，则每毫升含150U。

3）试验方法：按皮内注射法要求，在患者前臂掌侧下段1/3处注入TAT试验液0.1ml（含15U），20分钟后观察结果并记录。

4）试验结果判断

阴性：局部皮丘无改变，无自觉症状。

阳性：局部皮丘红肿，硬结直径大于1.5cm，红晕直径超过4cm，有时出现伪足、痒感。全身过敏反应、血清病型反应同青霉素过敏反应。

皮试结果不能确定时，可做对照试验。试验结果为阳性者，须做脱敏注射。

（二）阳性患者脱敏注射法

脱敏注射，即为破伤风抗毒素过敏试验阳性者采取，用少量多次注射药液的方法达到治疗目的，其具

体步骤见表 8-4。

表 8-4　破伤风抗毒素脱敏注射法

次数	抗毒血清(ml)	0.9%氯化钠溶液(ml)	注射方法
1	0.1	0.9	肌内注射
2	0.2	0.8	肌内注射
3	0.3	0.7	肌内注射
4	余量	稀释至1ml	肌内注射

脱敏注射时,每隔 20 分钟注射一次,要求每次注射后均需密切观察患者反应,如发现有全身反应,如气促、发绀、荨麻疹及过敏性休克时,应立即停止注射,迅速对症处理,方法同青霉素过敏的抢救;如反应轻微,待症状消退后,酌情将注射的次数增加,剂量减少,以便于顺利注入所需量。

【评价】

(1) 患者明确皮试目的,积极配合。

(2) 治疗性沟通有效,患者有安全感,无不良反应。

☞考点:破伤风抗毒素过敏试验药液的配制、试验方法、试验结果判断及脱敏注射法

四、其他药物过敏试验法

(一) 普鲁卡因过敏试验(procaine anaphylactic test)

凡首次应用普鲁卡因,或注射普鲁卡因青霉素者均须做过敏试验,结果阴性方可使用。

1. 过敏试验方法

(1) 皮内注射 0.25%普鲁卡因液 0.1ml,20 分钟后观察试验结果并记录。

(2) 快速试验法见青霉素快速试验法。

2. 结果的判断和过敏反应的处理　同青霉素过敏试验及青霉素过敏反应的处理。

(二) 头孢菌素(先锋霉素)过敏试验(cephalosporin anaphylactic test)

1. 皮肤过敏试验法

(1) 试验液的配制:以先锋霉素 1 瓶含 0.5g 为例。

1) 注入 2ml 0.9%氯化钠溶液溶解先锋霉素,摇匀,每毫升含先锋霉素 250mg。

2) 取上液 0.2ml,加 0.9%氯化钠溶液至 1ml,摇匀,则每毫升含先锋霉素 50mg。

3) 取上液 0.1ml,加 0.9%氯化钠溶液至 1ml,摇匀,则每毫升含先锋霉素 5mg。

4) 取上液 0.1ml,加 0.9%氯化钠溶液至 1ml,摇匀,则每毫升含先锋霉素 0.5mg。

(2) 试验方法:按皮内注射法要求,在患者前臂掌侧下段 1/3 处注入先锋霉素试验液 0.05ml 或 0.1ml(含 0.025 或 0.05mg),20 分钟后观察结果并记录。

2. 注意事项

(1) 凡过去使用头孢菌素类药物发生过敏性休克者,不得再做过敏试验。

(2) 试验结果阴性者,用药后仍有发生过敏的可能性。因此,用药期间应密切观察,如有过敏情况应立即停药,同时通知医生处理。

(3) 头孢菌素类药物可致交叉过敏。凡对某一种头孢菌素过敏者,一般不可再使用其他品种的药物。

(4) 若患者对青霉素类药物过敏,但病情确实需要使用头孢菌素类药物时,要在严密观察下做皮肤过敏试验,并做好抗过敏性休克的急救准备。

(三) 碘过敏试验(iodic preparation anaphylactic test)

临床上常用碘化物造影剂作肾脏、胆囊、支气管等造影,此类药物也可发生过敏反应,凡首次用药者应在碘造影前 1～2 天做过敏试验,结果阴性者方可做碘造影检查。

1. 过敏试验方法

(1) 口服法:口服 5%～10%碘化钾 5ml,每日 3 次,共 3 天,观察结果并记录。

(2) 皮内注射法:皮内注射碘造影剂 0.1ml,20 分钟后观察结果并记录。

(3) 静脉注射法:静脉注射碘造影剂 1ml(30%泛影葡胺 1ml),5～10 分钟后观察结果并记录。

在静脉注射造影剂前,必须先做皮内注射,然后再行静脉注射,如为阴性方可进行碘剂造影。

2. 结果判断

(1) 口服法:有口麻、头晕、心慌、恶心呕吐、流泪、流涕、荨麻疹等症状为阳性。

(2) 皮内注射法:局部有红肿硬块,直径超过 1cm 为阳性。

(3) 静脉注射法:有血压、脉搏、呼吸和面色等改变为阳性。

有少数患者过敏试验阴性,但在注射碘造影剂时也可能发生过敏反应,故造影时仍需备好急救药品。过敏反应的处理同青霉素过敏反应的处理。

(四) 细胞色素 c 过敏试验法(cytochrome c anaphylactic test)

1. 皮内试验法

(1) 用物:同皮内注射法,另备细胞色素 c 药液、0.9%氯化钠溶液。

(2) 配制试验药液:取细胞色素 c(每支 2ml 含 15mg)0.1ml,加 0.9%氯化钠溶液至 1ml(1ml 含

0.75mg)。

（3）步骤

1）取细胞色素 c 试验液 0.1ml（含 0.075mg）作皮内注射。

2）注射后 20 分钟观察结果。

3）皮内试验结果判断：局部发红，直径大于 1cm，有丘疹者为阳性。

4）记录试验结果。

2. 划痕试验法

（1）用物：75％乙醇溶液、棉签、消毒缝针、细胞色素 C 药液等。

（2）步骤

1）在前臂掌侧下段，用 75％乙醇溶液消毒皮肤，待干。

2）滴细胞色素 c 原液（1ml 含 7.5mg）1 滴于皮肤上，用缝针划痕。

3）20 分钟后观察，结果判断同皮内试验法。

4）记录试验结果。

☞考点：其他药物过敏试验方法、结果判断及注意事项

第 6 节　静 脉 输 液

静脉输液（intravenous infusion），即利用大气压和液体静压原理将大量无菌溶液和药液直接滴入静脉内的方法，是临床抢救和治疗患者的重要措施之一。护理人员应熟练掌握有关输液技能，使患者获得安全、有效的治疗，促进康复。在静脉输液中应能运用护理程序的工作方法全面评估患者的身心状况，拟订护理计划，正确实施操作，并及时发现和处理输液中的有关护理问题。

///·案例 8-6

患者张某，男性，35 岁，因支原体肺炎入院治疗，医嘱：5％葡萄糖溶液 500ml，红霉素 0.5g，静脉滴注，qd。第三天李护士在给患者实施静脉输液时，发现在穿刺部位沿静脉走向出现条索状红线，患者主诉疼痛，局部有灼热感，李护士马上更换了另侧一肢体进行静脉输液并采取了护理措施，减轻了患者的疼痛。

思考：

1. 什么是静脉输液法？输液目的和常用的溶液有哪些？

2. 如何正确实施静脉输液法？

3. 出现输液反应如何护理？

一、输液目的及常用溶液

（一）输液目的

1. 补充水分及电解质　以预防和纠正水、电解质和酸碱平衡失调。常用于因各种原因造成的失水，如剧烈呕吐、腹泻、酸碱代谢紊乱、大手术后的患者。

2. 补充营养，供给热量　促进组织修复。常用于慢性消耗性疾病、胃肠道吸收障碍、禁食或不能进食者，如昏迷、口腔疾患等患者。

3. 输入药物，治疗疾病　常用于各种感染、中毒、组织水肿等，如输入抗生素控制感染，输入利尿剂利尿、消肿等。

4. 补充血容量，改善微循环，维持血压　常用于大出血、大面积烧伤、休克等患者。

（二）常用溶液

1. 晶体溶液　由于其分子量小，在血管内存留时间短，具有维持细胞内外水分相对平衡的重要作用，可有效纠正体液和电解质失调。

（1）葡萄糖溶液：其作用为补充水分和热量，临床上常用作静脉给药的媒介或稀释剂。常用溶液有 5％葡萄糖溶液、10％葡萄糖溶液。

（2）等渗电解质溶液：其作用为补充水分和电解质，维持体液容量和渗透压平衡。常用溶液有 0.9％氯化钠溶液、5％葡萄糖氯化钠溶液、复方氯化钠溶液等。

（3）碱性溶液：其作用为纠正酸中毒，调节酸碱平衡。常用溶液有 4％碳酸氢钠溶液、11.2％乳酸钠溶液。

（4）高渗溶液：其作用为利尿脱水，可迅速提高血浆渗透压，回收组织水分进入血管内，消除水肿。同时还具有降低颅内压、改善中枢神经系统功能的作用。常用溶液有 20％甘露醇、25％山梨醇、25％葡萄糖溶液、50％葡萄糖溶液。

2. 胶体溶液　由于其分子量大，在血液内存留时间长，具有维持血浆胶体渗透压、增加血容量、改善微循环、提高血压的作用。

（1）右旋糖酐：为多糖类高分子聚合物。常用溶液有两种，即中分子右旋糖酐和低分子右旋糖酐。中分子右旋糖酐具有提高血浆胶体渗透压、扩充血容量的作用；低分子右旋糖酐的主要作用则是降低血液黏稠度，改善微循环和抗血栓形成。

（2）代血浆：作用与低分子右旋糖酐相似，输入后可增加循环血量和心排血量，故急性大出血时可与全血共用。常用溶液有羟乙基淀粉（706 代血浆）、氧化聚明胶、聚维酮等。

（3）浓缩白蛋白液：具有维持机体胶体渗透压、补充蛋白质、减轻组织水肿的作用。

（4）水解蛋白液：补充蛋白质，以纠正低蛋白血症，促进组织修复。

3. 静脉高营养液　补充热量，以维持正氮平衡。同时供给各种维生素和矿物质。常用溶液有氨基酸、

脂肪乳剂等,其成分主要由脂肪酸、氨基酸、矿物质、维生素、右旋糖苷或高浓度葡萄糖及水分组成。

☞考点:静脉输液的目的、常用溶液和作用

二、常用输液方法

(一)周围静脉输液法

【评估】

(1)生理状况:患者年龄、病情、治疗情况、意识状态。

(2)四肢静脉:患者穿刺部位皮肤情况、静脉充盈度和血管壁的弹性、肢体活动度。

(3)心理社会状况:患者的自理能力、心理状态及合作程度。

(4)健康知识:患者对所患疾病与输液有关知识的知晓程度。

【计划】

(1)护理目标

1)患者能理解输液的目的,有安全感,愿意接受。

2)患者通过输液获得需要的药液和液体。

3)患者的症状得到缓解,逐渐康复。

(2)用物准备

输液盘内置

A. 无菌用物:无菌持物镊置大口有盖容器内、无菌纱布放于无菌罐内或无菌敷贴、密闭式或滴定管式输液器一套,静脉留置输液另备静脉留置针及封管用物1套,开放式输液备开放式输液器1套、加药用注射器和针头。

B. 清洁用物:开瓶器、砂轮、小垫枕、止血带、胶布、棉签、网套,必要时备夹板、绷带。

C. 皮肤消毒液:2%碘酊溶液和75%乙醇溶液或聚维酮碘。

D. 液体及药物:按医嘱准备。

E. 其他用物:输液卡、输液架。

【实施】

密闭式周围静脉输液法操作步骤(四肢浅静脉、小儿头皮静脉)

A. 核对解释:护士洗手、带口罩、将输液架携至床旁,称呼患者、核对床号,对患者进行初步评估、解释输液目的及注意事项,嘱患者按需要排空大、小便。

B. 仔细检查:备齐用物,核对药物(药名、浓度、剂量和有效期),检查瓶口有无松动、瓶身有无裂缝,对光检查药物澄清度及其质量;检查加药用的一次性注射器,确信质量可靠方可使用。

C. 消毒配药:按医嘱填写输液内容标签,请另一名护士再次核对,签名,倒贴在输液瓶上(图8-21),套上瓶套,打开瓶盖中心部分,常规消毒瓶塞,根据医嘱加入药物。

D. 备输液器:检查输液器质量,确信质量可靠。

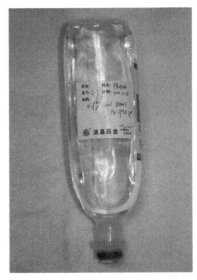

图 8-21　倒贴瓶签法

打开输液器,将输液管和通气管针头同时插入瓶塞直至针头根部,通气管固定于网袋上,关闭调节器。

E. 患者准备:携用物至床旁核对,称呼患者,告知静脉输液配合的方法,备好胶布或敷贴。

F. 排气:输液瓶倒挂于输液架上排气(图8-22),倒置滴管,夹紧并抬高滴管下端输液管,松开调节器,挤压滴管,使溶液流至滴管1/3~1/2时,迅速转正滴管,同时缓慢放松、放低滴管下端输液管,直至排净输液管内空气,当液体流入针头延长管时,即关闭调节器,将输液管与针头挂好备用。

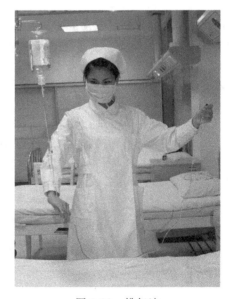

图 8-22　排气法

G. 选静脉、消毒:协助患者取舒适卧位,必要时,可根据患者病情需要,戴一次性手套。选择静脉,并以手指探明静脉方向及深浅,肢体下垫小枕,在穿刺点上方约6cm处扎止血带,先用2%碘酊消毒皮肤,待干,再用 75% 乙醇溶液脱碘两次,待干。

H. 穿刺、固定:取下输液针,再次检查输液管内确无气泡,取下护针套,松开调节器,排净头梗内空气,关闭调节器,嘱患者握拳,进行静脉穿刺。穿刺时以左手拇指绷紧穿刺部位下方的皮肤并使其静脉固定,右手持针柄,针头斜面向上,与皮肤呈一小角(15°～30°),从静脉上方或侧方刺入皮下,再沿静脉方向潜行刺入(图8-23),见回血后,适当降低角度,再顺静脉进针少许。左手固定针柄,松止血带,松调节器,同时嘱患者松拳,见液体滴入通畅,患者无不适后,用胶布固定(图 8-24)或用无菌敷贴盖住针眼处,再用胶布固定针头塑料管,必要时用夹板绷带固定肢体。

☞ 操作警示:注意"三松"的顺序

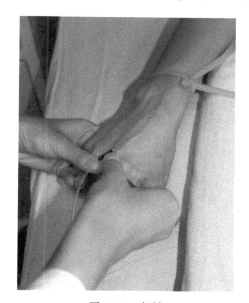

图 8-23　穿刺

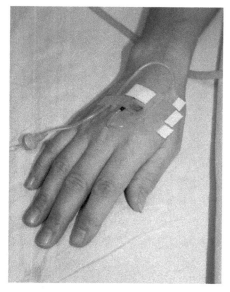

图 8-24　胶布固定法

I. 调速:根据病情、年龄、药物性质调节滴速(图

8-25)。一般成人 40～60 滴/分钟,小儿根据不同年龄来调节,一般早产儿 4～6 滴/分钟,新生儿 6～8滴/分钟,婴儿 8～10 滴/分钟,幼儿 10～15 滴/分钟,学龄儿 15～30 滴/分钟;年老体弱、婴幼儿、有心肺疾病者输入速度宜慢,脱水严重、输入利尿脱水剂及心肺功能良好者,输液速度可稍快;高渗盐水、含钾药物、升压药物及输注刺激性较强的药物时速度宜慢。

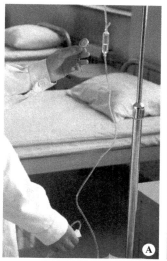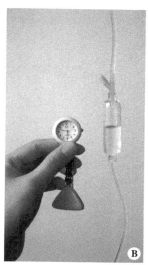

图 8-25　调节滴速

J. 记录并签名:取出止血带和小垫枕,按需要脱手套,协助患者取舒适卧位,冬天注意保暖。在输液卡上记录输液时间、滴速、患者全身及局部情况并签名,将输液卡挂于输液架上,致谢。向患者交代输液中注意事项,将呼叫器置于易取处。

K. 加强巡视,观察反应:输液中加强巡视,密切观察有无输液反应,耐心听取患者主诉,注意观察输液局部情况,如有输液故障及时排除,保证输液通畅。同时嘱患者如溶液不滴、穿刺部位肿胀或有全身不适等情况时,应及时呼叫,以便及时处理。

L. 换液体:需继续输液时,应及时更换液体瓶,以防空气进入。套上网套,常规消毒瓶塞后,从上瓶中拔出通气管和输液管插入第二瓶中,待输液通畅后方可离去。每次更换液体瓶后应及时在输液卡上记录。

M. 拔针:输液完毕,轻揭胶布或敷贴,拧调节器至不滴,用干棉签或小纱布轻压穿刺点上方(注意应将皮肤穿刺点与静脉穿刺点同时压迫),快速拔针,按压至无出血为止。

N. 整理并记录:协助患者取舒适体位,致谢,整理用物与床单位,加药注射器放于锐器回收盒内,集中处理。一次性用物做好相应消毒处理,洗手,做好记录。

进行袋装溶液输液,按常规消毒塑料袋的塑料管,将输液管针头插入,将塑料袋挂于输液架上,排尽输液管内空气后即可使用;塑料瓶装溶液输液时,打开瓶盖保护装置,将溶液瓶倒置,消毒瓶底插入通气　　空气即可进行输液。

针头,消毒瓶盖后将输液管针头插入瓶塞,排尽管内

☞考点:密闭式周围静脉输液方法及注意事项

链 接 »»»

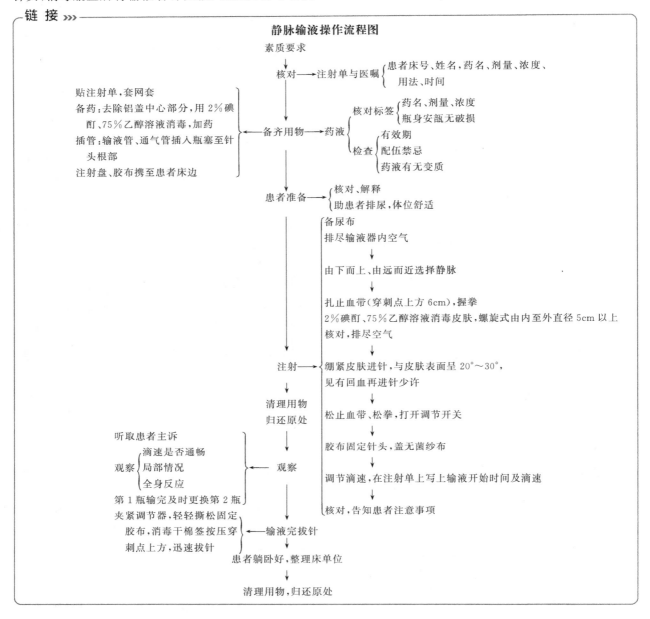

静脉输液操作流程图

链 接 »»»

开放式输液法

　　开放式输液法即将无菌溶液倒入开放式输液吊瓶内进行输液的方法,此法可随时添加药物,能灵活变换液体种类与数量,但易被污染,故临床上已较少使用。

　　备齐用物:开放式输液瓶,其余同密闭式输液用物。

　　操作步骤:

　　A. 准备药液:按医嘱准备并检查药液,除去液体瓶铝盖,消毒瓶口及瓶塞。

　　B. 冲洗、排气:打开输液包,检查输液器装置是否完好,一手持输液瓶,并将其根部输液管折叠,夹在指缝中。 另一手按取无菌溶液法,倒入输液瓶30~50ml溶液,旋转冲洗输液瓶和输液管后将液体排入弯盘内。再倒入所需液体,盖好瓶盖,排气后接针头,用血管钳夹闭备用。

　　C. 其余操作同密闭式输液法。

　　D. 注意倒液体时不可触及输液器口。 如需加入药物,用无菌注射器抽吸药液后,取下针头,在距输液器瓶口1cm处注入,并摇匀药液。

△（二）颈外静脉插管输液法

颈外静脉为颈部最大浅静脉，行径表浅，位置较固定，易于穿刺。颈外静脉由下颌后静脉的后支和耳后静脉合成，沿胸锁乳突肌表面下行，越过胸锁乳突肌后缘，于锁骨上方穿过深筋膜，而后汇入锁骨下静脉，故其穿刺点为下颌角与锁骨上缘中点连线之上1/3处，颈外静脉外侧缘（图8-26）。

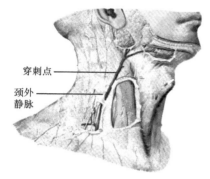

图8-26　颈外静脉穿刺定位法

【目的】

（1）用于长期输液、周围静脉不易穿刺者。

（2）周围循环衰竭、须监测中心静脉压的危重患者。

（3）长期静脉内输注高浓度或刺激性强的药物或须采用静脉内高营养治疗的患者。

【评估】

（1）患者病情、意识状态、活动能力；询问普鲁卡因过敏史。

（2）患者心理状态、对疾病的认识、合作程度。

（3）穿刺部位皮肤、血管情况。

【计划】

（1）护理目标

1）患者理解颈外静脉插管的目的，愿意接受，积极配合。

2）插管输液顺利，无并发症发生。

（2）用物准备

1）无菌穿刺包：内置穿刺针2根（长6.5cm，内经2mm，外经2.6mm）、硅胶管2条（长25～30cm，内径1.2mm，外径1.6mm）、5ml与10ml注射器各1副、6号针头2个、尖刀片、镊子、纱布、洞巾、弯盘。

2）输液盘内另备1%普鲁卡因注射液、无菌等渗盐水、无菌手套、无菌敷贴或宽胶布（2cm×3cm）、火柴、酒精灯、肝素帽。

3）溶液：根据医嘱准备。

4）输液卡、输液架。

【实施】

（1）操作步骤

1）同密闭式输液法A～F。

2）体位：协助其去枕平卧，头偏向对侧，肩下垫一薄枕，使患者头低肩高，颈部平直，充分暴露穿刺部位。

3）定位：术者站于穿刺部位对侧或顶侧，选择穿刺点并定位，即在下颌角和锁骨上缘中点连线之上1/3处，颈外静脉外缘进针。

4）局部麻醉：常规消毒皮肤，打开无菌穿刺包，戴无菌手套，铺洞巾。助手协助，术者将1%普鲁卡因液抽吸至5ml注射器内，于穿刺部位行局部麻醉，再用刀片尖端在穿刺点处刺破皮肤作引导，以减少进针时皮肤阻力，然后用10ml注射器吸取等渗氯化钠溶液，以平针头连接硅胶管，排尽空气备用。

5）穿刺：助手用手指按压颈静脉三角处，使颈外静脉充盈。术者左手绷紧穿刺点上方皮肤。右手持穿刺针与皮肤呈45°进针，入皮后呈25°沿颈外静脉方向刺入，见回血后立即用一手拇指按住针栓孔，另一手经针栓孔快速插入硅胶管10cm左右。插管时，由助手一边抽回血一边缓慢注入等渗氯化钠溶液。确定硅胶管在血管内后，退出穿刺针，再次抽回血确认在血管内，无误后移去洞巾，接上输液器输入液体。

6）固定：用无菌透明敷贴覆盖穿刺点并固定针栓，或用宽胶布烘烤后在距穿刺点0.5cm处固定硅胶管，将穿刺点再次消毒后覆盖无菌纱布并用胶布固定。

7）调速：同周围静脉输液法。

8）封管：输液毕，调紧调节器，拔出输液针进行封管。常规消毒肝素帽（图8-27）的胶塞，将抽有封闭液的注射器针头刺入肝素帽内，向静脉内推注封闭液，边推注边退针确保正压封管，直至针头完全退出，常规消毒肝素帽后正压注入封管液，并外套消毒橡胶管，用安全别针固定于敷料上。

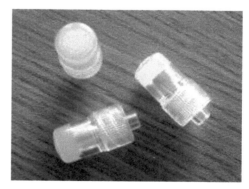

图8-27　肝素帽

常用封管液有0.4%枸橼酸钠等渗氯化钠溶液1～2ml或肝素稀释液2～5ml。

9）再次输液：确认导管在静脉内，常规消毒肝素帽，接上输液器即可。

10）拔管：停止置管时，接注射器，边抽吸边拔出硅胶管，切忌将血凝块推入血管。拔管动作应轻柔，避免折断硅胶管。拔管后局部加压数分钟，用75％乙醇溶液消毒穿刺局部，并无菌纱布覆盖。

11）整理并记录：协助患者取舒适体位，致谢，整理用物与床单位，加药注射器放入锐器回收盒内，集中处理。一次性用物作好相应消毒处理，洗手，作好记录。

（2）注意事项

A. 严格执行无菌操作和查对制度。对于特殊患者，操作者在进针时须戴手套。

B. 如需长期输液者，注意保护和合理使用血管，一般从远端小静脉开始。

C. 根据病情需要，有计划安排输液顺序，如需加入药物，应合理安排，以尽快达到输液目的，注意配伍禁忌。

D. 需加入刺激性强的药物，应确保针头在血管内，以免造成对组织损害。

E. 输液前要注意排尽输液管及针头内的空气，输液过程中要及时更换输液瓶，输液完毕要及时拔针，严防造成空气栓塞。

F. 输液过程中应加强巡视，耐心听取患者主诉，严密观察注射部位皮肤有无肿胀、针头有无脱出、针头和输液器衔接是否紧密、输液管有无扭曲受压、输液滴速是否适宜以及输液瓶内溶液量等，及时记录在输液卡或记录单上。

G. 连续输液24小时以上者，须每日更换输液器或输液瓶。

H. 为了保证安全输液须做到：严格掌握输入溶液的适应证，选用优质溶液与药液，使用一次性输液用具，采用密闭式输液，并在输液过程中应加强监护。

I. 如为颈外静脉穿刺插管输液时，须注意下述几项。

a. 硅胶管内如有回血，应及时用肝素稀释液冲注，以免血凝块堵塞硅胶管。

b. 输液过程中应加强巡视，如发现滴入不畅，应检查硅胶管是否弯曲或滑出血管外。

c. 每天用苯扎溴铵酊液消毒穿刺点与周围皮肤并更换敷料。用0.9％过氧乙酸溶液擦拭消毒硅胶管，注意不可用乙醇溶液擦拭，以防硅胶管老化。

【评价】

（1）正确执行无菌操作和查对制度。

（2）操作规范，静脉穿刺一次成功，达到治疗目的。

（3）局部无肿胀、疼痛，未出现输液反应。

（4）治疗性沟通有效，患者感到安全，能够配合。

链 接 »»»

电脑微量输液泵

电脑微量输液泵为电子输液控制装置，能将药液长时间微量、均匀衡定、精确地输入体内，临床上常用于需严格控制输入液量时，如患儿、危重患者、心血管疾病患者的治疗与抢救。

临床上输液泵的种类型号较多，但其主要结构与功能基本相同。现介绍电脑输液泵的使用方法。

1. 电脑微量输液泵

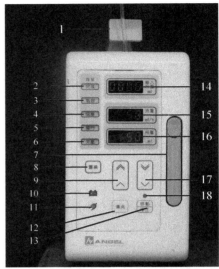

1. 手柄；2."完成"报警指示；3."气泡"报警指示；4."阻塞"报警指示；5."开门"报警指示；6."电池欠压"指示；7. 门锁手柄；8."置数转换"键；9. 快加/慢加置数键；10. 机内电池指示；11. 常用电指示；12."清洗"键；13. 输液"启动/停止"键；14. 输入容量数字屏；15."流量"数字屏；16."用量"限制数字屏；17. 快减/慢减置数键；18. 输液指示

2. 操作要点

（1）将输液泵通过托架固定于输液架上或平置在床旁桌上。

（2）接通电源，打开电源开关。

（3）按密闭式输液法准备液体，排气。

（4）打开泵门，将与之相配套的输液管放入输液泵的管道槽中，关闭泵门。

（5）遵医嘱设定每毫升滴数、每小时入量及输液总量。

（6）穿刺成功后，将输液针与输液泵连接。

（7）确认输液泵设置无误后，按压开始/停止键，启动输液。

（8）当输液量接近预先设定值时，输液量显示键闪烁，提示输液结束。

（9）需终止输液时，再次按压开始/停止键，输液停止。

（10）按压开关键，关闭输液泵，打开泵门，取出输液管。

△（三）其他输液方法

1.滴定管式输液器输液法

（1）同密闭式输液 A 和 B。

（2）准备液体：去除铝盖中心部分，常规消毒瓶塞，待干。再次检查一次性用物（输液器与加药用注射器），确实质量可靠时，启封滴定管式输液器，取下通液管护套并保持无菌，将通液管垂直插入橡胶塞。关下调节器，开上调节器，药液流入刻度滴管至所需液量时，关闭上调节器，拔出通液管，套上护针套。

（3）加药：如需加入药物，按常规抽好药液后，从输液器瓶盖上的加药孔加入即可。

（4）余同密闭式静脉输液。如需继续输液时，按医嘱同上法加入液体与药物，待输液通畅后方可离去。每次更换液体与药物后应及时在输液卡上记录并签名。

2.静脉留置针输液法　适用于需长期输液、静脉穿刺困难者。此法可减轻患者痛苦，并可减少因反复穿刺而造成的血管损伤，从而保护静脉。保持畅通的静脉通道便于抢救和治疗。

（1）同密闭式输液法检查、核对药液并插好输液器，排尽空气。

（2）留置针与敷贴：再次检查留置针型号、生产日期、有效期及包装，确认无破损后取出，将输液器上的针头插入留置针的肝素帽内至针头根部，挂好备用。检查并打开敷贴外包装，注明留置日期。

（3）选部位、消毒：协助患者取舒适卧位，选择穿刺部位，宜选择直、清晰且有弹性的血管，便于穿刺置管。对于能下地活动者应避免在下肢留置，以免因重力作用造成回血堵塞留置针。肢体下垫小枕，先用 2% 碘酊消毒皮肤，直径为 6～8cm，待干，在穿刺点上方约 10cm 处扎止血带，再用 75% 乙醇溶液脱碘两次，待干。

（4）穿刺：穿刺前戴好手套，取下输液管，去除留置针护针套，检查针尖斜面及套管边缘，斜面无倒钩、边缘无毛刺方可使用。旋转针芯、松动外套管，调整针头斜面，排尽套管针内的空气。嘱患者握拳，绷紧皮肤，固定静脉，右手持留置针针翼，针尖斜面向上。在血管上方使针头与皮肤呈 15°～30° 进针，见回血后，降低穿刺角度，顺静脉走向将穿刺针推进 0.3～0.5cm，左手固定留置针，右手后撤针芯约 0.5cm。松止血带，打开调节器，同时嘱患者松拳，见点滴通畅后，左手持针座将套管全部送入静脉内，右手撤出针芯。

（5）固定、整理：用无菌透明膜密闭式固定外套管，并在透明膜上记录留置时间，胶布将留置针延长管 U 形固定，再次查对。穿刺毕，脱手套，调滴速。协助患者取舒适卧位，清理用物。

（6）封管：当输液将要完毕时，按正确方法抽取封管液备用。输液毕，调紧调节器，拔出输液针进行封管。常规消毒肝素帽的胶塞，将抽有封闭液的注射器针头刺入肝素帽内，向静脉内推注封闭液，边推注边退针确保正压封管，直至针头完全退出，致谢。嘱患者尽量避免置管肢体下垂，以防回血阻塞针头。常用封管液有两种，即无菌等渗氯化钠溶液，每次用 5～10ml，每隔 6～8 小时重复冲管一次；另一种为肝素稀释液，每毫升等渗氯化钠溶液含肝素 10～100U，每次用量 2～5ml，抗凝作用可持续 12 小时以上。

（7）再次输液：常规消毒肝素帽胶塞，放松留置针延长管，先推注 5～10ml 无菌等渗氯化钠溶液冲管，再将静脉输液针插入肝素帽内完成输液。

（8）观察：输液过程中加强巡视，及时发现早期并发症。注意保护有留置针的肢体，在不进行输液时应避免肢体呈下垂姿势，并于每次输液前后检查置管局部静脉有无红、肿、热、痛、硬化，倾听患者主诉，有无不适，如有异常应及时拔管，遵医嘱处理局部。留置针一般可保留 3～5 天，不超过 7 天。

（9）拔管：停止输液时，需拔管。除去胶布和敷贴，调紧调节器，将无菌棉签放于穿刺点上方，迅速拔出套管针，按压穿刺点至无出血为止。

（10）整理记录：协助患者取舒适体位，致谢，整理用物与床单位，一次性用物作好相应消毒处理，洗手，作好记录。

三、输液速度与时间的计算

在输液过程中，每毫升溶液的滴数（gtt/ml）称作该输液器的点滴系数。目前临床上常用静脉输液器的点滴系数有 10、15、20、50 几种型号。静脉滴注的速度与时间可按下列公式计算。

1.已知输入液体总量与计划所用输液时间，计算每分钟滴数。

$$每分钟滴数 = \frac{液体总量（ml）\times 滴系数}{输液时间（分）}$$

例如：某患者需输液体 2000ml，计划 10 小时输完，所用输液器滴系数为 15，求每分钟滴数。

$$每分钟滴数 = \frac{2000 \times 15}{10 \times 60} = 50 \ 滴$$

2.已知每分钟滴数与输液总量，计算输液所需用的时间。

$$每分钟滴数 = \frac{液体总量（ml）\times 滴系数}{每分钟滴数 \times 60（分）}$$

例如：某患者需输液体 1500ml，每分钟滴数为 50 滴，所用输液器系数为 20，需用多长时间输完？

$$输液时间（小时）= \frac{1500 \times 20}{50 \times 60} = 10 \ 小时$$

考点：输液速度的调节与计算

四、输液故障排除法

（一）溶液不滴

1. 针头滑出血管外 液体注入皮下组织，局部有肿胀、疼痛，应拔出针头，更换后另选血管重新穿刺。

2. 针头斜面紧贴血管壁 妨碍液体滴入，可调整针头位置或适当变换肢体位置，直至滴注通畅为止。

3. 针头阻塞 轻轻挤压滴管下端靠近针头处的输液管，若感觉有阻力，松手又无回血，或轻拉滴管下端靠近针头处的输液管，无回血时则表示针头已阻塞。处理方法：更换针头重新穿刺。

4. 压力过低 由输液瓶位置过低、患者肢体抬举过高或患者周围循环不良所致。处理方法：适当抬高输液瓶位置或放低患者肢体位置。

5. 静脉痉挛 用热水袋或热毛巾热敷注射部位上端血管，可以缓解静脉痉挛。

（二）滴管内液面过高

1. 滴管侧壁有调节孔时 可夹紧滴管上端的输液管，再打开调节孔，待滴管内溶液下降至所需液面，见到点滴时，再关闭调节孔，松开滴管上端的输液管。

2. 滴管侧壁无调节孔时 可将输液瓶从输液架上取下，倾斜瓶身，使瓶内针头露出液面，待溶液缓缓流下至滴管内露出液面时（图8-28），再将输液瓶挂回继续点滴。

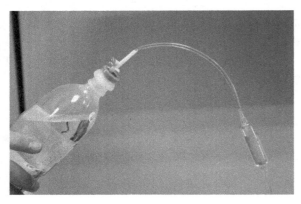

图 8-28 液面过高调整法

（三）滴管内液面过低

1. 滴管侧壁有调节孔时 可先分别夹紧滴管上下端的输液管，打开调节孔后，缓慢放开滴管上端的输液管，当滴管内液面升至所需高度时，关闭调节孔，松开下端输液管。

2. 滴管侧壁无调节孔时 可折叠滴管下端输液管，用手挤压滴管，迫使液体流入滴管，直至液面升高

至所需高度时，停止挤压，松开下端输液管。

（四）滴管内液面自行下降

输液过程中，若发现滴管内液面自行下降，则应检查滴管上端输液管与滴管的衔接是否松动，两者有无裂隙或漏气，必要时予以更换输液器。

☞考点：常见输液故障和处理

五、常见输液反应的护理

（一）发热反应

多发生于输液后数分钟至1小时，表现为发冷、寒战和发热。轻者体温在38.0℃左右，于停止输液数小时内体温恢复正常；重者初起寒战，继之体温可达40.0℃以上，伴恶心、呕吐、头痛、脉速等症状。

【护理目标】

患者通过护理措施的实施，症状缓解，体温恢复正常。

【护理措施】

（1）减慢滴注速度或停止输液，及时与医生联系。

（2）对症处理，寒战时适当增加盖被或用热水袋保暖，高热时给予物理降温。

（3）按医嘱给抗过敏药物或激素治疗。

（4）保留余液和输液器，必要时送检验室作细菌培养。

（5）严格检查药液质量、输液用具的包装及灭菌有效期等，防止致热物质进入体内。

【评价】

（1）患者症状减轻或消失。

（2）护理措施及时、到位。

（3）患者有安全感并乐意配合。

（二）循环负荷过重（肺水肿）

输液过程中，患者突然出现呼吸困难、气促、咳嗽、咳粉红色泡沫样痰，严重时痰液从口鼻涌出，两肺可闻及湿啰音。

【护理目标】

患者通过抢救配合护理，不适症状缓解，情绪稳定。

【护理措施】

（1）立即停止输液，及时与医生联系，积极抢救配合，安慰患者，使患者有安全感和信任感。

（2）为患者安置端坐位，双腿下垂，以减少下肢静脉回流，减轻心脏负担。

（3）加压给氧，可使肺泡内压力增高，减少肺泡内毛细血管渗出液的产生；同时，给予20%～30%的乙醇进行湿化吸氧，因乙醇能降低肺泡内泡沫的表面

张力,使泡沫破裂消散,从而改善气体交换,迅速缓解缺氧症状。

（4）按医嘱给予镇静剂,扩血管药物和强心剂如洋地黄等。

（5）必要时进行四肢轮扎,即止血带或血压计袖带作适当加压,以阻断静脉血流,但动脉血流仍通畅。每隔 5～10 分钟轮流放松一侧肢体的止血带,可有效地减少静脉回心血量,待症状缓解后,逐渐解除止血带。

（6）严格控制输液速度和输液量,对心、肺疾患者以及老年、儿童尤为慎重。

【评价】

（1）患者呼吸平稳,痰液减少,情绪稳定。

（2）患者肺部听诊湿啰音消失。

（3）护士护理措施到位,达到预期疗效。

（三）静脉炎

患者输液部位沿静脉走向出现条索状红线,局部组织发红、肿胀、灼热、疼痛,有时伴畏寒、发热等全身症状。

【护理目标】

患者通过护士的处理,静脉炎症状缓解或痊愈。

【护理措施】

（1）严格执行无菌操作,对血管壁有刺激性的药物应充分稀释后再应用,并防止药物溢出血管外。同时要有计划更换输液部位,以保护静脉。

（2）患肢抬高并制动,局部用 95% 乙醇溶液或 50% 硫酸镁溶液行湿热敷。

（3）超短波理疗。

（4）如合并感染,根据医嘱给抗生素治疗。

【评价】

（1）患者静脉炎缓解,肢体活动良好。

（2）患者能说出湿热敷的作用。

（3）护患沟通良好,患者配合。

（四）空气栓塞

输液过程中患者感到胸闷异常不适,随即出现呼吸困难或严重发绀,听诊心前区可闻及一个响亮的、持续的水泡音。

由于输液时空气未排尽,输液管连接不紧密,加压输液、输血时无人守护,连续输液添加液体不及时等原因引起。空气进入静脉,随血流经右心房到右心室。如空气量少,则被右心室压入肺动脉,并分散到肺小动脉内,最后经毛细血管吸收,因而损害较小;如空气量大,则在右心室内阻塞肺动脉口,使血液不能进

入肺内(图 8-29),可引起严重缺氧,甚至死亡。

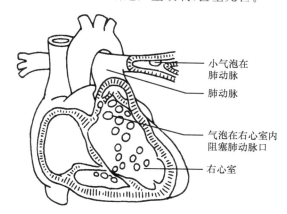

小气泡在肺动脉

肺动脉

气泡在右心室内阻塞肺动脉口

右心室

图 8-29　空气在右心室内阻塞肺动脉口

【护理目标】

患者通过抢救配合护理,严重缺氧状态得到缓解。

【护理措施】

（1）立即停止输液,及时通知医生,积极配合抢救,安慰患者,以减轻恐惧感。

（2）立即为患者置左侧头低足高位。头低足高位在吸气时可增加胸内压力,以减少空气进入静脉;左侧位可使肺动脉的位置低于右心室,气泡则向上飘移到右心室,避开肺动脉口(图 8-30),由心脏搏动将空气混成泡沫,分次小量进入肺动脉内。

（3）氧气吸入。

（4）输液前排尽输液管内空气,输液过程中密切观察,加压输液或输血时应专人守护,以防止空气栓塞发生。

【评价】

（1）患者症状减轻或消失,情绪稳定。

（2）抢救及时,护理措施有效。

（3）护患沟通良好,患者配合护理工作。

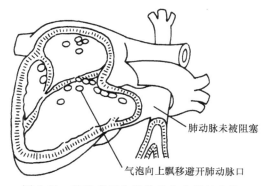

肺动脉未被阻塞

气泡向上飘移避开肺动脉口

图 8-30　置患者于左侧卧位和头低足高位,使气泡避开肺动脉口

☞考点：常见输液反应及护理

链 接 »»

静脉微粒及消除

输液微粒是指输入液体中含有的非代谢性颗粒杂质，其直径一般为 $1 \sim 15\mu m$，大的直径可达 $50 \sim 300\mu m$，这种小颗粒在溶液中存在的多少决定着液体的透明度，可判断液体的质量。

输液微粒污染指在输液过程中，输液微粒随液体进入人体，对人体造成严重危害的过程。输液微粒的来源：①药液生产制作工艺不完善，水、空气、原材料的污染等，使异物与微粒混入。②溶液瓶、橡胶塞不洁净，液体存入过久，玻璃瓶内壁和橡胶塞受药液浸泡时间过长，腐蚀剥脱形成微粒。③输液器和加药注射器不洁净。④输液环境不洁净，切割安瓿、开瓶塞、加药时反复穿刺橡胶塞致橡胶塞撕脱等，均可导致微粒进入液体内。

临床操作中应：①采用密闭式一次性医用输液器，减少污染机会。②输液前认真检查液体质量，注意其透明度、有效期及溶液瓶有无裂痕、瓶盖有无松动、瓶签字迹是否清晰等。③净化治疗室空气，有条件者可采用超净工作台，在超净工作台内进行输液前的配液及药物添加。④输液器通气管末端放置空气滤膜，以阻止空气中的微粒进入溶液内。输液管末端使用终端滤器，以截留溶液中的微粒和异物进入血液循环。⑤严格执行无菌技术操作，遵守操作规程。⑥药液应现用现配，避免污染。

第7节 输 血 法

静脉输血（blood transfusion），即将血液通过静脉输入体内的方法。输血是临床上常用的急救和治疗措施之一。

案例8-7

患者王某，女性，60岁，因车祸致开放性骨折急诊入院。医嘱：立即输血，准备手术。当血液输入5分钟后，患者感到头部胀痛并出现恶心呕吐，腰背部剧痛。值班护士马上采取了有效的护理措施，使患者的病情处于稳定状态。

思考：

1. 请问这个患者出现了什么反应？

2. 血制品的种类有哪些？如何做好血型鉴定和交叉配血试验？

3. 如何正确实施输血法？

4. 发生输血反应应如何护理？

一、血液制品的种类

（一）全血（whole blood）

1. 新鲜血（fresh blood） 采集后24小时内的血液。新鲜血基本保留了血液的所有成分，用以补充各种血细胞、凝血因子和血小板，适用于血液病患者。

2. 库存血（stored blood） 即在4℃冰箱内冷藏，保存期在2~3周之内的血。库存血虽含有血液的各种成分，但随着其保存时间的延长，白细胞、血小板、凝血酶原等成分破坏较多，钾离子含量增多，酸性增高。故大量输注时，可引起高血钾症和酸中毒。主要适用于各种原因所致的大出血。

（二）成分血

成分输血（transfusion of blood components）即依据不同的血液比重，将血液中的各种成分加以分离提纯，根据患者病情需要输注相关的成分。其优点为：一血多用，节约血源，针对性强，疗效好，副作用少，便于保存。成分输血是目前临床上常用的输血类型。

1. 红细胞（red blood cells）

（1）浓缩红细胞：即新鲜全血经分离血浆后的剩余部分，其仍含少量血浆，故可直接输入。适用于携氧能力缺陷和血容量正常的贫血患者。

（2）红细胞悬液：即由提取血浆后的红细胞加入等量红细胞保养液制成。适用于战地急救及中小手术患者。

（3）洗涤红细胞：即红细胞经等渗氯化钠溶液离心洗涤数次后，再加入适量等渗氯化钠溶液，含抗体成分少。适用于免疫性溶血性贫血患者、脏器或组织移植、反复输血者。

2. 白细胞浓缩悬液（white blood cells concentrates） 即新鲜全血经离心后取其白膜层的白细胞保存于4℃冰箱，48小时内有效，常用于粒细胞缺乏伴严重感染者。

3. 血小板浓缩悬液（platelet concentrates） 即新鲜全血经离心所得，22℃保存，在24小时内有效，适用于血小板减少或血小板功能障碍所致的出血患者。

4. 各种凝血制剂（coagulants） 如凝血酶原复合物等，适用于各种原因所致的凝血因子缺乏的出血性疾病者。

5. 血浆（plasma） 即全血经分离后所得的液体部分。其主要成分为血浆蛋白，不含血细胞，无凝集原。

（1）新鲜血浆：含正常量的全部凝血因子，适用于凝血因子缺乏的患者。

（2）冰冻血浆：于-30℃保存，有效期限为一年。使用时置于37℃的温水中融化。

（3）保存血浆：用于低血容量及血浆蛋白较低的患者。

输入全血、红细胞、血小板悬液前，均须做血型鉴定和交叉配血试验。输入血浆前，须做血型鉴定。

6. 其他血液制品

（1）白蛋白液：从血浆提纯所得，其作用能提高机体血浆蛋白与胶体渗透压，适用于低蛋白血症者。

（2）纤维蛋白原：适用于纤维蛋白缺乏症、弥散性血管内凝血（DIC）的患者。

（3）抗血友病球蛋白浓缩剂：适用于血友病患者。

☞考点：血液制品的种类

二、血型和交叉相容配血试验

（一）血型

血型（blood group），即红细胞膜上特异抗原的类型。依据红细胞所含的凝集原不同，将人类的血液分为若干类型。临床上主要应用的有 ABO 血型系统及 Rh 血型系统。

1. ABO 血型系统　人类血液红细胞含有 A、B 两种凝集原，依据其所含凝集原的不同，将血液分为 O、AB、A、B 四型。血清中含有与凝集原相对抗的物质，称之为凝集素，分别有抗 B 与抗 A 凝集素（表 8-5）。

表 8-5　ABO 血型系统

血型	凝集原	凝集素
A	A	抗 B
B	B	抗 A
AB	A、B	无
O	无	抗 A、抗 B

2. Rh 血型系统　人类红细胞除含有 A、B 抗原外，还有 C、c、D、d、E、e 六种抗原。其中 D 抗原的抗原性最强，故凡红细胞含有 D 抗原者称为 Rh 阳性。汉族人中，99% 为 Rh 阳性，1% 为 Rh 阴性。

（二）交叉相容配血试验

为了保证输血安全，输血前虽已验明受血者与献血者的 ABO 血型系统相同，仍须做交叉相容配血试验，其目的是检查两者之间有无不相容抗体。具体方法见表 8-6。

表 8-6　交叉相容配血试验

实验对象	直接交叉相容试验	间接交叉相容试验
供血者	红细胞	血清
受血者	血清	红细胞

1. 直接交叉相容配血试验　即受血者血清和献血者红细胞进行配合试验。目的是检查受血者血清中有无破坏献血者红细胞之抗体。

2. 间接交叉相容配血试验　即献血者血清和受血者红细胞进行配合试验。目的是检查输入血液的血浆中有无能破坏受血者红细胞之抗体。

如果直接交叉和间接交叉相容试验均没有凝集反应，即为配血相容，才可进行输血。

三、输　血　目　的

1. 补充血容量，增加排血量，提高血压，促进血液循环。临床上常用于由失血、失液所致的血容量减少或休克患者。

2. 增加血红蛋白，促进携氧功能。常用于贫血患者。

3. 供给各种凝血因子，有助于止血。常用于凝血功能障碍者。

4. 补充白蛋白，达到维持血浆胶体渗透压，减轻组织渗出与水肿的目的。常用于低蛋白血症者。

5. 补充抗体、补体，以增强机体免疫力。常用于严重感染的患者。

☞考点：输血的目的

四、输血前的准备工作

1. 备血　认真填写输血申请单和配血单。遵医嘱抽取血标本 2ml，一起送往血库，做血型鉴定和交叉配血相容试验。采血时禁忌同时采集两个患者的血标本，以免发生混淆。

2. 取血　根据输血医嘱，凭取血单到血库提血，同时与血库工作人员一起共同作好"三查八对"。"三查"即查血液的有效期（采血日期）、血液质量和输血装置是否完好。正常库血上下分为两层，上层血浆呈淡黄色，半透明；下层血细胞呈均匀暗红色，两者之间界线清楚，且无凝块。凡血袋有下列情形之一者，均不可使用：标签模糊不清；血袋破损漏血；血浆中有明显气泡、絮状物或粗大颗粒而颜色呈暗灰色或乳糜状；血细胞呈暗紫色，血液中有明显凝块，两者界线不清；血液保存时间过长，有效期已过。"八对"即对姓名、床号、住院号、血袋（瓶）号、血型、交叉配血相容试验结果、血液种类和剂量。确认无误后在交叉配血单上签全名。

3. 取血后　血液取出后勿剧烈振荡，以免红细胞大量破坏而引起溶血。注意切勿将血液加温，防止血浆蛋白凝固变性而引起反应，可在室温下放置 15～20 分钟后再输入。

4. 输血前，须与另一名护士再次进行"三查八对"，确切无误后方可输入。

☞考点：输血前的准备工作

五、输　血　方　法

（一）间接静脉输血法

将抽出的血液按静脉输液法输给患者的方法，称间接静脉输血法。

【评估】

(1)患者病情、治疗情况及既往输血史。

(2)患者心理状态及接受能力,有无恐惧、焦虑等。

(3)患者的血型及血交叉配血情形,穿刺部位皮肤、血管状况。

(4)患者对输血有关知识的了解及合作程度等。

【计划】

(1)护理目标

1)患者能够理解输血的目的,积极配合。

2)患者获得所需的血液制品。

(2)用物准备

1)同密闭式输液用物,另将输液器换为一次性输血器(滴管内有滤网、9号静脉穿刺针头、快速输血备留置针1套),见图8-31。

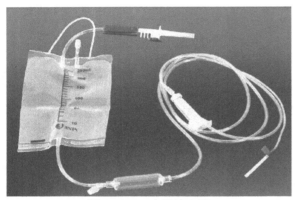

图8-31 一次性输血器

2)0.9%氯化钠溶液、血液制品(根据医嘱准备)。

【实施】

(1)操作步骤

1)检查、输液:洗手、戴口罩,备齐用物,认真核对受血者和供血者姓名、血型、交叉配血结果,按密闭式输液法先输入少量0.9%氯化钠溶液。

2)再次核对:由两名护士再次按"三查八对"内容核对,准确无误后签名,严防差错事故发生。

3)换插血袋:轻轻旋转血袋,将血液摇匀。打开储血袋封口,常规消毒开口处塑料管,将输血器针头从等渗盐水瓶上拔出插入塑料管内,缓慢将血袋倒挂到输液架上。

4)调速:输入开始时速度宜慢,少于20滴/分,观察15分钟无不良反应,再按病情需要调节滴速。一般成人40~60滴/分,儿童酌减。

5)嘱咐:向患者或家属交代输血过程中的有关注意事项,并将呼叫器置于易取处。

6)输血完毕:待血液输完时,再滴入少量等渗氯化钠溶液,使输血器内的血液全部输入体内后再拔针。

7)整理记录:协助患者取舒适体位,整理用物与床单位,医疗垃圾分类处理,如空血袋装入原塑料袋中,再置于纸盒内,置4℃冰箱内保存24小时,患者无输血反应再放入有黄色标记的污物袋中集中焚烧处理。洗手,作好输血记录。

☞操作警示:输血前必须由两名护士认真"三查八对",严格杜绝输错血的严重事故发生

链 接 »»

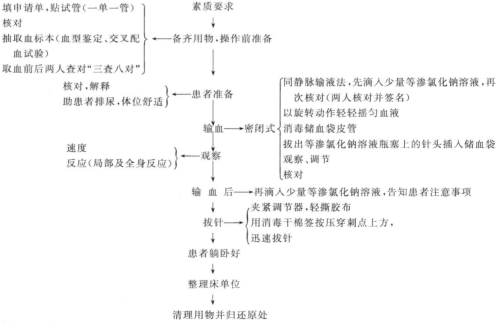

静脉输血操作流程图

注:"三查":查装置、血液质量、有效期。

"八对":核对床号、姓名、住院号、血型、交叉配血单、血液种类、血袋号、剂量。

（2）注意事项

1）严格执行无菌操作和查对制度。取出后的血液应在 4 小时内输完，不可在室温下放置过久，以防变质。

2）输血过程中加强巡视，认真听取患者主述，严密观察患者情况，如有不适或发生输血反应，立即停止输血及时处理，保留余血备查并分析原因。

3）输入两袋以上血液时，两袋之间须输入少量 0.9％氯化钠溶液。血液制品及输血通路内不可随意加入其他药物，以防发生凝集或溶解。

4）加压输血时应有专人守护，避免发生空气栓塞。

5）输入成分血时还应注意

A. 除红细胞外须在 24 小时内输完（从采血开始计时）。

B. 除血浆、白蛋白制剂外均需做交叉配血相容试验。

C. 一次输入多个献血者的成分血时，按医嘱给予抗过敏药物，以防发生过敏反应。

D. 如患者全血与成分血同时输注，应先输成分血后输全血，保证成分血新鲜输入。

E. 应严密监护输注成分血的全过程。

6）记录输血时间、种类、量、血型、血袋号及有无输血反应等。

【评价】

（1）正确执行无菌操作和查对制度。

（2）操作规范，静脉穿刺一次成功，达到治疗目的。

（3）局部无肿胀、疼痛，未出现输血反应。

（4）治疗性沟通有效，患者有安全感，能够配合。

☞考点：静脉输血法方法及注意事项

△（二）直接静脉输血法

将供血者血液抽出后立即输给患者的方法，称直接静脉输血法。适用于无库血而患者又急需输血时和婴幼儿的少量输血。

【评估】

（1）患者病情、治疗情况及既往输血史。

（2）患者的心理反应及接受能力。

（3）供血者的血型、健康状况。

（4）患者的血型及血交叉配血情况。

【计划】

（1）护理目标

1）患者理解输血目的，愿意配合。

2）患者获得所需的血液安全，有效。

3）患者与供血者均无不良反应。

（2）用物准备：同静脉注射，另备 50ml 注射器数

具（按输血量而定），3.8％枸橼酸钠溶液。一次性手套。

【实施】

（1）操作步骤

1）核对解释，洗手、戴口罩，备齐用物，认真核对献血者和患者的姓名、血型、交叉配血相容试验结果，确认无误。向献血者和患者做好解释工作，以取得合作。

2）加抗凝剂：按常规将备好的注射器内吸入抗凝剂，每 50ml 血液中加 3.8％枸橼酸钠等渗氯化钠溶液 5ml，放入无菌盘内备用。

3）穿刺输血：再次核对献血者和受血者的姓名、血型及交叉配血相容试验结果。嘱献血者和患者分别卧于床上，露出一侧手臂。将血压计袖带缠于献血者上臂，充气至压力维持在 100mmHg 左右。选择粗大静脉（一般选择肘正中静脉），戴手套，常规消毒穿刺部位皮肤，从献血者静脉内抽取血液，直接行静脉注射输给受血者。操作时需三人协作，一人采血，一人传递，另一人输血，如此连续进行。在更换注射器时，不必拔出针头，但要放松袖带，并用手指压迫穿刺部位前端静脉，以减少出血。

4）拔针整理：输血毕，拔出针头，用小纱布按压穿刺点至无出血，协助患者取舒适体位，整理用物与床单位，医疗垃圾分类处理，洗手，必要时作好记录。

（2）注意事项

1）50ml 血中加入 3.8％枸橼酸钠溶液 5ml。

2）严格查对，防止差错。

3）从供血者血管内抽血不可过急过快，并注意观察其面色、血压等变化，询问有无不适。

4）推注速度不可过快，随时观察患者病情变化。

【评价】

（1）护士操作规范、严格执行无菌操作和查对制度。

（2）静脉穿刺一次成功，达到输血的目的。

（3）治疗性沟通有效，患者与供血者未出现不良反应，有安全感并积极配合。

六、常见输血反应及护理

（一）发热反应

发热是输血中最常见的反应。在输血过程中或输血后 1～2 小时内发生。初起畏寒、寒战，继之体温升至 39℃以上，持续半小时至数小时。有的患者伴有头痛、恶心、呕吐、皮肤潮红等症状。全身麻醉患者发热反应不明显。体温过高与下列因素有关：①血液保养液或输血器用具被污染、违反无菌操作原则而造成污染，致使血液中含有致热物质。②多次输血后，受血者血液中产生白细胞抗体或血小板抗体。

【护理目标】

患者通过护士的处理,体温恢复正常。

【护理措施】

(1) 暂停输血,给予 0.9% 氯化钠溶液静脉滴注,以维持静脉通路,密切观察生命体征。

(2) 对症处理:如患者畏寒、寒战时应保暖,给热饮料、热水袋,加盖被;有高热时,给予物理降温。

(3) 按医嘱给抗过敏药物、退热药或肾上腺皮质激素。

(4) 预防:严格管理血库保养液和输血用具,有效地清除致热物质;输血过程中严格执行无菌操作,防止污染。

【评价】

(1) 患者症状减轻或消失,情绪稳定。

(2) 护理措施及时有效。

(3) 护患沟通良好,患者配合护理工作。

(二) 过敏反应

过敏反应可发生在输血后期或即将结束时。轻者出现皮肤瘙痒、荨麻疹、轻度血管性水肿(表现为眼睑、口唇水肿);重者因喉头水肿出现呼吸困难,两肺闻及哮鸣音(支气管痉挛所致),甚至发生过敏性休克。过敏反应与下列因素有关:①患者过敏体质,输入血液中的异体蛋白质同过敏机体的蛋白质结合,形成完全抗原而致敏。②献血员在献血前服用过可致敏的药物和食物,使输入血液中含有致敏物质。

【护理目标】

患者通过护理措施,过敏反应症状缓解。

【护理措施】

(1) 根据过敏反应表现,轻者减慢输血速度,继续观察;重者立即停止输血。

(2) 出现呼吸困难时,给予氧气吸入;喉头水肿严重时,配合气管插管或气管切开术;如发生过敏性休克,即协助抗休克治疗。

(3) 根据医嘱给予 0.1% 肾上腺素溶液 0.5～1ml 皮下注射;或用抗过敏药物(如异丙嗪)和激素(如氢化可的松或地塞米松)治疗。

(4) 预防勿选用有过敏史的献血员;献血员在采血前 4 小时内不宜吃高蛋白质和高脂肪食物,宜食少量清淡食物或饮糖水。

【评价】

(1) 患者全身症状减轻或消失。

(2) 患者生命体征平稳。

(3) 抢救、护理措施及时有效。

(三) 溶血反应

溶血反应为最严重的输血反应。一般输血 10～15ml 后,患者可主诉头部胀痛、四肢麻木、腰背部剧烈疼痛和胸闷等;继续发展出现黄疸和血红蛋白尿,同时伴有寒战、高热、呼吸急促和血压下降等症状;后期出现少尿、无尿等急性肾衰竭症状可迅速死亡。另外,溶血反应还可伴有出血倾向。溶血反应与下列因素有关:①输入了异型血。②输血前红细胞已被破坏发生溶血:如血液储存过久、保存温度不当(血库冰箱应恒温 4℃)。血液震荡过剧、血液内加入高渗或低渗溶液或影响 pH 的药物、血液受到细菌污染等。③Rh 因子不合所致溶血。

【护理目标】

患者通过抢救配合护理得到有效治疗,症状缓解,情绪稳定。

【护理措施】

(1) 立即停止输血,与医生联系并保留余血。采集患者血标本重做血型鉴定和交叉配血试验。

(2) 安慰患者,以缓解恐惧和焦虑。

(3) 维持静脉输液,以备抢救时静脉给药。

(4) 口服或静脉滴注碳酸氢钠,以碱化尿液,防止或减少血红蛋白结晶阻塞肾小管。

(5) 双侧腰部封闭并用热水袋敷双侧肾区,防止肾血管痉挛,保护肾脏。

(6) 密切观察生命体征和尿量并记录。对少尿、无尿者,按急性肾衰竭处理。如出现休克症状,立即配合抗休克抢救。

(7) 预防:认真做好血型鉴定和交叉配血试验,输血前仔细查对,杜绝差错。严格执行血液保存规则,不可采用变质血液。

【评价】

(1) 患者全身症状减轻或消失。

(2) 患者生命体征平稳。

(3) 抢救、护理措施及时有效。

(四) 大量输血后反应

大量输血是指在 24 小时内紧急输血量大于或相当于患者总血容量。常见有循环负荷过重(肺水肿)、出血倾向、枸橼酸钠中毒反应、酸碱失衡、体温过低等。

1. 循环负荷过重(肺水肿) 其临床表现、有关因素、护理目标、护理措施、评价同静脉输液反应。

2. 出血倾向 表现为皮肤、黏膜淤血或瘀斑,穿刺部位可见大块瘀斑或手术伤口渗血等。与长期反复输库血或短时间内输入大量库血有关(因为库血中血小板已基本破坏,凝血因子减少而引起出血)。

【护理目标】

通过护士的处理,患者大量输血后出血症状得到缓解。

【护理措施】

(1) 应密切观察患者意识、血压、脉搏等变化,注意皮肤、黏膜或手术伤口有无出血。

（2）根据医嘱间隔输入新鲜血或血小板悬液,以补充足够的血小板和凝血因子。

3. 枸橼酸钠中毒反应　患者表现为手足抽搐、出血倾向、血压下降、心率缓慢,甚至心搏骤停。枸橼酸钠中毒反应与大量输血后血钙下降有关（由于大量输血随之输入大量枸橼酸钠,如肝功能不全,枸橼酸钠尚未氧化即和血中游离钙结合而使血钙下降,以致凝血功能障碍、毛细血管张力减低、血管收缩不良和心肌收缩无力等）。

【护理目标】

患者经过护理,大量输血后低血钙症状得到控制。

【护理措施】

（1）严密观察患者的反应。

（2）输入库血 1000ml 以上时,须按医嘱静脉注射 10％葡萄糖酸钙或氯化钙溶液 10ml,以补充钙离子。

【评价】

（1）患者大量输血后,未出现不良反应。

（2）患者出现不良反应症状后,通过护理措施得到控制。

（3）护患沟通良好,患者乐意接受。

（五）其他

其他如空气栓塞、微血管栓塞、细菌污染反应以及因输血传染的疾病（如病毒性肝炎、疟疾、艾滋病）等。严格把握采血、储血和输血操作的各个环节,是预防上述输血反应的关键措施。

🖎考点:常见输血反应及护理

第 8 节　冷 热 疗 法

冷和热对人体是一种温度刺激。冷热疗法是利用低于或高于人体温度的物质作用于人体表面,通过神经传导引起皮肤和内脏器官血管的收缩和舒张,从而改变机体各系统血液循环和新陈代谢,达到治疗目的。护理人员应准确评估患者的病情及对冷热的反应,并实施正确的方法以维护患者的健康。

///▶ 案例 8-8

患者李某,男性,30 岁,业余篮球爱好者,在打球中因抢篮板球不慎摔倒,造成急性踝关节扭伤来院就诊。检查发现:踝关节肿胀,活动受限,X 线检查确定无骨折。

思考:

1. 该患者用热疗还是用冷疗?为什么?

2. 冷、热疗法的效应是什么?影响效果的因素有哪些?

3. 如何正确实施冷、热疗法?

一、冷、热疗法的效应

（一）生理效应

1. 热疗法　用热产生的生理效应有以下几方面。

（1）增加机体基础代谢率,使体温上升。

（2）使局部血管扩张,血流量增加,从而加快血液循环速度。

（3）使微血管通透性增加。

（4）使白细胞的数量及活动度增加。

（5）使肌肉组织及结缔组织的伸展性增加,从而增加柔韧性。

（6）降低关节腔滑液的黏稠度。

（7）使神经传导速度加快。

2. 冷疗法　用冷时产生的生理效应与用热时刚好相反。

（二）继发效应

用冷或用热超过一定时间,将产生短暂的与生理效应相反的作用,这种现象称为继发效应（secondary effect）。如热疗可使血管扩张,但持续用热 1 小时后可引起局部小动脉收缩;同样,持续用冷 30 分钟到 1 小时后,局部小动脉也出现扩张。继发反应是机体避免长时间用冷或用热对组织的损伤而引起的防御反应。因此,冷、热治疗应有适当的时间。用热时以 20~45 分钟,用冷时以 30 分钟~1 小时为宜。超过该时间后,须停止并给予 1 小时的复原时间,防止产生继发效应而抵消应有的生理效应。

（三）远处效应

对身体局部用冷或热时,其作用的影响会波及身体其他部位,这种现象称为交感性反应。这种反应时间较短,故有时难以察觉。如右手用热时,除右手血管扩张外,左手也可见相同的现象。

二、影响冷、热疗法效果的因素

（一）方式

冷热应用方式不同其效果也不同。水是良好的导体,其传导、渗透、吸热能力比空气强,故湿冷、热的效果强于干冷、热。在临床应用中应根据病变部位和治疗要求进行选择,同时注意防止烫伤。使用湿热法时,水温须比干热法低;用湿冷法时,水温宜高于干冷法。

（二）面积

冷热疗法的效果与面积大小有关。应用面积大则效果较强,反之则较弱。但要注意使用面积越大,患者的耐受性越差,且过大面积的冷热疗法将会引起全身反应。

（三）时间

冷热疗法均有一定的时间要求，在一定的时间范围内其效应可随着时间的增加而增强。但如果时间过长，则会产生继发效应而抵消治疗效应，甚至还可引起不良反应，如冻伤、疼痛、皮肤花白、烫伤等。同时，冷热使用时间越长，机体对冷热的耐受性也相应增强，敏感性就会降低。

（四）温度

冷、热应用时的温度与体表的温度相差越大，机体对冷热刺激的反应越强，如过热会烫伤皮肤，过冷则使皮肤局部缺血，反之则反应越弱。此外环境温度也影响用热温度和用热效果。

（五）部位

皮肤冷感受器比热感受器多8～10倍，故浅层皮肤对冷较敏感。其次身体各部皮肤厚薄不同，皮肤较厚的区域如脚底、手心对冷热的耐受性大，冷热疗法效果也较差，而躯体的皮肤较薄，对冷热的敏感性强，冷热疗法效果也较好；血液循环良好的部位，可增强冷热应用的效果。临床上为高热患者进行物理降温，将冰袋、冰囊放置在颈部、腋下、腹股沟等体表大血管流经处，以增加散热。

（六）个体差异

个体对冷热的耐受性不同，反应也不同。年龄、性别、身体状况、居住习惯、肤色等差别会影响冷热治疗的效应。婴幼儿由于体温调节中枢功能未成熟，对冷热的适应能力较差；老年人由于体温调节功能减退，对冷热刺激反应的敏感性降低。对昏迷、血液循环障碍、血管硬化、感觉迟钝等患者，因其对冷热的敏感性降低，应注意防止烫伤与冻伤。长期居住在热带地区者对热的耐受性较强，而长期居住在寒冷地区者对冷的耐受性较强。浅肤色比深肤色对冷热的反应更强烈。女性较男性对冷热刺激较敏感。

☞考点：冷、热疗法的影响因素

三、冷 疗 法

（一）作用

1．减轻局部充血和出血　冷疗可使毛细血管收缩，从而减轻局部充血和出血。常用于鼻出血和局部软组织损伤的早期。

2．降低体温　冷直接和皮肤接触，通过物理作用，可使体内的热通过传导发散，从而降低体温。常用于高热、中暑患者。此外，脑外伤、脑缺氧患者，可利用局部或全身降温，以降低脑细胞的新陈代谢，提高脑组织对缺氧的耐受性，减少脑细胞损伤。

3．控制炎症扩散　冷疗可使局部毛细血管收缩，血流减慢，降低细胞的新陈代谢和微生物的活力，从而限制炎症的扩散，常用于炎症的早期。

4．减轻疼痛　冷疗可抑制细胞的活动，使神经末梢的敏感性降低而减轻疼痛。由于组织充血肿胀压迫神经末梢也可致疼痛，用冷疗后可使毛细血管通透性降低，减轻肿胀而缓解疼痛。常用于牙痛和烫伤。

☞考点：冷疗的作用

（二）禁忌证

（1）组织破损及慢性炎症用冷疗可使局部毛细血管收缩，血流量减少，组织营养不良，影响伤口愈合及炎症吸收。

（2）局部血液循环明显不良用冷疗可加重血液循环障碍，导致局部组织缺血缺氧，而变性坏死。

（3）对冷过敏用冷后可出现皮疹、关节疼痛、肌肉萎缩等。

（4）禁用冷疗的部位

1）枕后、耳郭、阴囊处：用冷易引起冻伤。

2）心前区：用冷易引起反射性心率减慢、心律失常。

3）腹部：用冷易引起腹泻。

4）足底：用冷使末梢血管收缩而影响散热，或反射性地引起一过性的冠状动脉收缩。

（5）昏迷、感觉异常、年老体弱者慎用。

☞考点：冷疗的禁忌证

（三）方法

冷疗方法有冰袋、冰帽、冷湿敷、温水拭浴或乙醇拭浴。

【目的】

降温、止血、镇痛、消炎。

【评估】

（1）患者的病情、年龄、生活习惯（环境、锻炼情况）、体温、意识、治疗等状况。

（2）患者局部皮肤状况，如颜色、温度，有无硬结、淤血等，有无感觉障碍及对冷过敏。

（3）患者及家属的心理状态，有关用冷的知识、安全范围及配合方法的了解程度、合作程度等。

【计划】

（1）护理目标

1）患者理解用冷目的、正确的使用方法并愿意接受。

2）患者症状减轻或得到控制。

3）患者局部循环良好，无并发症发生。

（2）用物准备

1）冰袋（冰囊）（图8-32）：布套、冰块适量、防水垫、木槌及帆布袋、脸盆。

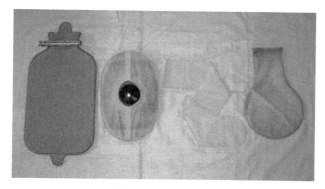

图 8-32　冰袋、冰囊

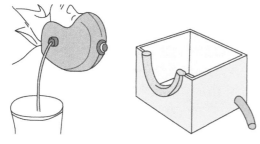

图 8-33　冰帽、冰槽

2）冰帽（冰槽）（图 8-33）：冰块、盆及冷水、海绵 3 块、干毛巾、水桶、肛表、木槌及帆布袋。冰槽降温另备不脱脂棉球、治疗碗及凡士林纱布 2 块。

3）冷湿敷：脸盆（内盛冰块及水少许）、敷布 2 块（略大于患处面积）、敷钳 2 把、小橡胶单及治疗巾、纱布、凡士林、棉签、必要时备屏风。

4）温水拭浴或乙醇拭浴：治疗盘内置小盆（32～34℃温水 2/3 满）、水温计、大毛巾、小毛巾 2 块、热水袋及套、冰袋及套、清洁衣裤、手套、屏风、便器、（乙醇溶液拭浴，另备 25%～35% 乙醇溶液 200～300ml）。

【实施】

（1）冰袋

1）操作步骤

A. 护士洗手，准备冰袋。

a. 备冰：将冰块装入帆布袋，木槌敲碎成小块，放入盆内用水冲去棱角。

b. 装袋、驱气：首先检查冰袋有无破损、漏水，确认完好后，将小冰块装入冰袋内 1/2～2/3 满，排气，夹紧袋口。因空气可加速冰的融化。毛巾擦干袋外溢水，布套可避免冰袋与患者皮肤直接接触，并能吸收冷凝水。

c. 检查、加套：擦干，倒提检查无漏水，套上布套。

B. 查对解释：携用物至患者床边，核对姓名并解释操作目的，取得患者合作。

C. 防水垫置于使用部位下。

D. 将冰袋（冰囊）置于所需部位，忌压部位采

用悬吊式。注意开始时间，高热降温置冰袋于前额、头顶部、体表大血管流经处（颈部、腋窝、腹股沟等）；扁桃体摘除术后预防出血，可将冰囊置于颈前颌下（图 8-34）。如放置前额，应将冰袋悬吊于支架上，既保持与前额皮肤的接触，又减轻对局部的压力。

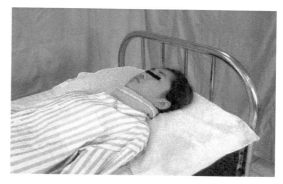

图 8-34　冰囊置颈部

E. 呼叫系统置于患者伸手可及处，并协助患者采取舒适姿势。

F. 随时观察效果与反应：观察冰袋（冰囊）有无漏水，布套潮湿或冰块融化应及时更换。若局部皮肤出现苍白、青紫或有麻木感，应停止用冷。

G. 时间：治疗时间不超过 30 分钟。如需长时间使用者，中间应间隔 1 小时后再重复使用，以防产生继发效应。

H. 整理：协助患者躺卧舒适，致谢，整理病床单位。清理用物，倒净冰袋中冰水，倒挂于阴凉通风处。晾干后吹入空气，旋紧塞子，以防粘连，置于阴凉处备用。冰袋布套放入污物袋内送洗。

I. 洗手、记录：记录用冷部位、时间、效果、反应；降温后的体温绘制在体温单上。

2）注意事项

A. 随时注意观察冰袋（冰囊）有无漏水，布套潮湿或冰块融化应及时更换。若局部皮肤出现苍白、青紫或有麻木感，应立即停止使用。

B. 冰袋（冰囊）灌装不宜过满，以防压力过大压迫局部组织而影响血液循环。

C. 物理降温时，使用 30 分钟后应测体温，并作好记录。当体温降至 39℃ 以下时，取出冰袋（冰囊）。

（2）冰帽（冰槽）：其目的是降低脑温及脑细胞代谢，减少耗氧量，提高脑细胞对缺氧的耐受性，减轻脑细胞损害，防治脑水肿降低。

1）操作步骤

A. 同冰袋使用法 A（a～c）。

B. 查对解释：携用物至患者床边，核对姓名并解释操作目的，取得患者合作。

C. 防冻伤:将海绵垫垫在患者后颈部和接触冰块的部位,双耳外面用海绵垫保护,防止冻伤。使用冰槽时,双耳道塞不脱脂棉球,以防冰槽内水流进耳内;双眼覆盖凡士林纱布,以保护角膜。

D. 戴冰帽(图8-35):给患者戴好冰帽(冰槽)。将冰帽(冰槽)的排水管置于水桶内,注意水流情况。

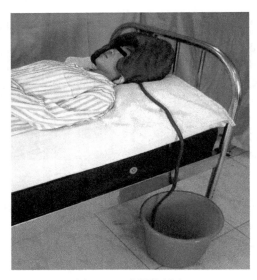

图 8-35 冰帽使用法

E. 随时观察效果与反应:观察体温、局部皮肤、全身反应情况,并注意观察病情变化。测量生命体征每30分钟一次,肛温宜维持在33℃左右,不宜低于30℃,以防心室纤颤等并发症的发生。

F. 整理:用毕撤去冰帽(冰槽),协助患者躺卧舒适,致谢,整理床单位。清理用物,冰帽处理同冰袋;冰槽将水倒空消毒备用。

G. 洗手、记录:记录用冷部位、时间、效果、反应;降温后的体温绘制在体温单上。

2)注意事项

A. 时间应少于30分钟,若病情需要,可休息1小时,局部组织复原后方可再次使用。

B. 注意观察头部皮肤及心率的变化,注意有无心房颤动、心室纤颤、房室传导阻滞的发生。

(3)冷湿敷法:其目的是降温、止血、消炎,扭伤早期及挫伤消肿止痛。

1)操作步骤

A. 核对:护士洗手、携用物至患者床边,核对姓名并解释操作目的,取得患者合作。

B. 卧位及局部准备:指导或协助患者取适当卧位,暴露患处,治疗部位下铺小橡胶单和治疗巾,受敷部位涂凡士林,涂凡士林范围略大于冷敷面积,上盖单层纱布,以保护皮肤。

C. 冷湿敷:敷布浸于冰水盆中,两手持敷钳拧干敷布,拧至不滴水为度(图8-36)。抖开敷于患处。高热者敷于前额;有伤口者,应按无菌技术进行冷湿敷。冷敷结束后,按外科换药法处理伤口。

D. 时间:每3～5分钟更换一次敷布,持续15～20分钟。

E. 观察记录:观察局部皮肤变化和全身反应情况。

F. 整理:敷毕,揭开敷布和纱布,擦去凡士林,协助患者躺卧舒适,致谢。整理床单位。

G. 记录:用冷部位、时间、效果、反应。

☞ 操作警示:冷疗过程中应密切观察冷疗部位血液循环情况

2)注意事项

A. 敷布须浸透,拧至不滴水为度。使用过程中随时检查湿敷情况,及时更换敷布。

B. 冷敷部位若为开放性,须严格按无菌操作规程进行,敷后换药。

☞ 考点:各种冷疗的方法及注意事项

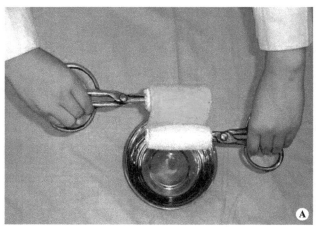
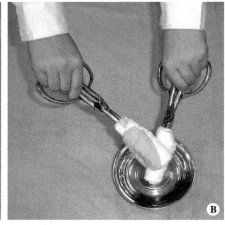

图 8-36 冷湿敷拧敷布法

链　接 >>>

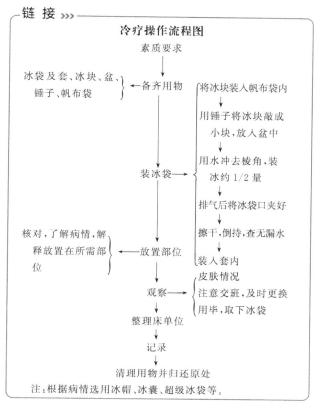

冷疗操作流程图

素质要求

冰袋及套、冰块、盆、锤子、帆布袋 } ←备齐用物 → 将冰块装入帆布袋内

↓

用锤子将冰块敲成小块，放入盆中

↓

装冰袋 → 用水冲去棱角，装冰约 1/2 量

↓

排气后将冰袋口夹好

↓

擦干，倒持，查无漏水

↓

装入套内

核对，了解病情，解释放置在所需部位 } ←放置部位

↓

观察 → { 皮肤情况　注意交班，及时更换　用毕，取下冰袋

↓

整理床单位

↓

记录

↓

清理用物并归还原处

注：根据病情选用冰帽、冰囊、超级冰袋等。

（4）温水拭浴或乙醇拭浴其目的是全身用冷，为高热患者降温。

1）操作步骤

A. 护士洗手，备齐用物携至床旁，核对姓名、解释操作目的，了解有无乙醇过敏史。

B. 关门窗，屏风遮挡，松盖被，按需要给予便器。

C. 冰袋置头部，减轻头部充血所引起的头痛并有助于降温。热水袋置足底，促进足底局部末梢血管扩张，避免患者寒战、不适。

链　接 >>>

D. 协助患者脱去上衣，解松腰带，露出一上肢，下垫大毛巾，将浸有温水或乙醇的小毛巾拧至半干呈手套式缠在手上（同图 5-9），以离心方向拍拭，2 块小毛巾交替使用。拍拭顺序：自颈部侧面→上臂外侧→手背，再自侧胸→腋窝→上臂内侧→手掌。拍拭毕，用大毛巾轻轻拭干皮肤，同法拍拭对侧，两侧各拍拭 3 分钟。

E. 协助患者侧卧，露出背部，下垫大毛巾，用同样手法拍拭全背，再用大毛巾拭干，更换上衣。

F. 协助患者脱裤，露出一侧下肢，下垫大毛巾。拍拭顺序：自髂骨→大腿外侧→足背；自腹股沟→大腿内侧→内踝；自腰→大腿后侧→腘窝→足跟。拍拭毕，用大毛巾轻轻拭干皮肤。同法拍拭对侧，两侧各拍拭 3 分钟，更换裤子。

G. 取下热水袋，整理床单位及用物。作好记录。

2）注意事项

A. 擦拭过程中应注意观察病情，如出现寒战、面色苍白、脉搏及呼吸异常等情况，应立即停止，及时与医生联系，及时处理。

B. 若为乙醇溶液擦拭时，温度应接近体温，以 27～37℃ 为宜，因冷刺激可使大脑皮质更加兴奋，从而进一步促使横纹肌收缩，使体温继续上升。

C. 擦浴时以拍拭方式进行，并在腋窝、肘窝、腹股沟、腘窝等血管丰富处适当延长时间，以促进散热。

D. 禁忌拍拭后颈、胸前区、腹部和足底等部位，以免引起不良反应。

E. 擦浴后 30 分钟测体温，并作好记录。当体温降至 39℃ 以下时即可取下头部冰袋。

操作警示：注意热水袋及冰袋放置的位置及取下的时机

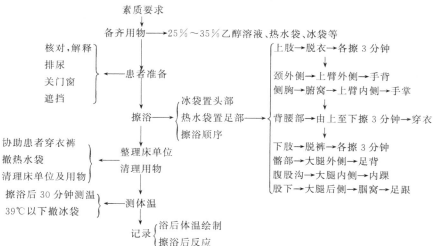

乙醇拭浴操作流程图

素质要求

↓

备齐用物 → 25%～35% 乙醇溶液、热水袋、冰袋等

↓

核对，解释　排尿　关门窗　遮挡 } ←患者准备

↓

擦浴 → { 冰袋置头部　热水袋置足部　擦浴顺序 } → {
上肢→脱衣→各擦 3 分钟　颈外侧→上臂外侧→手背　侧胸→腋窝→上臂内侧→手掌　背腰部→由上至下擦 3 分钟→穿衣　下肢→脱裤→各擦 3 分钟　髂部→大腿外侧→足背　腹股沟→大腿内侧→内踝　股下→大腿后侧→腘窝→足跟
}

↓

协助患者穿衣裤　撤热水袋　清理床单位及用物 } ←整理床单位　清理用物

↓

擦浴后 30 分钟测温　39℃ 以下撤冰袋 } ←测体温

↓

记录 { 浴后体温绘制　擦浴后反应

注：边擦边按摩；浅表大血管处稍停留；擦毕用大毛巾擦干；熟悉处理擦浴过程中患者出现的不良反应；放置热水袋应根据季节与病情而定。

【评价】

（1）能够达到冷疗的目的，患者感觉舒适、安全。

（2）操作方法正确，患者未发生不良反应。

（3）护患沟通有效，保护患者自尊，能满足患者的身心需要。

四、热 疗 法

（一）作用

1. 促进炎症的消散和局限　用热可使局部血管扩张，血液循环加速，促进炎性渗出物的吸收与消散，并可使白细胞数量增加，吞噬能力加强，加快炎症过程，促进化脓，使炎症局限。因而炎症早期用热，可促进炎性渗出物的吸收与消散；炎症后期用热，可促进白细胞释放蛋白溶解酶，溶解坏死组织，促进炎症局限，利于伤口愈合。

2. 减轻深部组织的充血和肿胀　用热可使皮肤血管扩张，血流量增加。由于全身循环血量的重新分布，可减轻深部组织的充血和肿胀。

3. 缓解疼痛　用热可增加肌肉组织与结缔组织的伸展性，增加关节的活动范围，使肌肉、肌腱和韧带等组织松弛，从而缓解因肌肉痉挛、关节强直僵硬所致的疼痛。同时，由于血液循环的改善，加快了致痛（如组胺等）物质的排出和炎性渗出物的吸收，使炎性水肿减轻，解除了局部神经末梢的刺激和压力，缓解疼痛。

4. 促进伤口愈合　用热可改善局部组织血液循环，促进新陈代谢，使组织得到更多的营养物质，有利于肉芽组织的生长，加速伤口愈合。

5. 保暖和舒适　温热可促进血液循环，使患者感到温暖舒适。常用于危重、小儿、老年及末梢循环不良患者的保暖。

☞考点：热疗的作用

（二）禁忌证

1. 未明确诊断的急性腹痛热疗虽能减轻疼痛，但易掩盖病情真相，贻误诊断和治疗，有引发腹膜炎的危险。

2. 面部危险三角区的感染　面部血管丰富，静脉无静脉瓣且与颅内海绵窦相通，热疗可使血管扩张，血流增多，导致细菌和毒素进入血循环，促进炎症扩散，造成严重的颅内感染和败血症。

3. 各种脏器出血热疗可使局部血管扩张，增加了脏器的血流量和血管通透性，从而加重出血。

4. 软组织损伤或扭伤的初期（48 小时内）　热疗使局部血流增加，同时加重了皮下出血、肿胀、疼痛。

5. 其他患者患有心、肝、肾功能不全、皮肤湿疹、急性炎症、孕妇、金属移植物部位、恶性病变部位、麻痹、感觉异常者应禁用或慎用。

☞考点：热疗的禁忌证

（三）方法

热疗的方法分干热法与湿热法两种。常用的干热法有热水袋、烤灯等；常用的湿热法有热湿敷、热水坐浴、局部浸泡等。

【目的】

保暖、消炎、解痉、镇痛。

【评估】

（1）患者的病情、年龄、生活习惯（环境、锻炼情况）、意识、治疗等状况。

（2）患者局部皮肤、循环状况，有无感觉障碍及对热的耐受程度。

（3）患者及家属的心理状态，有关热疗的知识、安全范围及配合方法的了解程度、合作程度等。

【计划】

（1）护理目标

1）患者理解热疗目的、正确的使用方法、并愿意接受。

2）患者感到温暖、舒适且症状减轻或得到控制。

3）患者局部循环良好，无并发症发生。

（2）用物准备

1）热水袋：热水袋及套、水温计、大毛巾（必要时）、水罐（盛放热水）。

2）烤灯：红外线灯或鹅颈灯、直尺，必要时备有色眼镜、屏风。

3）热湿敷：敷钳 2 把、敷布（略大于患处面积）2块、凡士林、纱布、棉签、小橡胶单、治疗巾、棉垫、塑料纸（略大于敷布）、水温计、小盆（内盛热水）、热水瓶或电炉，必要时备大毛巾、热水袋、屏风。

4）热水坐浴：水温计、药物（遵医嘱）、大浴巾、无菌纱布 2 块，坐浴椅、消毒坐浴盆（图 8-37）、热水瓶，必要时备屏风、换药用物。

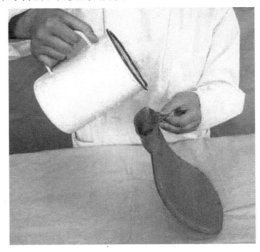

图 8-37　灌水时手持热水袋法

【实施】

（1）热水袋

1）操作步骤

A. 洗手，准备用物。检查热水袋有无破损，热水袋与塞子是否合适。

B. 灌袋：测量、调节水温至所需温度，放平热水袋，去塞，一手持热水袋口边缘，一手灌水（图8-37）；至1/2～2/3满时，逐渐放平热水袋，驱气，拧紧塞子，擦干；倒提抖动，检查无漏水后装入布套，系紧带子。

C. 查对解释：携用物至床旁，核对床号、姓名并做好解释，取得患者合作。

D. 置热水袋：置于所需部位，袋口朝向身体外侧。根据患者病情及对热的耐受性，热水袋套外可用大毛巾包裹，以防烫伤。告知患者使用热水袋时注意事项。确定患者舒适，呼叫系统安全可用。

E. 观察：用热水袋时随时检查热水袋有无漏水，以防烫伤。观察局部皮肤受热情况，如发现皮肤潮红、疼痛，立即停用，并在局部涂凡士林保护皮肤。

F. 时间：根据不同目的，掌握使用时间，用于治疗时不超过30分钟，用于保暖时可持续使用。

G. 整理：治疗完毕，应撤掉热水袋，协助患者躺卧舒适，致谢，整理病床单位。将水倒净，倒挂于阴凉通风处。晾干后吹入空气，旋紧塞子，以防粘连，置于阴凉处备用。热水袋布套放入污物袋内送洗，其他用物清洁、消毒、整理后，放于原处备用。

H. 记录：热疗部位、时间、效果、反应。

2）注意事项

A. 一般水温为60～70℃，对意识不清、年老体弱、婴幼儿、麻醉未清醒、末梢循环不良、感觉迟钝等患者，水温应低于50℃，热水袋套外再包大毛巾，以免烫伤。

B. 使用热水袋要经常巡视，注意观察局部皮肤，防止烫伤。如发现皮肤潮红，疼痛，立即停止用热，并在局部涂凡士林保护皮肤。必要时交接班。持续使用应注意及时更换热水，以保持水温。

C. 炎症部位用热，热水袋内灌水1/3满，以免压力过大，引起疼痛。

☞操作警示：使用热水袋一定要确保无漏水，以免热水直接作用于皮肤，烫伤患者

（2）烤灯

1）操作步骤

A. 根据需要选用不同功率的灯泡，如手、足等小部位以250W为宜；胸、腹、腰背等部位可用500～1000W的大灯泡。检查鹅颈灯（红外线灯），确认可以正常使用。

链接 >>>

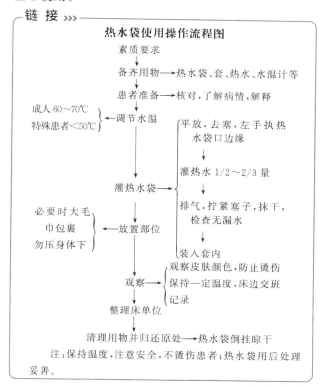

热水袋使用操作流程图

素质要求

备齐用物——→热水袋、套、热水、水温计等

患者准备——→核对，了解病情，解释

成人60～70℃　特殊患者<50℃ } 调节水温

调节水温

平放，去塞，左手执热水袋口边缘

灌热水1/2～2/3量

灌热水袋

排气，拧紧塞子，抹干，检查无漏水

必要时大毛巾包裹　勿压身体下 } 放置部位

放置部位

装入套内

观察 { 观察皮肤颜色，防止烫伤
保持一定温度，床边交班
记录 }

整理床单位

清理用物并归还原处——→热水袋倒挂晾干

注：保持温度，注意安全，不烫伤患者；热水袋用后处理妥善。

B. 查对解释：携用物至床旁，核对床号、姓名，并做好解释，取得患者合作。

C. 体位：指导或协助患者取舒适的体位，暴露治疗部位，必要时用屏风遮挡。照射前胸、面颈时，让患者戴有色眼镜或用湿纱布遮盖，以保护眼睛。热源应置于安全处，以防烫伤。

D. 调距与照射：将烤灯对准治疗部位，并保持适当的安全距离。接通电源，打开开关。有保护罩的灯头可垂直照射，灯距一般为30～50cm，以温热为宜（红外线灯须调节照射剂量），可用手试温，调节灯距，防止烫伤。嘱患者如感觉过热、心慌、头晕等情况，及时报告。

E. 照射时间：一般为20～30分钟；照射过程中随时观察局部皮肤的反应，若皮肤呈现桃红色为合适剂量，如出现紫红色，应立即停止照射，并涂上凡士林保护皮肤。

F. 整理：照射完毕，协助患者躺卧舒适，致谢，整理病床单位。嘱患者休息15分钟后方可外出，以防感冒。整理用物，放于原处备用。

G. 记录：照射部位、时间、效果及患者反应。

2）注意事项

A. 灯距一般为30～50cm，用手试温，以温热为宜。

B. 注意保护患者眼睛，照射前胸、面颈时，可用湿纱布遮盖或给患者戴有色眼镜。

C. 注意观察局部皮肤颜色，若出现紫红色，应立

即停止照射,并涂凡士林保护皮肤。

D. 照射完毕,嘱患者休息 15 分钟后方可外出,以防感冒。

(3) 热湿敷

1) 操作步骤

A. 护士洗手,准备用物。

B. 查对解释:携用物至患者床边,核对床号、姓名,并做好解释,取得患者合作。

C. 卧位:指导或协助患者取舒适卧位,暴露治疗部位,下垫橡胶单及治疗巾,必要时用屏风遮挡。

D. 治疗部位准备:用棉签在治疗部位涂上薄层凡士林(凡士林可减缓热传导,既可防止烫伤,又可保持热效),涂擦范围略大于热敷面积,上盖单层纱布,以保护皮肤。

E. 热敷:敷布置于热水盆内浸透,使水温保持在 50～60℃。用敷钳取出敷布,拧至不滴水为宜;抖开敷布在手腕掌侧试温,以不烫手为度,敷于治疗部位;上盖塑料薄膜及棉垫,以维持温度。治疗部位不忌受压者,可酌情在敷布上放置热水袋,并加盖大毛巾以保持热敷温度。若患者感觉过热时,可掀起敷布一角散热。有伤口者,应按无菌操作进行热湿敷,热敷结束后,按外科换药法处理伤口。

F. 时间:一般持续湿热敷 15～20 分钟;每 3～5 分钟更换一次敷布。水温可用热源维持或及时更换盆内热水。

G. 观察:患者局部皮肤颜色及全身情况,以防烫伤;随时了解患者感受和需要,并及时处理。

H. 整理:热敷完毕,揭开纱布,擦去凡士林,使患者躺卧舒适,致谢,整理床单位。做面部热敷后,嘱患者 30 分钟后方可外出,以防感冒。清理用物,放于原处备用。

I. 记录:洗手后,记录热敷部位、时间、效果及患者的反应。

2) 注意事项

A. 注意观察局部皮肤颜色及全身情况,防止烫伤。

B. 注意调节水温,可用热源维持水温或及时更换盆内热水。若水温过高,易烫伤皮肤;水温过低,达不到治疗效果。

C. 伤口部位热湿敷时,应按无菌操作进行,热敷完毕,按外科换药法处理伤。面部热敷后 30 分钟方可外出,以防感冒。

☞ 操作警示:掌握热敷的水温、时间,密切询问患者的主观感受

(4) 热水坐浴

1) 操作步骤

A. 护士洗手,准备用物。

链接 »»»

热湿敷操作流程图

素质要求
↓
敷垫、镊子、凡士林、纱布、热水袋等 →← 备齐用物
↓
患者准备 →← 核对,了解病情 解释,遮挡（必要时）

显露患处,垫橡胶单、治疗巾
↓
局部涂凡士林,温纱布
↓
敷布拧至不滴水,温度适应
↓ →← 热敷
敷患处,3～5 分钟更换一次敷布
↓
观察局部,防止烫伤 → 助患者躺卧舒适
↓ ↓
敷毕,抹净局部 → 整理床单位
↓
清理用物并归还原处

注:①热敷时间 15～20 分钟;②患者安全、舒适,衣单保持整洁干燥;③硫酸镁热敷不用凡士林,以免影响镁离子的透入;④必要时亦可用热水袋放置在敷布上,再盖以大毛巾进行湿热敷。

B. 查对解释:携用物至患者床边,核对床号、姓名,向患者解释目的和过程,取得患者合作。嘱患者排尿、排便、洗手。

C. 坐浴前准备:将坐浴盆置于椅架上,热水倒入盆内至 1/2 满,水温调至 40～45℃,并配置药液。用屏风遮挡患者。

D. 坐浴:嘱患者褪裤至膝部,协助患者缓慢坐入浴盆内;若患者不适应水温,可用纱布蘸药液擦拭外阴部,待适应后再完全浸入坐浴盆中(图 8-38),使患者坐姿舒适。必要时用大浴巾遮盖腿部,以防过多暴露和受凉。若热坐浴部位有伤口,应准备无菌坐浴盆及药液,坐浴完毕,伤口按外科换药法处理。

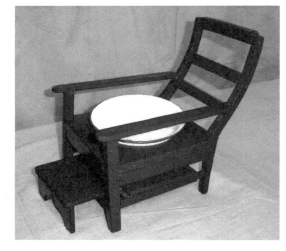

图 8-38　坐浴椅

E. 坐浴时间:一般为 15～20 分钟。热水坐浴过

程中应随时调节水温,以保证治疗效果。添加热水时,嘱患者臀部偏离坐浴盆,以免烫伤。

F. 观察:患者面色、脉搏、呼吸情况有无异常,随时了解患者感受和需要,并及时处理。

G. 整理:坐浴完毕,用纱布擦干臀部,协助穿好衣裤,躺卧舒适,致谢,整理床单位。清理用物,放于原处备用。

H. 洗手后,记录热水坐浴部位、时间、所用药物、效果及患者反应。

2) 注意事项

A. 热水坐浴过程中,应注意患者安全,随时观察其面色、呼吸、脉搏等情况,如诉乏力、头晕等,应立即停止。

B. 因热水坐浴有镇静、催眠作用,应防止患者跌倒。

C. 女患者在月经期、妊娠后期、产后两周内、阴道出血、盆腔急性炎症等均不宜坐浴,以免引起感染。

D. 冬季应注意调节室温与保暖,以免患者受凉。

【评价】

(1) 操作方法正确,达到热疗目的。

(2) 患者感觉舒适、安全,未发生烫伤、感染等不良反应。

(3) 护患沟通有效,保护患者自尊,能满足患者的身心需要。

📖 考点:各种热疗的方法及注意事项

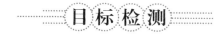

A₁型题

1. 发口服药不符合要求的是(　　)
   A. 根据医嘱给药
   B. 做好心理护理
   C. 鼻饲患者暂缓发药
   D. 患者提出疑问重新核对
   E. 危重患者要喂服

2. 药物的保管原则,下列哪项不正确?(　　)
   A. 药柜应放在光线充足处
   B. 药柜要透光,并保持清洁
   C. 各种药物分类放置
   D. 毒麻药加锁保管
   E. 药瓶上应有明显的标签

3. 下列哪类药物服用后应多饮水?(　　)
   A. 铁剂
   B. 止咳糖浆
   C. 助消化药
   D. 健胃药
   E. 磺胺类药

4. 容易潮解的口服药物是(　　)
   A. 地西泮
   B. 干酵母
   C. 胃蛋白酶
   D. 阿司匹林
   E. 硝酸甘油

5. 每小时 1 次的外文缩写时(　　)
   A. dc
   B. pc

C. qh
   D. ac
   E. st

6. 严格执行查对工作应做到"三查七对"。下列不属于"七对"内容的是(　　)
   A. 姓名
   B. 性别
   C. 床号
   D. 药名
   E. 浓度

7. 发口服药注意事项中正确的内容是(　　)
   A. 服酸性药物前要漱口
   B. 铁剂药物宜浓茶送服
   C. 促进食欲药物宜在饭后服用
   D. 磺胺类的药物宜多饮水
   E. 对胃黏膜有刺激性的药物宜在饭前服用

8. 超声波雾化器在使用过程中,水槽内水温超过多少时应及时调换冷蒸馏水?(　　)
   A. 30℃
   B. 40℃
   C. 50℃
   D. 60℃
   E. 70℃

9. 下列有关雾化吸入的目的不正确的是(　　)
   A. 缓解缺氧
   B. 解除痉挛
   C. 消除炎症
   D. 稀释痰液
   E. 预防感染

10. 氧气雾化吸入的步骤正确的是(　　)
    A. 药液稀释在 5ml 以内
    B. 吸入前让患者漱口
    C. 氧流量调至 6L/min
    D. 嘱患者吸气时手指移开出气口
    E. 吸入完毕,取出雾化器,再关闭氧气开关

11. 进行氧气雾化吸入时,氧流量应调至(　　)
    A. 2～6L/min
    B. 4～8L/min
    C. 6～10L/min
    D. 8～12L/min
    E. 10～14L/min

12. 有关无痛注射正确的叙述是(　　)
    A. 患者注意力要集中
    B. 刺激性强的药物先注射
    C. 取侧卧位,上腿弯曲
    D. 推注药物的速度要匀而快
    E. 刺激性强的药物做深部注射

13. 皮下注射不正确的操作是(　　)
    A. 注射部位常选三角肌下缘
    B. 用 2% 碘酊溶液和 75% 乙醇溶液常规消毒皮肤
    C. 针头与皮肤成直角快速刺入针头的 2/3
    D. 抽吸无回血,推注药液
    E. 注射毕,用干棉签轻压针刺点快速拔针

14. 各种注射的定位法哪项是对的?(　　)
    A. 臀大肌注射法→髂嵴和尾骨连线的外 1/3
    B. 皮内→前臂掌侧上段
    C. 皮下→肩峰下 2～3 横指的三角肌处
    D. 臀中肌注射法→髂前上棘外侧三横指处
    E. 臀大肌注射法→髂嵴和尾骨连线的内 1/3

15. 抢救青霉素过敏性休克的首选药物是(　　)
    A. 异丙肾上腺素
    B. 去氧肾上腺素

C. 去甲肾上腺素　　　　D. 盐酸异丙嗪

E. 盐酸肾上腺素

16. 下列哪些药物使用前无需作过敏试验？（　　）

　　A. 普鲁卡因　　　　　B. 头孢菌素（先锋霉素）

　　C. 氨茶碱　　　　　　D. 破伤风抗毒素

　　E. 碘化物

17. 普鲁卡因皮肤过敏试验皮内注射的剂量是（　　）

　　A. 0.1mg　　　　　　B. 0.025mg

　　C. 0.25mg　　　　　D. 2.5mg

　　E. 0.125mg

18. 颈外静脉穿刺插管时，若硅胶管内有回血，可用（　　）

　　A. 3.8%枸橼酸钠等渗氯化钠溶液冲注

　　B. 0.4%枸橼酸钠等渗氯化钠或肝素氯化钠溶液冲注

　　C. 无菌注射用水冲注

　　D. 0.9%等渗氯化钠溶液冲注

　　E. 5%葡萄糖溶液冲注

19. 输液过程中发生空气栓塞时的致死原因为（　　）

　　A. 阻塞主动脉入口　　B. 阻塞肺静脉入口

　　C. 阻塞肺动脉入口　　D. 阻塞上腔动脉入口

　　E. 阻塞下腔动脉入口

20. 从上午 10:00 开始输液，液体总量为 1500ml，输液速度为 60 滴/分，其输液结束的时间应是（　　）

　　A. 16 点　　　　　　B. 16 点 15 分

　　C. 16 点 30 分　　　D. 16 点 45 分

　　E. 17 点

21. 下列哪项是输液反应中急性肺水肿的特征性症状？（　　）

　　A. 心悸、呕吐　　　　B. 咳嗽、气促、呼吸困难

　　C. 发绀、躁动不安　　D. 胸闷、心悸、气促

　　E. 咳嗽、咳粉红色泡沫性痰、气促、胸闷

22. 输液过程中出现墨菲滴管中液面自行下降的原因是（　　）

　　A. 墨菲滴管有裂隙　　B. 患者肢体位置放置不当

　　C. 滴速过快　　　　　D. 输液瓶位置过高

　　E. 针头处漏液

23. 输液中发现溶液不滴，经检查为针头阻塞，其正确的处理方法是（　　）

　　A. 调整针头位置　　　B. 静脉内推注等渗盐水冲开

　　C. 用手挤压胶管　　　D. 输液局部热敷

　　E. 更换针头重新穿刺

24. 对维持血浆胶体渗透压、增加血容量及提高血压有显著效果的溶液是（　　）

　　A. 低分子右旋糖酐　　B. 10%葡萄糖溶液

　　C. 中分子右旋糖酐　　D. 林格液

　　E. 5%葡萄糖溶液

25. 关于库存血，正确的说法是（　　）

　　A. 须在 4℃的冰箱内保存

　　B. 可保存 3～5 周

　　C. 保存时间越长，血液的 pH 越高

　　D. 大量输入库存血，可引起碱中毒

　　E. 适用于各种原因引起的大出血

26. 输血引起溶血反应，最早出现的主要表现为（　　）

　　A. 头部胀痛、面部潮红、腰背部剧痛

　　B. 寒战、高热

　　C. 少尿

　　D. 瘙痒、皮疹

　　E. 呼吸急促、血压下降

27. 下列关于输血前的准备工作哪一项是错误的？（　　）

　　A. 备血做血型鉴定和交叉配血试验

　　B. 血液从血库取出后勿剧烈震荡

　　C. 需由两人进行"三查八对"，无误后签名

　　D. 输血前先输少量 0.9%氯化钠溶液

　　E. 冬季库血在输入前应先加温以免寒冷刺激

28. 输血前后及两袋血之间应输入下列哪种溶液？（　　）

　　A. 5%葡萄糖溶液　　　B. 5%葡萄糖氯化钠溶液

　　C. 0.9%氯化钠溶液　　D. 复方氯化钠溶液

　　E. 碳酸氢钠等渗盐水

29. 在下列影响冷疗的因素中，哪项是错误的？（　　）

　　A. 冷疗效果与面积成正比

　　B. 采用不同的冷疗方法，效果也不同

　　C. 个体对冷的反应存在差异

　　D. 冷疗的时间与效果成正比

　　E. 环境温度会影响冷效应

30. 下列哪项是冷疗法的生理效应？（　　）

　　A. 细胞代谢减慢　　　B. 毛细血管通透性增加

　　C. 皮肤血管扩张　　　D. 组织需氧量增加

　　E. 血液循环加快

A₂ 型题

31. 张某，男性，21 岁。患有 1 型糖尿病，医嘱皮下注射胰岛素 8U，ac30 分钟，ac 的执行时间是（　　）

　　A. 饭前　　　　　　　B. 必要时

　　C. 临睡前　　　　　　D. 晚上 8:00

　　E. 早上 8:00

32. 患者，男性，因咽痛 3 天，来医院就医，诊断为急性扁桃体炎，医嘱给抗生素治疗。青霉素皮试结果阳性，改用红霉素口服。根据红霉素的药物特点，护士应给予的正确指导关键是（　　）

　　A. 服用后不宜多饮水　　B. 服用后应多饮水

　　C. 应饭后服用　　　　　D. 应饭前服用

　　E. 服药后应漱口

33. 女性，63 岁。心慌、气短、面色发绀，长期服用洋地黄类药物，护士在每次发药前应特别注意的是（　　）

　　A. 测患者的呼吸　　　B. 叮嘱患者在饭后服用

　　C. 备足够量的温开水　D. 测量患者的脉搏

　　E. 发药到口

34. 张某，55 岁，因风湿性关节炎引起关节疼痛，在服用阿司匹林时，护士嘱其饭后服用的目的是（　　）

　　A. 减少对肝脏的损害　　B. 提高药物的疗效

　　C. 减低药物的毒性　　　D. 减少对消化道的刺激

　　E. 避免尿少时析出结晶

35. 患者余某，患支气管肺炎，近几日咳嗽加重，痰液黏稠

护士为此患者作超声波雾化吸入首选药物是（　　）

A. 庆大霉素　　　　　B. 卡那霉素

C. α-糜蛋白酶　　　　D. 氨茶碱

E. 地塞米松

36. 患儿，男性，1岁。因上呼吸道感染入院，体温39.7℃，脉搏120次/分，呼吸27次/分。青霉素皮试阴性后遵医嘱给予青霉素40万U，im，qid，为该患儿肌内注射应选择的部位是（　　）

A. 臀大肌　　　　　　B. 臀中、小肌

C. 三角肌　　　　　　D. 股外侧肌

E. 三角肌下缘

37. 一患者在接受破伤风抗毒素脱敏注射时出现了轻微反应，护士应采取的正确措施是（　　）

A. 立即报告医生，修改医嘱

B. 立即停止注射，给予抢救处理

C. 按原计划继续进行脱敏注射

D. 暂停注射，待反应消退后，减少剂量增加次数注射

E. 注射抗过敏药物

38. 患儿张某，急性扁桃体炎，医嘱青霉素皮肤过敏试验。护士在为患儿皮试后数秒钟，患儿出现面色苍白、胸闷、气促、脉细弱、出冷汗，血压70/46mmHg。此时首先应采取的急救措施是（　　）

A. 立即通知医生，平卧，皮下注射0.1%盐酸肾上腺素溶液

B. 立即吸氧，行胸外心脏按压

C. 静脉注射0.1%盐酸肾上腺素溶液

D. 立即给予升压药物

E. 即刻注射强心剂

39. 患者张某，手部被铁钉扎伤，医嘱注射破伤风抗毒素，但皮肤试验结果为阳性，此时护士应（　　）

A. 报告医师，停止用药

B. 将破伤风抗毒素分4次注射，每隔15分钟一次

C. 将破伤风抗毒素分4次注射并逐渐减量，每隔20分钟一次，直至注完

D. 将破伤风抗毒素分3次注射并逐渐减量，每隔15分钟一次，直至注完

E. 按原计划注射，但注射速度要缓慢，并给予抗过敏药

40. 陆某，因肺结核医嘱给予链霉素注射。在使用过程中患者出现了发热、全身荨麻疹、痒感，护士根据医嘱静脉注射葡糖糖酸钙，其目的为（　　）

A. 降温　　　　　　　B. 减轻皮肤瘙痒

C. 减轻毒性症状　　　D. 加速皮疹消退

E. 松弛支气管平滑肌

41. 患者，女性，24岁。今日晨起锻炼不慎扭伤右侧踝关节，早期你应指导她进行（　　）

A. 局部按摩　　　　　B. 热湿敷

C. 烤灯照射　　　　　D. 冷湿敷

E. 冷热敷交替

42. 患儿，男性，3岁。突然哭闹不止，腹痛难忍，面色苍白，大汗淋漓。你认为下列哪项措施是错误的？（　　）

A. 通知医生　　　　　B. 使用热水袋热敷腹部

C. 测量生命体征　　　D. 详细询问病史

E. 继续病情监测

A₃型题

（43～45题共用题干）

患者刘某，女性，78岁，因慢性肺部疾患住院治疗。上午9时30分起静脉输入5%葡萄糖溶液300ml及0.9%氯化钠溶液300ml，滴速为60滴/分。40分钟左右在护士巡视病房时，发现患者气促、咳嗽、咳粉红色泡沫样痰，伴大汗淋漓。

43. 根据患者的表现判断，出现了什么情况？（　　）

A. 发热反应　　　　　B. 过敏反应

C. 急性肺水肿　　　　D. 空气栓塞

E. 药物的毒性反应

44. 护士首要措施是（　　）

A. 通知医生

B. 吸氧

C. 安慰患者，做好心理护理

D. 停止输液

E. 为患者取端坐位，两腿下垂

45. 下列哪种体位有助于患者缓解症状？（　　）

A. 去枕平卧头偏向一侧　B. 左侧卧位

C. 右侧卧位　　　　　D. 端坐位，两腿下垂

E. 头高足低位

（46、47题共用题干）

患者崔某，因化脓性扁桃体炎注射青霉素后，出现腹痛、发痒、关节肿痛症状，查体：体温38.2℃，皮肤上有抓痕，荨麻疹，全身淋巴结肿大。

46. 请问患者出现了什么情况？（　　）

A. 二重感染　　　　　B. 急性过敏反应

C. 消化系统的不良反应　D. 血清病型反应

E. 皮肤的不良反应

47. 这种反应一般出现在用药后（　　）

A. 2～3天　　　　　　B. 3～5天

C. 5～6天　　　　　　D. 7～12天

E. 半个月以上

（48～50题共用题干）

患者王某，13岁，患急性扁桃体炎，医嘱作青霉素皮试。

48. 青霉素皮内试验液每毫升的剂量为（　　）

A. 10～20U　　　　　B. 30～50U

C. 50～100U　　　　　D. 100～500U

E. 500～2500U

49. 皮试后3分钟患者出现胸闷、气促、面色苍白、冷汗、脉细速、血压下降、躁动不安，请问发生了什么？（　　）

A. 毒性反应　　　　　B. 血清病型反应

C. 呼吸道过敏反应　　D. 过敏性休克

E. 药物的不良反应

50. 作为护士首先应采取的紧急措施是（　　）

A. 即刻停药、平卧，皮下注射0.1%盐酸肾上腺素溶液

B. 即刻皮下注射去甲肾上腺素

C. 即刻静脉注射地塞米松

D. 即刻注射呼吸兴奋剂

E. 即刻静脉滴入升压药物

A₄型题

(51～55题共用题干)

王某,女性,52岁,因车祸脾破裂大出血而急诊入院。护士遵医嘱进行输血治疗。当血液输入5分钟后,患者感到头部胀痛并出现恶心呕吐,腰背部剧痛。

51. 该患者最可能出现了什么反应?（　　）

A. 过敏反应　　　　　B. 溶血反应

C. 高钾血症　　　　　D. 酸中毒

E. 胃肠道反应

52. 当大量血红蛋白进入血浆后,随着病程的进展,患者将出现的特征性表现是（　　）

A. 面部潮红　　　　　B. 心前区压迫感

C. 黄疸和血红蛋白尿　D. 四肢麻木

E. 血压下降

53. 这种反应的致死原因是（　　）

A. 过敏性休克　　　　B. 心力衰竭

C. 肾衰竭　　　　　　D. 呼吸衰竭

E. 感染性休克

54. 当反应发生时,护士首选的护理措施是（　　）

A. 停止输血　　　　　B. 通知医生

C. 吸氧　　　　　　　D. 静脉注射碳酸氢钠

E. 将剩余血送检,重做血型鉴定和交叉配血试验

55. 在预防该反应发生的有效措施中,下列哪项不正确?（　　）

A. 输血前给予抗过敏药物

B. 认真做好血型鉴定和血交叉配血试验,并准确无误

C. 输血前须由两人进行"三查八对"

D. 取回的血液不能剧烈震荡或加温

E. 血液内不能加入其他药物

(56～58题共用题干)

张某,男性,42岁,因再生障碍性贫血接受输血治疗已经一周。今日上午患者在输血过程中,感到心慌、气促并出现手足抽搐。检查:滴速150滴/分,心率48次/分,血压72/48mmHg,心电图:Q—T间期延长。

56. 此患者可能出现了哪种输血反应?（　　）

A. 发热反应　　　　　B. 过敏反应

C. 空气栓塞　　　　　D. 枸橼酸中毒反应

E. 急性肺水肿

57. 长期大量输血可以造成（　　）

A. 低血钙　　　　　　B. 低血钠

C. 低血钾　　　　　　D. 高血钙

E. 低血磷

58. 当大量输库血在1000ml以上时,可加用下列哪种药物进行静脉推注?（　　）

A. 0.1%枸橼酸钠溶液　B. 0.9%氯化钠溶液

C. 肝素　　　　　　　D. 10%葡萄糖酸钙溶液

E. 5%葡萄糖溶液

第9章 标本采集技术

学习目标

1. 了解以下知识点 标本采集的目的
2. 理解以下知识点 标本采集的意义
3. 掌握以下知识点与技能 各种标本采集的原则、方法和注意事项

标本指采集人体小部分的血液、体液（胸水、腹水）、呕吐物、分泌物（痰、鼻分泌物）、排泄物（粪、尿）及组织等样品供临床医学检验，可反映人体正常的生理现象和病理改变。临床医学检验是现代医学中对疾病进行诊断和鉴别诊断的重要辅助手段。随着现代检测手段的精确度和针对性不断增强，对检测标本采集的时间、方法和保存也提出了更高的要求。临床检验中常常由于不合格的标本而导致检验结果出现误差，直接影响到疾病的诊断和治疗。因此，为了取得准确、可靠的检验结果，护士必须掌握各类标本采集技术。

第1节 标本采集原则

案例9-1

护生小非接到病区化验室送来的各种化验报告单，按患者姓名、床号粘贴在病历的各种检验检查报告单页上。看着各种化验报告单，小非一边做一遍想，这些化验的标本都是护士采集的，可不能马虎，否则就会影响到化验结果，影响医生的诊断，进而影响患者疾病的治愈。

思考：

1. 人体的标本有哪些？
2. 采集的原则是什么？

采集各类标本应按医嘱执行，并在充分做好评估及准备工作的前提下，运用正确的采集方法，并做到正确保存和及时送检，才能保证标本的质量。在采集各种检验标本时，应遵循以下原则。

（一）认真核对医嘱

标本的采集应认真核对医嘱，由医生填写检验申请单，字迹清楚，要求明确，申请人签全名。若护士对检验申请单有疑问，应核实、明确后方可执行。

（二）做好患者评估和用物准备工作

标本采集前应考虑患者的活动情况、饮食、用药、体位

对检验结果的影响，比如运动后可使血液中的丙氨酸、乳酸含量增加；含咖啡因的饮食可使血浆游离脂肪酸含量上升；抗生素会降低血培养的阳性率等。其次，应根据检验的目的选择适当的容器（图9-1），容器外必须贴上标签，注明患者姓名、科室、床号、住院号、检查目的和送检日期。

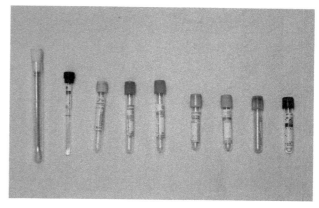

图9-1 标本容器

（三）准确实施标本采集技术

为了保证标本检验的准确性，必须掌握正确的采集方法，在标本采集中应注意采集的时间、部位、方法。如尿液标本以晨尿最佳，因为晨尿较浓缩和酸化，有形成分（如血细胞、上皮细胞、管型）相对集中，便于观察；细菌培养标本要采用无菌技术，防止污染；应杜绝在输液管内采血，因输液成分会影响检验结果。

（四）正确保存标本，及时送验

由于采集的标本可受各种因素影响，从而导致检验结果的误差，一般标本应及时送检，如血氨、血沉、血气分析、各种细菌培养、血糖、电解质等，若采样2小时以上才能送检的，应对标本采取必要的保存手段，在送检过程中应注意防止污染或破坏。

☞考点：标本采集原则

第2节 各种标本采集法

人体血液在体内通过循环系统参与各种生理活动，对维持机体的新陈代谢和内、外环境的平衡起着重要作用。所以，血液检查是判断体内各种功能及异常变化的最重要指标之一，是临床最常用的检验项目，它不仅可以反映血液系统本身的病变，也可以作

为衡量某些脏器功能的重要指标。

///案例9-2

护生小娜当班时接到一医嘱,为5床新患者李某准备常规标本采集容器并送于患者床边。小娜来到患者床边时,将标本采集的内容和注意事项一一告诉了患者李某,在患者李某确认后,小娜致谢后回到治疗室继续工作。

思考:

1. 为什么不同标本要用不同容器?

2. 不同标本采集的方法和注意点是什么?

一、血标本采集法

【目的】

1. 协助临床诊断,为治疗提供依据。

2. 采集静脉血标本时,全血标本 用作血沉、血常规检查和测定血液中的某些物质的含量,如肌酐、尿素氮、尿酸、肌酸、血氨、血糖;血清标本:主要用于测定肝功能、电解质、脂类等;血培养标本:则用于查找血液中的病原菌。

3. 采集动脉血标本时主要用作血气分析。

【评估】

1. 患者临床诊断。

2. 患者的心理状况和合作程度,局部皮肤状况及静脉充盈度等。

3. 患者对检查的目的、方法、注意事项的了解程度。

【计划】

1. 护理目标

(1) 血标本采集方法正确,剂量准确。

(2) 患者准备充分,配合良好。

2. 用物准备:备干燥注射器(5~10ml),7号针头,标本容器(按需要备干燥试管、抗凝管或血培养瓶或真空采血器),按需要备酒精灯、火柴等。动脉血标本,另加肝素抗凝剂、橡皮泥或橡皮塞。

【实施】

1. 静脉血标本

(1) 操作步骤

1) 护士洗手、戴口罩,按医嘱和患者需检查的项目选择试管,决定采血量见表9-1~表9-3。

表9-1　常用全血标本采血量与要求(不需空腹)

检验项目	采血量(ml)	标本容器	要求
血氨(BA)	5	肝素抗凝	立即送检
血液酸碱度(pH)	2	肝素抗凝	空针肝素化后方可采血
二氧化碳分压($PaCO_2$)	2	肝素抗凝	隔绝空气
氧分压(PaO_2)	2	肝素抗凝	隔绝空气
碳酸氢盐	2	肝素抗凝	隔绝空气

表9-2　常用全血标本采血量与要求(空腹)

检验项目	采血量(ml)	标本容器	要求
血沉(ESR)	1.6	3.8%枸橼酸钠溶液0.4ml	充分混匀及时送检
血糖(BC)	1~2	抗凝瓶	充分混匀及时送检
二氧化碳结合力(CO.CP)	2	抗凝瓶	充分混匀及时送检
非蛋白氮(NPN)	2	抗凝瓶	充分混匀及时送检
尿素氮(BUN)	2	抗凝瓶	充分混匀及时送检
血细胞比容(Hct)	2	抗凝瓶	充分混匀及时送检
肌肝(Cr)	3	抗凝瓶	充分混匀及时送检
凝血酶原活动度及时间(PT)	1.8	试管内盛3.13%枸橼酸钠溶液0.2ml	充分混匀及时送检
纤维蛋白原(Fb)	2	抗凝瓶	充分混匀及时送检
E-玫瑰花结形成试验(ERT)	2	肝素抗凝	
HDL-胆固醇	2	不抗凝	

表9-3　常用血清标本采血量与要求

检验项目	采血量(ml)	多项目合并采血量	标本容器	要求
丙氨酸氨基转移酶(ALT)	1.0		干燥试管	空腹抽血严防溶血
门冬酸氨基转移酶(AST)	1.0	4	干燥试管	空腹抽血严防溶血
胎儿甲种球蛋白(AFP)	1.0		干燥试管	空腹抽血严防溶血
乙肝表面抗原(HBsAg)	1.0		干燥试管	空腹抽血严防溶血
黄疸指数(Ⅱ)	2.0	3	干燥试管	空腹抽血严防溶血
总胆红素(TBIL)	2.0		干燥试管	空腹抽血严防溶血
总胆固醇(Chol)	2.0	3	干燥试管	空腹抽血严防溶血
胆固醇脂(Choi-esl)	2.0	干燥试管		空腹抽血严防溶血
三酰甘油	2.0		干燥试管	空腹抽血严防溶血
血钾(K)	2.0	3	干燥试管	严防溶血
血钠(Na)	2.0		干燥试管	严防溶血
血钙(Ca)	2.0		干燥试管	严防灰尘污染
血氯化物(Cl)	2.0		干燥试管	严防灰尘污染

2）容器外贴好标签，与检验申请单核对无误。需空腹抽血时，应事先通知患者，避免因进食而影响检验结果（因清晨空腹时血液中的各种化学成分处于相对恒定状态）。

3）携带用物至床边，核对姓名，向患者解释，取得合作。

4）按静脉穿刺法采取所需血量。严禁在输液、输血的针头处或血管内抽取血标本，应在对侧肢体采血。

5）卸下针头，将血液沿管壁缓慢注入试管内（如果使用真空采血器，操作中就无需这一步）。切勿将泡沫注入，避免震荡，产生溶血（因血液中细胞的内外成分有很大差异，细胞内钾离子浓度是细胞外的20倍，细胞内的某些酶含量也较细胞外高，如发生溶血则直接影响检验结果的准确性）。如需全血、血浆，可将血液如上法注入盛有抗凝剂的试管内，立即轻轻摇动，使血液和抗凝剂混匀，以防血液凝固。如须作二氧化碳结合力测定时，抽取血液后，应立即注入有液状石蜡的抗凝试管中，注入时针头应插入液状石蜡面以下，以隔绝空气，立即送验。

6）取血后，应将注射器的活塞略向后抽，以免血液凝固而使注射器粘连并堵塞针头。

7）采血完毕，连同检验单及时送验，清理用物，归还原处。

☞操作警示：静脉血标本注入试管内切忌泡沫注入，避免震荡

（2）注意事项

1）根据不同的检验目的，计算所需的采血量，选择不同的试管。

2）采集血标本应严格执行无菌术操作。采集血培养标本时，应防止污染。

3）一般血培养取血5ml，亚急性细菌性心内膜炎患者，因血中细菌数目较少，为提高细菌培养阳性率，应取血10～15ml。

4）如同时抽取几个项目的血标本，一般应先注入血培养瓶，再注入抗凝管，最后注入干燥试管，动作要准确迅速。

☞考点：静脉血标本的采集方法及注意事项

2. 动脉血标本

（1）操作步骤

1）同上静脉血标本操作步骤1。

2）容器外贴好标签，与检验申请单核对无误。

3）携带用物至床边，核对姓名，向患者解释，取得合作。2ml注射器，连接7号针头，抽吸1∶500肝素0.9%氯化钠溶液溶液1ml，将活塞来回抽动，使内壁沾匀肝素，再推掉全部肝素溶液，将活塞推至空筒顶端后不再回抽，以保持注射器内无空气。

4）选择动脉：桡动脉（穿刺点位于前臂掌侧腕关节上2cm，动脉搏动明显处）。股动脉（穿刺点在髂前上棘和耻骨结节之间连线中点动脉搏动最明显处）。桡动脉较常选用。

5）常规消毒患者的皮肤及操作者的左手示指、中指，以左手绷紧皮肤，右手持注射器，用左手示指触摸动脉搏动处，以40°进针。

6）见血液自动进入空筒内至2ml后拔出针头，立即用橡皮泥或橡皮塞封闭针头（针头斜面埋入橡皮中即可），以隔绝空气。

7）抽血完毕，用无菌纱布按压局部5～10分钟，标本及时送验。

☞操作警示：正确选择穿刺点，抽血完毕压迫局部防出血

（2）注意事项

1）注意抗凝剂的比例：血液比例过高时，由于抗凝剂相对不足，血浆中出现微凝血块的可能性增加，在用于血细胞分析仪时，微凝血块可能阻塞仪器，同时影响一些检验指标。血液比例过低，抗凝剂相对过剩，对检验指标会造成严重影响。

2）因为血气分析是指当天大气压条件下，用隔绝空气的血标本与一定浓度的气体相结合，而后测定人体内pH、氧分压等，作为监测及追踪观察患者的血气情况。血标本中若混入空气将产生误差。

3）用EDTA抗凝静脉血标本，在标本收集后的5分钟内或30分钟后，8小时内（室温）检测，可以得到最佳的检测结果。如要等待测定，应将标本置于0～4℃冰箱内保存不得超过1小时，以免影响检验结果。

【评价】

（1）采集血标本方法、剂量准确。

（2）患者准备充分，操作中配合得当。

☞考点：动脉血标本的采集方法及注意事项

二、尿标本采集法

尿液是机体的代谢产物，受机体各系统功能状态的影响，其理化性质和有形成分会发生改变。尿标本分三种：尿常规标本、12小时或24小时标本以及培养标本。

【目的】

1. 尿常规标本　检查尿液的色泽、透明度、比重、尿量、尿蛋白、尿糖定性、细胞和管型等。

2. 尿培养标本　取未被污染的尿液作细菌培养及计数，以明确诊断。

3. 12小时或24小时尿标本　检查一日尿量及尿内容物，如钠、钾、氯、17-羟类固醇、17-酮类固醇、肌酐、肌酸、尿糖、尿蛋白定量及浓缩查结核杆菌等。

【评估】

1. 患者的临床诊断。

2. 患者需检查的种类、项目、目的。

3. 患者是否了解尿液留取的方法及合作程度。

【计划】

1. 护理目标

(1) 尿液留置方法准确。

(2) 按不同的检查项目、种类、目的准备用物。

2. 用物准备

(1) 尿常规标本:容量在 100ml 以上的清洁玻璃瓶 1 个。

(2) 尿培养标本:无菌试管、试管夹、酒精灯及火柴,必要时备外阴冲洗及导尿物一套(见导尿术)。

(3) 12 小时或 24 小时尿标本:备清洁带盖的大口容器(容量为 3000～5000ml)。

【实施】

1. 尿常规标本

(1) 操作步骤

1) 备容器,贴检验单副联,注明病区,床号、姓名等。

2) 当晚嘱患者留取翌日晨第一次尿液约 100ml 于标本瓶内。由于晨尿浓度较高且不受饮食的影响,检验结果更具参考意义。

(2) 注意事项

1) 留取尿标本时,不可将粪便混于尿液中,以防粪便中的微生物使尿液变质。

2) 昏迷或尿潴留患者可导尿留取标本,男患者也可用塑料袋固定接尿。女患者在月经期不宜留取尿标本。

2. 尿培养标本

(1) 操作步骤

1) 同导尿法(见第 7 章"患者的排泄需要及护理")。

2) 留中段尿法

A. 容器外贴好标签,与检验申请单核对无误。

B. 携带用物至床边,核对姓名,向患者解释取得合作。

C. 患者取坐位或卧位,放置便盆。

D. 按导尿法清洁、消毒外阴部(轻患者自行清洗),再用 0.1% 苯扎溴铵溶液消毒尿道口。

E. 嘱患者自行排尿,护士用试管夹夹住无菌试管,弃去前段尿液,留取中段尿约 5ml。

F. 操作完毕,协助患者穿裤,整理用物,及时送检。

(2) 注意事项

1) 严格无菌操作,以免污染尿液。

2) 尿内勿混入消毒液,以免产生抑菌作用而影响检验结果。

3) 留尿前后均应将无菌试管口及棉塞在酒精灯火焰上消毒,盖紧瓶塞。

4) 采集中段尿时,必须在膀胱充盈情况下进行。

3. 12 小时或 24 小时尿标本

(1) 操作步骤

1) 备好容器,贴上标签,注明采集的起止时间,并向患者说明留尿的目的、方法,以取得合作。

2) 嘱患者于清晨 7 时排空膀胱,弃去尿液,记录开始留尿时间,至次晨 7 时排尽最后一次尿,即 24 小时尿液全部送验。留 12 小时尿标本,应从 19 点开始至次晨 7 点止。如做尿肌酸、肌酐、17-羟类固醇、17-酮类固醇、钾、钠、尿糖定量检查,可测定 24 小时尿总量,记录于检验单上,取出 100ml 尿液送验,其余弃去。如浓缩检查结核杆菌或作尿蛋白定量检查,则将 24 小时全部尿液送检。

☞操作警示:12 小时或 24 小时尿标本采集的有效时间

(2) 注意事项

1) 患者排第一次尿时即应加防腐剂使之与尿液混合,防止尿变质。

2) 防腐剂的选用见表 9-4。

表 9-4 常用的防腐剂

名称	作用	用法	适用范围
甲醛	固定尿中有机成分	24 小时尿中加 40% 甲醛溶液 1～2ml	尿细胞计数
甲苯	保持尿液中化学成分不变,防腐	每 100ml 尿液加 0.5%～1% 甲苯 2ml,应在第一次尿液倒入后加,使之在尿液表面形成一层薄膜,防止尿液被细菌污染	尿生化检查,如尿蛋白定量、尿糖定量检查。若测定尿中钠、钾、氯、肌酐、肌酸等则需加 10ml
浓盐酸	防止尿中激素被氧化,防腐	24 小时尿中加 5～10ml	17-酮类固醇、17-羟类固醇检测

☞考点:尿标本采集的注意事项及常用的防腐剂

【评估】

(1) 尿标本采集方法准确。

(2) 患者在采集过程中理解、配合。

三、粪便标本采集法

粪便由已消化的食物残渣、消化道分泌物、细菌等组成。粪便标本分常规标本、细菌培养标本、隐血标本和寄生虫或虫卵标本。

【目的】

1. 常规标本 检查粪便颜色、性状、有无脓血、寄生虫卵等。

2. 培养标本 检查粪便标本中的致病菌。

3. 寄生虫及虫卵标本 检查寄生虫数、浓缩虫卵、孵化血吸虫毛蚴。

4. 隐血标本 检查粪便内肉眼不能察见的微量血液。

【评估】

1. 患者的临床诊断。

2. 需取粪便标本的种类、用物准备。

3. 患者对标本留取的方法、注意事项的了解情况、合作程度。

【计划】

1. 护理目标。

(1) 粪便采集方法准确，标本检验阳性率高。

(2) 患者了解留取标本的方法、目的，愿意配合。

2. 用物准备

(1) 常规标本：蜡纸盒、竹签。

(2) 培养标本：便盆、无菌培养试管、蜡纸盒和无菌长棉签。

(3) 寄生虫及虫卵标本：带盖的便器、蜡纸盒、竹签。

(4) 隐血标本：蜡纸盒、竹签或特制标本盒。

【实施】

操作步骤

(1) 粪便常规标本

1) 备好容器，贴上标签，并向患者说明目的、方法，以取得合作。

2) 交代患者清晨留取标本，用竹签取 5g 大便（似蚕豆大小），放入蜡纸盒中送检。

3) 注意事项：危重患者由护士协助留取，若为腹泻患者应取脓、血、黏液等异常部分，如为水样便，可盛于大口玻璃瓶中送检。

(2) 粪便培养标本

1) 备好容器，贴上标签，并向患者说明目的、方法，以取得合作。

2) 嘱患者排便于便盆内，用消毒棉签采取粪便的异常部分于蜡纸盒内或试管内，也可用肠拭子蘸等渗氯化钠溶液，由肛门插入直肠 4～5cm 处，轻轻转动，取出粪便少许，放入无菌培养试管中，盖好送检。用拭子直接采取标本进行培养，可提高阳性率。

(3) 寄生虫及虫卵标本

1) 备好容器，贴上标签，并向患者说明目的、方法，以取得合作。根据不同检验目的运用以下不同方法，以提高阳性检出率。

2) 检查寄生虫卵的粪便标本：应从粪便几个不同的部分采集 5～10g。如查血吸虫卵，则应采集带血及黏液部分送验；查蛲虫卵，应在 23 点左右，患者感觉肛门周围发痒时，用无菌棉签蘸 0.9% 氯

化钠溶液，自肛门周围皱襞处拭取，然后插入试管内，塞好管口送验。

3) 检查阿米巴原虫的粪便标本：收集标本前，应先将便器加温后再排便，便后连同便盆立即送检（因阿米巴原虫排出体外后因温度下降而失去活力，不易查到）。

4) 查寄生虫体：患者服驱虫药后，应将大便排于清洁便盆中留取全份粪便，检查蛔虫、钩虫、蛲虫的数目。如驱绦虫，应嘱患者勿用手纸去拉已排出肛门外的虫体，以免拉断虫头不能排出。如第一次大便未见虫头，应告诉患者再留第二次大便送检，只有头节排出才表示驱虫成功。

5) 孵化血吸虫毛蚴的标本：留取粪便 50g（鸭蛋大小），必要时留取 24 小时大便，要及时送检。

☞ 操作警示：寄生虫及虫卵标本留取要点

(4) 隐血标本

1) 备好容器，贴上标签，并向患者说明目的、方法，以取得合作。

2) 嘱患者在检查前 3 天内禁食肉类、肝类、血类、叶绿素类饮食及含铁剂药物，避免出现假阳性，于第 4 天留取 5g 粪便，置于蜡纸盒内，及时送检。

【评价】

(1) 标本留置方法、时间准确。

(2) 患者对检验目的理解、合作。

(3) 护士操作规范，护患沟通成功。

☞ 考点：粪便标本的采集方法及注意事项

四、痰标本采集法

痰液是气管、支气管和肺泡的分泌物。痰液主要由黏液和炎性渗出液组成。痰液检查可以协助诊断某些呼吸系统疾病，如肺部感染、肺结核等疾病。

【目的】

1. 常规标本：检查痰液中的细菌、寄生虫卵和癌细胞。

2. 痰培养标本：检查痰液中的致病菌。

3. 24 小时痰标本：检查一日痰量，观察痰的性状、颜色、量、气味及内容物（虫卵计数）或浓缩查结核菌。

【评估】

1. 患者的临床诊断。

2. 患者标本采集的种类和目的、用物准备。

3. 患者对检查的目的和注意事项的了解程度、合作能力。

【计划】

1. 护理目标

(1) 痰液标本采集方法准确。

（2）根据检验目的准备容器。

（3）患者了解标本留取的目的、方法及注意事项。

2. 用物准备

（1）痰常规标本：蜡纸盒或广口瓶。

（2）痰培养标本：复方硼砂溶液，无菌培养皿或瓶。

（3）24 小时痰标本：痰杯或广口无色玻璃瓶（容量 500ml）。

【实施】

操作步骤

（1）痰常规标本

1）备好容器，贴上标签，并向患者说明目的、方法，以取得合作。

2）嘱患者晨起用清水漱口清洁口腔，然后用力咳出气管深处的痰液，盛于蜡纸盒或广口瓶内。

3）注意事项：查癌细胞，瓶内应放 10％甲醛溶液或 95％乙醇溶液固定后送检。

（2）痰培养标本

1）备好容器，贴上标签，并向患者说明目的、方法，以取得合作。因清晨痰量多，含菌量亦大，可提高致病菌的阳性检出率。

2）嘱患者先用复方硼砂溶液，再用清水漱口，以除去口腔中细菌，深吸气后用力咳出 1～2 口痰盛于培养皿或瓶中，及时送检。

（3）24 小时痰标本

1）容器上贴好标签，注明起止时间，并作好交接班。向患者说明目的以取得合作。

2）嘱患者将晨 7 时至次日 7 时的痰液全部留在容器中送验，不可将漱口液、唾液等混入。

☞操作警示：留取痰标本勿将唾液、漱口水混入

【评价】

（1）痰液标本留置方法准确。

（2）患者能理解、配合。

（3）护患沟通有效，护士操作规范。

☞考点：痰标本的采集方法及注意事项

五、分泌物培养标本采集法

【目的】

从咽部和扁桃体处取分泌物做细菌培养或病毒分离，查出致病菌，协助诊断与治疗。

【评估】

1. 患者的临床诊断，生活习惯、口腔有无疾患。

2. 患者对咽拭子标本知识的了解程度，合作能力。

【计划】

1. 护理目标

（1）标本采集方法正确，阳性检出率高。

（2）根据检查目的容器准备适当，操作规范。

（3）患者理解取咽拭子标本的目的，配合操作。

2. 用物准备　无菌拭子、试管、酒精灯、火柴、无菌 0.9％氯化钠溶液、压舌板。

【实施】

操作步骤。

（1）咽拭子培养

1）备齐用物，贴好标签，向患者说明目的以取得合作。

2）点燃酒精灯，将拭子取出蘸无菌 0.9％氯化钠溶液（必要时以压舌板轻压舌部），嘱患者发"啊"音，以轻快的动作，迅速擦拭两侧腭弓及咽、扁桃体的分泌物后，速将试管口在酒精灯火焰上消毒，将拭子插入试管中塞紧，并立即送检。

3）取真菌培养标本，须在口腔溃疡面上采取分泌物。

（2）伤口分泌物标本：用拭子擦拭伤口分泌物后，速将试管口于酒精灯火焰上消毒，插入拭子塞紧送检。

☞操作警示：留取分泌物部位正确

【评估】

（1）标本采集方法正确。

（2）护患沟通成功，患者能配合理解。

（3）护士操作规范，患者无不适反应。

☞考点：咽拭子标本的采集方法

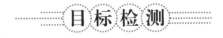

目标检测

A₁ 型题

1. 采取各种标本的原则哪项是错误的？（　　）

A. 根据检验目的选择容器

B. 培养标本须放在无菌容器内

C. 立即送检，必要时注明时间

D. 停用干扰化验结果的药物

E. 所有标本应在空腹进行

2. 血培养标本采集法错误的一项是（　　）

A. 须放入消毒容器内　　B. 检查容器有无裂缝

C. 瓶塞是否保持干燥　　D. 检查培养剂是否足够

E. 采集时应严格执行无菌操作

3. 做妊娠试验留晨尿的目的是（　　）

A. 不受饮食影响

B. 尿中磷酸盐浓度较高

C. 尿中绒毛膜促性腺激素的含量高

D. 尿中酸碱度尚未改变

E. 尿素、尿酸浓度较高

4. 作口腔真菌培养时,采取分泌物的部位宜在(　　)
 A. 两侧腭弓　　　　　　　B. 扁桃体
 C. 舌苔部　　　　　　　　D. 溃疡面
 E. 咽部

5. 作生化检查的血标本宜在(　　)
 A. 临睡前　　　　　　　　B. 午后
 C. 清晨空腹　　　　　　　D. 傍晚
 E. 饭前

6. 防止血标本溶血的方法中何项错误?(　　)
 A. 选用干燥注射器和针头
 B. 避免过度震荡
 C. 采血后去针头沿试管壁将血液和泡沫缓慢注入试管
 D. 立即送验
 E. 需全血标本时,可采用抗凝管

7. 测定尿蛋白定量时,需加入的防腐剂是(　　)
 A. 浓盐酸　　　　　　　　B. 麝香草酚
 C. 甲苯　　　　　　　　　D. 稀盐酸
 E. 甲醛

8. 作尿爱迪计数的尿标本,加入甲醛的作用是(　　)
 A. 固定尿中有机成分
 B. 防止尿液改变颜色
 C. 保持尿液的化学成分不变
 D. 防止尿中激素被氧化
 E. 避免尿液被污染变质

9. 检验粪便中的寄生虫体应(　　)
 A. 取不同部位的粪便
 B. 留取全部粪便
 C. 取少许粪便
 D. 取脓血及黏液部分粪便
 E. 粪便置于加温容器中立即送验

10. 查阿米巴原虫,留取粪便标本的正确方法是(　　)
 A. 清晨留便少许
 B. 留新鲜粪便,立即送验,注意保暖
 C. 留新鲜粪便最上部少许
 D. 在同次便中多取几个不同部位
 E. 留少许异常粪便

A₂ 型题

11. 患者王某,男性,25 岁,高热 1 周,拟诊败血症,医嘱血培养,其目的是(　　)
 A. 测定血清酶　　　　　B. 查找血液中的致病菌
 C. 测定非蛋白氮含量　　D. 测定电解质
 E. 测定肝功能

12. 患者李某,男性,12 岁,拟诊蛲虫病,请问何时采集标本合适(　　)
 A. 晨起空腹时　　　　　B. 23 点左右
 C. 发热时　　　　　　　D. 活动后
 E. 随即采取

13. 患者张某,男性,52 岁,有胃溃疡病史,近日来上腹部疼痛加剧,医嘱做粪便隐血试验,护士应给患者哪一组菜谱?(　　)
 A. 卷心菜、五香牛肉　　B. 菠菜、红烧青鱼
 C. 茭白、鸡蛋　　　　　D. 油豆腐、鸡血汤
 E. 青菜、炒猪肝

14. 患者丁某,男性,28 岁。患急性细菌性内膜炎,需抽血做血培养,护士取血量为(　　)
 A. 2ml　　　　　　　　　B. 4ml
 C. 6ml　　　　　　　　　D. 8ml
 E. 10ml

A₃ 型题

(15、16 题共用题干)

　　患者女性,66 岁,患肝硬化已五年,今日发现牙龈出血,皮肤有许多出血点且有尿频、尿急、腰痛就医,经检查后确认为肝硬化、脾功能亢进,全血细胞减少,伴泌尿系统感染。

15. 全血细胞是指(　　)
 A. 淋巴细胞、嗜酸粒细胞
 B. 红细胞、白细胞及血小板
 C. 杆状核及嗜碱粒细胞
 D. 单核细胞
 E. 杆状细胞

16. 下列何种情况易患感染?(　　)
 A. 红细胞减少　　　　　B. 中性粒细胞减少
 C. 血小板减少　　　　　D. 淋巴细胞减少
 E. 嗜酸粒细胞减少

A₄ 型题

(17～20 题共用题干)

　　患者男性,67 岁,1 年前诊断为心绞痛,今日午后无明显诱因出现心前区疼痛,服硝酸甘油不能缓解,急诊入院,医嘱要求检查 CPK。

17. 适宜的采血时间为(　　)
 A. 即刻　　　　　　　　B. 晚饭前
 C. 睡前　　　　　　　　D. 服药后 2 小时
 E. 次日晨起空腹

18. 采集血标本时,正确的措施是(　　)
 A. 取血 1ml
 B. 采血后避免震荡,防止溶血
 C. 采血后更换针头再注入试管内
 D. 可在静脉留置针处取血
 E. 快速将血液注入试管内

19. 试管外标签注明的内容不包括(　　)
 A. 科室　　　　　　　　B. 床号
 C. 姓名　　　　　　　　D. 取血量
 E. 送检目的

20. 采血完毕,护士应将标本(　　)
 A. 直接送检验室　　　　B. 放病房让患者送检
 C. 放冰箱,第二天送检　D. 放治疗室并交接班
 E. 连同检验单及时送检

第10章 危重患者的观察及护理

📖 **学习目标**

1. 了解以下知识点 抢救室的设备及抢救工作的组织管理要求

2. 理解以下知识点 常见药物中毒的灌洗溶液的选择和禁忌药物

3. 掌握以下知识点与技能 危重患者的概念、危重患者的病情观察方法及内容、危重患者的支持性护理;吸氧的适应证、用氧的注意事项;鼻导管吸氧法;吸痰法;洗胃法、人工呼吸法

危重患者指病情严重,随时可能发生生命危险的患者。抢救和护理危重患者是护理工作中的一项重要的任务。抢救的质量直接影响患者的生命与生命质量。抢救工作成功与否,与护士对患者进行严密细致的观察,熟练的抢救技术密切相关。因此,护理人员必须具有广博的医学知识和训练有素的观察能力、并熟练掌握常用的抢救技术,保证抢救工作及时、准确、有效地进行。

第1节 危重患者的观察及支持性护理

案例 10-1

护士小李第一天来到急诊室实习,护士长安排许护士带小李到留观室工作,许护士告诉小李留观室有许多危重患者,需要认真观察患者的病情变化,做好支持性护理工作。

思考:

1. 什么样的患者是危重患者?

2. 危重患者病情观察的内容和方法有哪些?

3. 如何做好危重患者的支持性护理工作?

一、危重患者病情观察的方法

危重患者的病情观察包含了生命体征的改变、瞳孔改变、意识变化、排泄物异常等病情变化。病情观察是一项系统工程,从症状到体征,从生理、精神、心理,将患者作为一个整体而进行全面的观察。因此,作为护士应具有多方面的能力。首先应具有观察能力,通过望、闻、问、切,及早发现病情变化,协助医生诊断及制订治疗方案。其次,具有分析、解决问题的能

力,通过勤学多练,掌握医学护理知识和护理技能,熟练处理患者所出现的各种护理问题。再次,还要一丝不苟,以严谨的工作作风,完成各项护理工作,做到勤巡视、勤观察、勤询问、勤思考、勤记录,及时、准确地掌握或预见病情变化,为危重患者的抢救赢得时间。

(一)直接观察法

直接观察是利用感觉器官或借助于医疗仪器对患者进行观察。主要方法包括视诊、触诊、叩诊、听诊、嗅诊等。

1. 视诊 利用视觉来观察患者全身或局部表现的方法。为提高观察准确性,有时需要仪器辅助,检查时光线要充足,护士要具有专业知识和技能,并对患者生理、心理、社会几方面进行全面的观察。

2. 触诊 通过手的感觉进行判断的一种方法。触诊范围广,可遍及全身各部位,但以腹部更为重要。触诊还可以进一步明确视诊所不能明确的体征,如温度、震颤、波动、摩擦感、包块的大小、位置、移动度、软硬度等,手的感觉以指腹和掌指关节部掌面的皮肤最为敏感,因此触诊时多用此处。

3. 叩诊 用手指叩击身体表面某部,使之震动而产生音响,根据震动和声响的特点来判断被检查部位、脏器的功能状态,如脏器大小、形状、位置、密度,或肝浊音界、心界、腹水等。

4. 听诊 利用听觉听取身体各部发出的声音而判断正常与否的一种诊断方法,如用听诊器听患者的心率、心音、呼吸音、肠蠕动音。此外,也可通过倾听了解患者潜在的健康问题。

5. 嗅诊 利用嗅觉来辨别患者的各种气味与其健康状况的关系,如呼吸系统表现的呼吸有无异常气味,如臭味、大蒜味等;消化系统表现的口腔或呕吐物有无酸臭或腐臭味等;泌尿生殖系统表现的尿液有无甜味、恶臭味、生殖器分泌物是否有异物等。

(二)间接观察法

通过与患者家属及医生的交流,阅读病例、检验报告及其他资料等了解患者的病情。

☞考点:患者的病情观察方法

二、病情观察的内容

(一)生命体征的变化

生命体征是机体内在活动的客观反映,是衡量

机体身心状况的可靠指标。正常人的生命体征相对稳定,当机体患病时,生命体征会发生不同程度的变化,详见本书第 4 章"生命体征的评估及异常时的护理"。

（二）意识状态

意识是大脑高级神经中枢功能活动的综合表现,即对环境的知觉状态。正常人意识清晰,思维敏捷,语言流畅,定向准确。当大脑功能失调时,可引起不同程度的意识失常,这种状态称意识障碍。意识障碍的程度可分为嗜睡、意识模糊、昏睡、昏迷,也可出现以兴奋性增高为主的高级神经中枢急性失调状态,即谵妄。

1. 嗜睡　患者处于持续睡眠状态,但能被言语或刺激唤醒,醒后能正确、简单而缓慢地回答问题,但反应迟钝,刺激停止,又很快入睡,是轻度意识障碍。

2. 意识模糊　表现定向力障碍,语言、思维不连续,可有错觉、幻觉、躁动不安、谵妄或精神错乱。

3. 昏睡　患者处于熟睡状态,不易唤醒,接近不省人事状态,强烈刺激可唤醒,但答非所问,且很快又入睡。

4. 昏迷　是病危的信号,是最重的一种意识障碍,其程度可分为浅昏迷、深昏迷（表 10-1）。

☞考点:深浅昏迷的区别

（三）瞳孔的观察

颅内疾病、药物中毒、昏迷等患者,常有瞳孔的变化。因此,瞳孔的变化也是病情变化的一个重要体征。瞳孔的观察主要是两侧瞳孔的形状、对称性、边缘、大小及对光反应。

1. 瞳孔的大小与对称性　正常人两侧瞳孔等大等圆,自然光线下瞳孔直径 2～5mm。病理状态下,瞳孔小于 2mm,称瞳孔缩小,直径在 1mm 以内称针尖样瞳孔。双侧瞳孔缩小常见于有机磷农药、氯丙嗪、吗啡等药物中毒。瞳孔直径大于 5mm 称瞳孔散大,双侧瞳孔散大,见于颅内压升高、颠茄类药物中毒及濒死状态。一侧瞳孔散大且固定,提示同侧颅内病变或脑疝的发生。

2. 瞳孔的形状　正常瞳孔呈圆形,椭圆形见于青光眼,形状不规则见于虹膜粘连。

3. 对光反应　正常人瞳孔对光反应灵敏,病理状态下瞳孔对光反应迟钝或消失。

（四）一般性观察

1. 表情与面容　急性病容表现为面色潮红、鼻翼扇动、口唇疱疹、表情痛苦,多见于大叶性肺炎等。慢性病容表现为面色苍白、精神委靡、目光暗淡,见于恶性肿瘤、结核等。病危面容,表现为面肌消瘦、面色铁灰、双目无神、眼眶凹陷,见于休克、大出血等。

2. 皮肤与黏膜　皮肤黏膜的颜色、温度、湿度、弹性、出血、水肿等情况是全身性疾病的一种表现,应仔细观察。

3. 姿势与体位　姿势指举止的状态,胃肠痉挛性疼痛时,患者捧腹而行。体位指患者身体在卧位时所处的状态,可分为主动卧位、被动卧位、被迫卧位三种。危重患者由于疾病的影响不能自行调整或变换肢体的位置,常呈被动卧位。

4. 呕吐物与排泄物　仔细观察呕吐物的颜色、量、气味、性状、时间、方式和伴随症状。

（1）时间:幽门梗阻性呕吐常发生在夜间或凌晨。

（2）方式:中枢性呕吐呈喷射状,无恶心先兆。消化系统疾病所致的反射性呕吐其特点与进食时间有关,且呕吐物中有致病菌。

（3）性状:一般情况下呕吐物有消化液及食物,幽门梗阻呕吐物为宿食,高位小肠梗阻、呕吐物中常有胆汁,霍乱及副霍乱患者的呕吐物为米泔水样。

（4）量:成人胃容量为 300ml,如呕吐物超过胃容量,应考虑有无幽门梗阻。

（5）颜色:急性大出血,呕吐物呈鲜红色。陈旧性出血或出血量少且缓慢,呕吐物呈咖啡色,因血液与胃酸及胃内容物发生反应。

（6）气味:酸味见于普通呕吐;苦味会有大量胆汁;腐臭味见于幽门梗阻;粪臭味见于低位性肠梗阻;大蒜味见于有机磷农药中毒。

（7）伴随症状:急性胃肠呕吐伴腹痛、腹泻,颅内压升高呕吐伴头痛。

（8）排泄物:观察排泄物主要包括二便、汗、痰等。应观察排泄物的量、次数及性质。

5. 饮食与营养　危重患者分解代谢增强,机体消耗大,应观察食欲是否降低,进食进水量能否满足机体需要。

表 10-1　深浅昏迷的对比表

分类	意识障碍程度	对刺激反应	反射	生命体征
浅昏迷	意识大部分丧失无自主活动	对光、声刺激无反应,对疼痛刺激可有痛苦表情	瞳孔、角膜、吞咽咳嗽反射存在	呼吸、心跳、血压无明显变化,可有大小便潴留或失禁
深昏迷	意识完全丧失	对各种刺激均无反应	全身肌肉松弛,深浅反射消失,偶有深反射亢进与病理反射	呼吸不规则,血压下降,大小便失禁或潴留

（五）心理状态的观察

主要从患者目前对健康的理解、对疾病的认识、人际关系、角色功能、处理问题的能力、对住院的反应等方面观察语言和非语言的行为，从而判断患者的心理状态，大致可分为否认期、愤怒期、协议期、抑郁期、接受期。

（六）药物治疗观察

护士是药物疗法执行者，危重患者用药多，因此应严格观察患者的用药后反应，如出现不良反应及时与医生沟通，如用洋地黄药物应注意数心率、测脉搏。用利尿剂应观察尿量。用降压药应注意测血压。用胰岛素应注意有无心慌、出冷汗、神志不清等低血糖反应。

☞考点：患者的病情观察内容

三、危重患者的支持性护理

【护理目标】

1. 患者不发生误吸、受伤、高度窒息并发症。

2. 患者出现自主呼吸。

3. 患者能自行排出尿液，排出粪便。

4. 患者情绪稳定，逐渐恢复自理能力。

【护理措施】

1. 严密观察病情，随时做好抢救准备：根据需要每15～30分钟观察并记录一次，内容主要有生命体征、意识、瞳孔的变化，如有异常及时与医生联系，对出现呼吸、心搏骤停的患者立即采取人工呼吸或胸外心脏按压等措施，以免贻误抢救时机。

2. 保持呼吸道通畅　鼓励患者进行有效的深呼吸或轻拍背部，以助痰液咳出，昏迷患者应头偏向一侧，用吸引器吸出痰液，定时进行雾化吸入，预防肺不张、坠积性肺炎等并发症。

3. 保证患者安全　对昏迷、谵妄患者应注意安全，需要用床栏或保护用具。对于牙关紧闭，可用张口器、舌钳保护舌不被咬伤。

4. 加强临床护理　为降低口腔、皮肤、眼睛受损的危险因素，应加强对口腔、皮肤、眼睛的护理。

（1）眼睛的保护：为了防止角膜干燥、溃疡及结膜炎发生，可涂抗生素眼药膏或盖凡士林油纱布。

（2）口腔护理：为避免口腔炎症、口腔溃疡、腮腺炎、中耳炎、口臭的发生，每天2～3次口腔护理，以保证口腔卫生。

（3）皮肤护理：为降低皮肤完整性受损的危险因素，应加强皮肤护理，做到"六个勤"，即勤观察、勤翻身、勤擦洗、勤按摩、勤更换、勤整理。

（4）肢体被动活动：病情允许，每日2～3次为患者作肢体屈伸、旋、展的运动。

5. 补充营养及水分　为保证危重患者营养及水分的摄入，维持体液平衡，应设法增进患者的饮食、不能进食者，可采用鼻饲法或完全胃肠外营养。

6. 维持二便通畅　机体的代谢废物主要靠二便排泄，如二便排泄异常会导致很多并发症。因此如有尿潴留可用无菌法导尿，防止泌尿系统感染。如有便秘应帮助解除。

7. 保持各种导管通畅，危重患者常常因病情的需要放置各种导管，导管必须保持通畅，位置良好，方可有效发挥作用，因此应妥善固定，安全放置，防止出现扭曲、阻塞、受压、脱落等现象。有些导管不得有反流，以防感染。

8. 保持患者的最佳心理状态　危重患者出现各种各样的心理问题，如恐惧、焦虑、悲伤、消极、多疑、绝望等。因此必须采取有效护理措施，保证患者的最佳心理状态。

（1）主动与患者沟通交流，交流语气应具有温暖、宽容、和蔼的特点。

（2）用积极心理暗示，增强患者战胜疾病的信心。

（3）操作前认真解释操作目的，操作中手法轻重适宜，动作准确，给患者以希望。

（4）建立舒适优雅的环境，使光线柔和，晚间降低灯的亮度，防止出现睡眠紊乱。

☞考点：危重患者的支持性护理具体措施

【评价】

1. 患者的基本需要得到满足，情绪稳定。

2. 患者呼吸道通畅，能进行自主呼吸。

3. 患者排尿、排便能自我控制。

4. 护患沟通良好，能配合护理工作。

第2节　危重患者抢救技术

▶▶▶ 案例 10-2

护生小陈在急诊室实习，一天工作中护理了许多患者，既繁忙又有序，看到患者病情稳定、病室安静，感到很欣慰。小陈还有半小时就要下班了，这时只听到救护车疾驶而来。患者王某，男性，76岁，因在家看足球比赛兴奋过度而诱发急性肺水肿，家属叫救护车来院急诊治疗。

思考：

1. 抢救危重患者应如何做到人员、设备、管理到位？

2. 危重患者抢救技术有哪些？

3. 抢救技术具体操作和注意事项是什么？

一、抢救工作的管理

抢救危重患者是医疗护理工作中一项重要艰巨的任务,护士必须从思想上、组织上、物质上、技术上做好充分准备,抢救时应树立分秒必争、当机立断、全力以赴的观念。

（一）立即成立抢救小组,指定抢救负责人

全院抢救小组由院长任组长,组织全院各科参与抢救工作,一般用于大型灾难等突发事件。科室抢救小组由科主任、护士长负责,各级医务人员参与。抢救中动作敏捷、措施得当,态度严肃,既有分工又有协作。

（二）确定抢救方案,制订抢救护理计划

责任护士参与医生的查房、会诊、病历的讨论,并根据病情提出可行的措施,参与抢救方案的实施;在抢救患者过程中,严格执行医嘱;随时评估患者病情,提出现存的或潜在的护理问题,制订护理计划,明确目标,确定护理措施,评价护理效果;作好抢救记录,字迹清晰、书写规范。

（三）抢救小组分工合作,及时记录,设备、设施完整

抢救小组成员分工明确、密切配合,抢救人员与器械位置的站立与摆放合理（图 10-1）。抢救室内物品完好率应 100%;严格执行“五定”制度,即定品种数量、定点安置、定专人管理、定期消毒灭菌、定期检查维修;室内物品不得外借,应认真记录;值班护士应交班,保证抢救和护理措施的连续性。

☞考点:危重患者抢救的管理要点

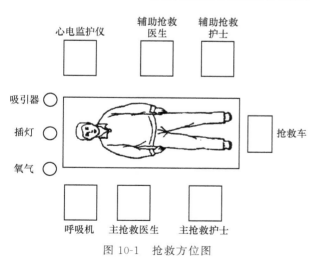

图 10-1　抢救方位图

二、抢救室的设备

（一）抢救室

抢救室分为急诊抢救室和病区抢救室。急诊抢救室的走廊宽敞,最好容纳救护车,以便接送患者方便;室内装有监控系统及报警系统,病区抢救室应靠近医护办公室、处置室较近的地方,且单人房间要求安静、整洁、光线充足。

（二）抢救床

抢救床能升降,能推行,另备木板一块,做心脏按压使用。

（三）抢救车

1. 内置的药品（表 10-2）

表 10-2　常用急救药品

类别	药物
呼吸兴奋药	尼可刹米、洛贝林等
抗休克药	去甲肾上腺素、盐酸肾上腺素、异丙肾上腺素、间羟胺、多巴胺等
抗高血压药（抗血管扩张药）	酚妥拉明、硝普钠、利舍平、肼屈嗪、硫酸镁注射液等
抗心力衰竭药	毛花苷 C（地西兰）、毒毛花苷 K 等
抗心律失常药	利多卡因、维拉帕米、普鲁卡因胺等
抗心绞痛药	硝酸甘油等
平喘药	氨茶碱（有舒张冠状动脉血管作用）等
促凝血药	酚磺乙胺、卡巴克洛、氨甲环酸、氨甲苯酸、维生素 K_1、鱼精蛋白、垂体后叶素等
镇痛、镇静、抗惊厥药	吗啡、哌替啶、地西泮、异戊巴比妥钠、苯巴比妥钠、硫喷妥钠、苯妥英钠、氯丙嗪、硫酸镁注射液等
抗过敏药	异丙嗪、苯海拉明等
激素类药	氢化可的松、地塞米松、可的松、胰岛素等
脱水利尿剂	20%甘露醇溶液、25%山梨醇溶液、呋塞米、依他尼酸钠等
解毒药	阿托品、碘解磷定、氯解磷定、亚甲蓝、二流丙醇、依地酸钙钠、硫代硫酸钠、乙酰胺等
碱性药	5%碳酸氢钠溶液、11.2%乳酸钠溶液
其他	0.9%氯化钠溶液、各种浓度的葡萄糖溶液、右旋糖酐 40、右旋糖酐 70、复方氯化钠溶液、10%葡萄糖酸钙溶液、氯化钾、代血浆等

☞考点:常用急救药作用

2. 无菌物品及无菌包

（1）无菌物品:各种注射器及针头、输液器、输血器、皮肤消毒用品、无菌手套及无菌敷料。

（2）无菌包:气管插管包、气管切开包、静脉切开包、开胸包、导尿包、吸痰包、缝合包、各种穿刺包。

3. 抢救器械　人工呼吸机、吸引器、心电监护仪、电除颤器、中心供氧系统、洗胃机、多功能抢救床、小型 X 光机、手术床等。

4. 通信设备　自动传呼系统、电话/可视电话、对讲机。

三、危重患者的抢救技术

为了抢救成功,护士应配合抢救。抢救技术包括

表 10-3　缺氧程度

程度	表现			血气分析		
	发绀	呼吸困难	神志	SaO$_2$	PaO$_2$(kPa)	PaCO$_2$(kPa)
轻度	轻	不明显	清楚	>80%	9.3～6.6	>6.6
中度	明显	明显	正常/烦躁	60%～80%	6.6～4.6	>9.3
重度	显著	严重	昏迷/半昏迷	<60%	4.6 以下	>12

氧气吸入法、吸痰法、洗胃法及给患者安装使用人工呼吸机等。

（一）氧气吸入疗法

【目的】

1. 通过给氧提高动脉血氧含量及动脉血氧饱和度。

2. 纠正各种原因所造成的缺氧,维持机体生命活动。

【评估】

1. 患者的缺氧程度（表 10-3）

☞考点：缺氧程度表现

2. 患者的动脉血氧分压　当患者的动脉血氧分压（PaO$_2$）低于 6.6kPa 时（正常值 10.6～13.3kPa,6.6kPa 为最低限值）则应给予吸氧。常见的原因是：①肺活量减少,如支气管氧、哮喘、气胸等。②心功能不全,如心力衰竭时出现的呼吸困难。③各种中毒引起的呼吸困难,如一氧化碳中毒、巴比妥药物中毒等。④昏迷患者,如脑血管意外、颅脑损伤等。⑤其他,如某些外科手术前后、大出血休克、分娩时间过长、胎心音不良等。

3. 患者氧疗种类　临床用氧时,常常根据缺氧及是否伴有二氧化碳分压（PaCO$_2$）升高来决定以何种方式、何种浓度给患者用氧。吸氧浓度和氧流量的关系为:吸氧浓度（%）=21+4×氧流量（L/min）。同时根据吸氧浓度不同,将氧疗分为四类（表 10-4）。

表 10-4　氧疗分类

分类	氧浓度	适应证	方式
低浓度	<30%	慢性阻塞性肺气肿、慢性呼吸衰竭（缺氧伴 CO$_2$ 潴留）	持续
中浓度	40%～60%	肺水肿、心肌梗死、休克	
高浓度	>60%	成人呼吸窘迫综合征、心肺复苏后（缺氧不伴 CO$_2$ 潴留）	间歇
高压	100%	CO 中毒、气性坏疽（高压氧舱内）	定时

4. 患者用氧方法　有鼻塞法、鼻导管法、漏斗法、面罩法、头罩法、氧气枕等法。

5. 患者生命体征、意识、心理状态、配合程度。

☞考点：氧疗适应证和方式

【计划】

1. 护理目标

（1）患者或家属了解用氧目的。

（2）患者呼吸平稳,血氧分压、血氧饱和正常。

（3）患者能说出用氧的注意事项,配合操作。

2. 用物准备　供氧装置一套。

（1）氧气筒:是一圆柱形无缝钢桶,桶内压 14.7MPa（150kg/cm^2）的氧,容纳 6000L 氧,桶顶端有一总开关,控制氧气进出,打开时逆时针转 1/4 周即可。氧气筒侧面有一气门与氧气表相连,是氧气自桶内输出途径。

（2）氧气表:由压力表、减压表、流量表、湿化瓶、安全阀组成（图 10-2）。

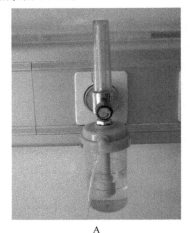

A

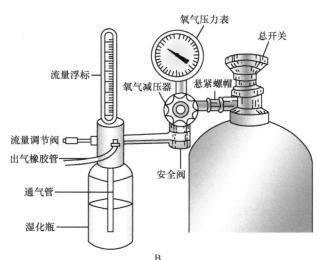

B

图 10-2　供氧装置

1）压力表:可知桶内氧气的压力,以 MPa 或 kg/cm² 表示,压力大,表示桶内氧气多。

2）流量表:测每分钟氧气的流出量,用 L/min 表示。

3）减压器:是一种自动减压装置,将来自桶内氧气压力减至 2～3kg/cm²,使流量平稳,保证安全。

4）湿化瓶:有湿化氧气作用,减少呼吸道受干燥气体的刺激,瓶内装入 1/3～1/2 冷开水。

5）安全阀:当氧气流量过大时,压力过高时,安全阀的内部活塞即自行上推,使过多氧气由四周小孔流出,保证安全。

☞考点:氧气表的功能

（3）装表法:将氧气表装在氧气筒上,以备急用。

1）冲气门:将氧气筒置于架上,打开总开关,使小量气体从气门流出,随即迅速关好总开关,以达到清洁该处的目的,避免灰尘吹入氧气表内。

2）装氧气表:将表接于氧气筒的气门上,用手初步旋紧,然后将表稍后倾,再用扳手旋紧,使氧气表直立于氧气筒旁,接好湿化瓶。

3）接管与检查:将橡胶管一端接氧气表,检查氧气表下的流量调节阀关好后,旋开总开关,再旋开流量调节阀,检查氧气流出是否通畅、有无漏气以及全套装置是否适用,最后关上流量调节阀,推至病室备用。

（4）卸表法:氧气筒需再次充氧对,将氧气表卸下。

1）放余气:旋紧总开关,打开氧气流量表下的调节阀,放出余气,再关好小开关,卸下湿化瓶。

2）卸氧气表:一手持表,一手用扳手放松氧气表的螺帽,然后再用手旋开,将表卸下。

$$氧气筒内的氧气量 = \frac{氧气筒容积(L) \times 压力表指示的压力(kg/cm²)}{1kg/cm²}$$

$$氧气筒内的氧气可供应的时间 = \frac{(压力表压力 - 5kg/cm²) + 氧气筒容积(L)}{1kg/cm² \times 氧流量(L/min) \times 60min}$$

（5）氧气管道化装置:医院的氧气可集中由供应站供给,设管道通至各病区、门诊、急诊。供氧站有总开关控制,各个用氧单位配有氧气表。

（6）其他用物:治疗盘内鼻塞或鼻导管或面罩、头罩、治疗碗内置温开水、纱布、棉签、胶布、玻璃接管、扳手、氧气记录单、笔等。

【实施】

1. 操作步骤

（1）鼻导管法

1）单侧鼻导管法:将鼻导管从一侧鼻腔插入鼻咽部,长度约为鼻尖至耳垂的 2/3（图 10-3）,此法节约氧,但刺激鼻黏膜,患者有不适感。

2）双侧鼻导管法:用特制双侧鼻导管,从双侧鼻腔插入（图 10-4）。此管较单侧鼻导管长度短,无刺激性,但浪费氧气,多用于婴幼儿。

A. 护士洗手,戴口罩,备齐用物,携带至病床旁,放置好氧气筒。核对姓名解释给氧目的,确认并称呼患者。

B. 清洁鼻腔:用湿棉签检查清洁鼻腔（单侧鼻导管需备胶布 2 根）。

C. 连接鼻导管,测试通畅,查无漏气。

D. 调节流量,根据缺氧程度而定。

E. 插鼻导管（单侧鼻导管先测量长度）:鼻导管蘸水插入鼻腔并固定（双侧鼻导管将尾部持于耳部放妥,胶管用别针固定）。

F. 观察记录:记录用氧时间及流量和用氧效果。

G. 拔管停氧:先拔出鼻导管→关总开关→放余气后再关流量表开关。

H. 记录整理:记录停氧时间,整理用物。

☞操作警示:用氧时一定要先调节氧流量,再插鼻导管;停用氧气时一定要先拔出鼻导管。

（2）鼻塞法:将氧气橡胶管连接特制的鼻塞直接塞入鼻前庭,为患者供氧的方法（图 10-5）。此法对患者鼻咽部刺激性小,适于长期用氧患者。

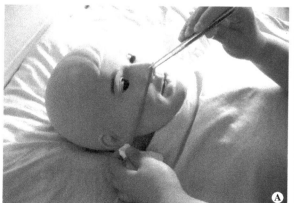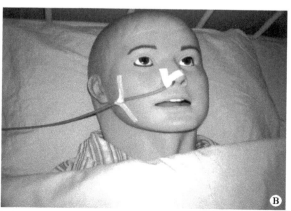

图 10-3　单侧鼻导管法

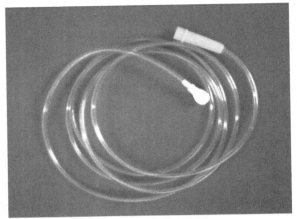

图 10-4　双侧鼻导管法

（3）面罩法：将面罩置于口鼻部，将氧气管接于进氧孔上，流量成分为 6～8L/min，小儿 1～3L/min（图10-6），此法用于躁动不安或鼻塞给氧不佳的患者。

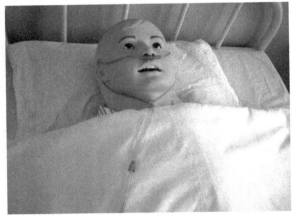

图 10-5　鼻塞法

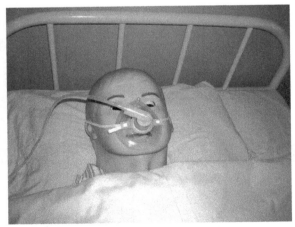

图 10-6　面罩法

（4）氧气枕法：用于转移患者或氧气筒准备不及，用氧气枕代替氧气装置。用前先将氧气枕灌满氧气，连接湿化瓶，清洁鼻腔，连接鼻导管或鼻塞，调节流量后提供吸氧（图10-7）。

（5）头罩式给氧法：用于新生儿、婴幼儿供氧。此法安全、适用，便于观察（图10-8）。

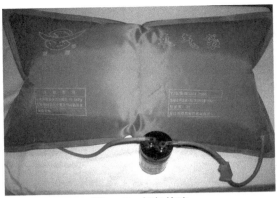

图 10-7　氧气枕法

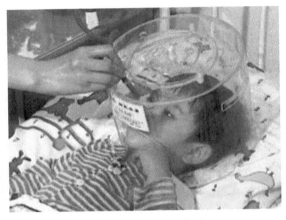

图 10-8　头罩式给氧法

链　接 ≫≫

鼻导管吸氧流程图

素质要求

备齐用物——{治疗盘放于治疗车上
氧气筒推至床旁

核对、解释备胶布
选择、清洁鼻孔｝——患者准备——{连接鼻导管
调节氧流量，氧气流出通畅
冷开水湿润导管前端

吸　氧——{测量鼻导管插入鼻腔长度
（鼻尖至耳垂2/3）
插鼻导管至鼻腔
固定鼻导管于鼻翼、面颊部

记录{用氧开始时间
氧流量

观察{呼吸道、鼻导
　管是否通畅
呼吸困难有无
　改善}——记录，观察

吸氧完毕——{轻撕胶布
取下鼻导管
关流量表开关
擦净胶布痕迹

助患者躺卧好，清理用物

用氧停止时间
呼吸困难改善情况}——记录，卸表

注：（1）调节氧流量：轻度缺氧为 1～2L/min，中度缺氧为 2～4L/min，重度缺氧为 4～6L/min，小儿为 1～2L/min。

（2）装卸氧气表法（在病室外装卸）：装："一吹，二上表，三紧，四查"。湿化瓶内装蒸馏水 1/3 或 1/2 瓶。急性肺水肿患者吸氧时，湿化瓶内装 50％乙醇溶液，并贴标签注明：卸："一关，二拿表，三松，四卸"。

链 接 >>>

用氧的副作用有哪些

氧副作用指氧浓度高于 60%，持续时间超过 24 小时，可出现氧副作用，常见表现有：

（1）氧中毒：主要是肺实质改变，症状为胸骨下不适，疼痛灼热感，继而出现呼吸增快、恶心、呕吐、烦躁、干咳。预防：避免高浓度持续用氧。

（2）肺不张：主要在支气管堵塞时，肺泡内氧气被吸收，肺泡萎缩，原因是高浓度吸氧，肺泡内氮气被氧置换所致，症状为烦躁，呼吸、心跳加快，血压升高，继而出现呼吸困难，发绀、昏迷。预防：鼓励患者深呼吸、多咳嗽和经常改变卧位，防支气管堵塞。

（3）呼吸道分泌物干燥。预防：氧气湿化，配合雾化吸入。

（4）晶状体后纤维组织增生：高浓度氧持续吸入，可导致视网膜血管收缩，视网膜纤维化，最后出现不可逆的失明。预防：控制氧浓度。

（5）呼吸抑制：见于慢性阻塞性肺气肿及慢性呼吸衰竭患者。因为该患者血气分析常为 PaO_2 下降，同时伴有 $PaCO_2$ 升高。由于呼吸中枢失去对 CO_2 的敏感性，呼吸的调节主要靠缺氧刺激周围化学感受器来维持，吸入高浓度的氧，解除缺氧对呼吸的刺激作用，使呼吸中枢抑制加重，甚至呼吸停止，所以该患者应给低浓度低流量（1～2L/min）持续吸氧。

2. 注意事项

（1）严守操作规程，注意用氧安全，做好"四防"，即防火、防震、防油、防热。氧气筒应放在阴凉处，离暖气 1 米以上，离火炉 5 米以上；筒上应标有"严禁烟火"标志；搬运时避免倾斜、撞击；氧气表及螺旋口上勿涂油，也不用带油的手装卸，避免燃烧；有氧气筒病室内严禁吸烟。

（2）使用氧时，应先调流量后应用，停用氧时先拔管再关闭氧气开关，中途改变流量时，先将氧气管与鼻导管（鼻塞）分离，调好流量后再接上，以免损伤肺组织。

（3）用氧过程中观察患者病情反应，以确定用氧的疗效，主要从患者脉搏、血压、精神状态、皮肤颜色及湿度、呼吸方式来进行观察。

（4）持续吸氧者，每天更换鼻导管 2 次，并从另一侧鼻孔插入，使用面罩者 4～8 小时换一次。

（5）氧气筒内氧气不得用空，压力表指针至 5kg/cm² 时，既不可再用，以防灰尘入内，再次充气时，引起爆炸。

（6）对未用或已用空的氧气筒，应分别标"满"或"空"的标志，以免用时搬错。

☞考点：吸氧的注意事项

【评价】

1. 患者缺氧症状得到改善，呼吸平稳。

2. 患者未发生呼吸道损伤。

3. 护患沟通良好，患者配合，用氧安全。

（二）吸痰法

【目的】

利用注射器或电动吸引器或中心负压吸引装置，用吸痰管经口、鼻或人工气道将呼吸道分泌物吸除，保证呼吸通畅，用于危重、年老、昏迷、麻醉后等咳嗽无力的患者。

【评估】

（1）患者的病情、意识状态、合作程度。

（2）患者呼吸（频率、节律、深浅度）、痰量、口腔、鼻腔的情况、痰液黏稠度。

【计划】

（1）护理目标

1）患者排痰通畅，痰鸣音消失。

2）患者配合吸痰操作，情绪稳定。

3）患者呼吸道黏膜未损伤，无感染。

链 接 >>>

婴儿吸球吸痰法

吸球也称为洗耳球，可用于吸引婴儿口、鼻腔内稀薄的分泌物。

（1）抱起婴儿使头部枕于操作者左臂上，不宜抱起者可采取侧卧位或平卧头侧位。

（2）操作者右手握住吸球，用拇指挤压球部，并轻轻将吸球尖端插进患儿口腔或鼻腔，松开拇指使球恢复原状，利用吸球内负压将分泌物吸出。操作时动作要谨慎，不可将吸球尖端强行插入鼻腔，不宜紧贴黏膜上，插入口腔内位置不宜过深，以免刺激咽部而引起恶心、呕吐。

（3）拔出吸球，将分泌物挤到敷料纸或弯盘内，便于观察。

（4）擦净面部，观察患儿吸痰前后呼吸的改变及痰液性质，做好记录。

（5）及时用 0.9% 氯化钠溶液反复冲洗吸球，沥干水分备用。

（2）用物准备

1）吸痰装置：中心吸引装置或电动吸引器，多头电插板。

2）治疗盘内置有盖罐 2 只，1 只盛无菌 0.9% 氯化钠溶液，1 只盛 12～14 号消毒吸痰管数根及无菌纱布、无菌止血钳、无菌持物镊（置于有消毒液的瓶内）、弯盘，必要时备压舌板、张口器、舌钳，床栏上系一盛有消毒液的试管。

3）电动吸引器（图 10-9）：由马达、偏心轮、气体过滤器、压力表、安全瓶和储液瓶容量各为 1000ml，瓶塞上有四个玻璃管，并有橡胶管相互连接。接通电源后，马达带动偏心轮从吸气孔吸出瓶内的空气，并由排气孔排出,这样不断地循环转动,使瓶内产生负压,将痰吸出。

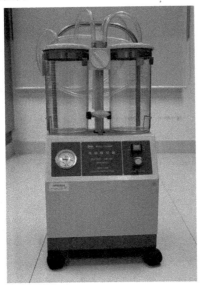

图 10-9　电动吸引器

【实施】

（1）操作步骤

1）电动吸引器吸痰

A. 护士洗手,戴口罩,备齐用物携至床旁,核对姓名,解释操作目的,争取合作。

B. 接通电源,打开开关,调节负压（成人 40～53.3kPa,儿童＜40.0kPa）,试吸,确保通畅。

C. 检查口腔、鼻腔,如有义齿取下。患者头偏向一侧,面向操作者。

D. 连接吸痰管,试吸是否通畅。

E. 一手反折吸痰管,另一手用无菌镊（止血钳）夹持无菌管从鼻、口腔插入咽部,松开导管,先吸咽部,再吸气管内分泌物,手法:左右旋转,向上提拉,吸尽痰液。

F. 用 0.9％氯化钠溶液抽吸,冲洗吸痰管。

G. 观察,安置患者于舒适卧位,整理床单位,记录。

H. 清理用物,洗手。

2）注射器吸痰法:一般用 50ml 或 100ml 注射器连接导管进行抽吸,用于家庭和急救时。

3）中心吸引装置吸痰法:病室床单元设有中心吸引装置,用时接上吸痰管,开动开关即可吸痰,方法简单易行。

（2）注意事项

1）严格执行无菌操作,吸痰用物每天更换 1～2次,吸痰导管用一次则更换,配合口腔护理。

2）观察病情,如喉部有痰鸣音及时吸出。

3）电动吸引器储液瓶内痰液及时倾倒。

4）每个部位吸痰不得超过 15 秒。

5）吸痰管不宜过粗,尤其小儿吸痰管宜细。

链 接 >>>

一次性负压引流装置

医疗安全的提出使医疗器械的革新不断涌现。一次性负压引流装置因具有气密、水密的特点,可以防止有毒、有味气体或体液等泄漏,并带有止流阀,避免体液过多时反流入真空吸引机内引起机器故障和二次污染而受到医务人员的青睐。该装置为医护人员提供一种使用便捷又安全环保的医疗器械,减少了医护人员造成感染的危险性,同时也避免了在处理医疗污物时产生的二次环境污染。

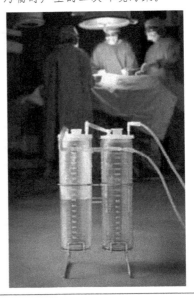

☞考点:吸痰的方法及注意事项

【评价】

（1）患者呼吸道痰液及时吸出,无并发症发生。

（2）患者呼吸道黏膜无损伤,患者有安全感。

（3）护患沟通有效,操作动作轻巧。

（三）洗胃法

洗胃法是将大量胃灌洗液通过饮入或胃管灌入胃内,以冲洗并排出胃内容物的方法,其原理为负压吸引。

【目的】

清除胃内毒物或刺激物,减轻胃黏膜水肿,为手术或某些检查前作准备。

【评估】

（1）患者对洗胃的认识、心理状态、合作程度、耐受力。对现实及家属的态度。

（2）患者年龄、病情、中毒情况,有无洗胃禁忌证。

（3）患者意识状态、生命体征、有无义齿、呕吐物性质、气味。

【计划】

（1）护理目标

1）患者了解洗胃的目的。

2）经过洗胃后,胃液澄清无味,无并发症出现。

3）患者情绪稳定,配合护理工作。

（2）用物准备

1）洗胃设备：自动洗胃机或电动吸引器、漏斗洗胃管（图 10-10）。

2）治疗盘内备洗胃管、水温计、镊子或血管钳、液状石蜡、注洗器、量杯、纱布、棉签、胶布、弯盘、塑料围裙（橡胶单）、盛水桶，必要时备压舌板、张口器。

3）洗胃液：按需准备洗胃溶液 10000～20000ml，温度 25～38℃，常用的洗胃溶液见表 10-5。

表 10-5　各种药物中毒的灌洗溶液（解毒剂）和禁忌药物

中毒药物	灌洗液	禁忌药物
酸性物	镁乳、蛋清水、牛奶	强碱药物
碱性物	5%醋酸、白醋、蛋清水、牛奶	强酸药物
敌敌畏	2%～4%碳酸氢钠、1%盐水 1:15000～1:20000 高锰酸钾	
1605 1059 4049（乐果）	2%～4%碳酸氢钠洗胃	高锰酸钾
美曲膦酯（敌百虫）	1%氯化钠溶液或清水洗胃 1:15 000～1:20 000 高锰酸钾	碱性药物
DDT 666	温开水或 0.9%氯化钠溶液，50%硫酸镁导泻	油性泻药
巴比妥类（安眠药）	1:15 000～1:20 000 高锰酸钾硫酸钠导泻	
灭鼠药（磷化锌）	1:15 000～1:20 000 高锰酸钾，0.1%硫酸铜；0.5%～1%硫酸铜溶液 每次 10ml，每 5～10 分钟口服一次，配合用压舌板等刺激舌根引吐	鸡蛋、牛奶、脂肪及其他油类食物
氰化物	饮 3%过氧化氢溶液后引吐，1:15 000～1:20 000 高锰酸钾洗胃	

注：* 蛋清水可黏附于黏膜或创面上，起保护作用，并可减轻疼痛。

* 氧化剂能将化学性毒品氧化，改变其性能，从而减轻或去除其毒性。

* 1605、1059、4049（乐果）等禁用高锰酸钾洗胃，因能氧化成毒性更强的物质。

* 美曲膦酯遇碱性药物可分解出毒性更强的敌敌畏，其分解随碱性的增强和温度的升高而加速。

* 巴比妥类药物采用硫酸钠导泻，是利用其在肠道内形成的高渗透压，阻止残余巴比妥类药物的继续吸收，促使其尽早排出体外。硫酸钠对心血管和神经系统没有抑制作用，不会加重巴比妥类的中毒。

* 磷化锌中毒时，口服硫酸铜可使其成为无毒的磷化铜沉淀，阻止吸收，并促进其排出体外。磷化锌易溶于油类，应禁用脂肪类食物，以免促使磷的溶解吸收。

☞考点：常用的洗胃溶液选择

【实施】

（1）操作步骤

1）护士洗手，戴口罩，备齐用物，携至床旁。

2）核对姓名，向患者解释，以获得合作。

3）取卧位（左侧、平卧、坐位）。

4）铺橡胶单与治疗巾，弯盘置于口角旁，床头下置污水桶。

5）方法一：口服催吐法，适用于清醒而能配合的患者。

A. 患者自饮大量洗胃液，后刺激咽喉部吐出。

B. 反复进行直至吐出的液体澄清无味为止。

6）方法二：漏斗胃管洗胃法（图 10-11），是利用虹吸原理，将洗胃溶液灌入胃内后再吸出来的方法。

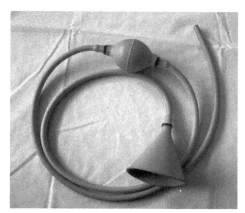

图 10-10　漏斗洗胃管

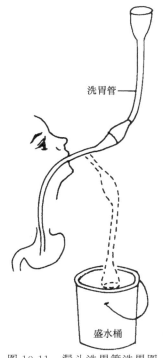

图 10-11　漏斗洗胃管洗胃图

A. 量长度，液状石蜡润滑胃管前中段，由口腔插入 45～55cm，证实胃管在胃内后，胶布固定抽吸挤压橡胶球胃内容物。

B. 举漏斗高过头部 30～50cm,将胃液缓缓倒入漏斗内 300～500ml,当漏斗内尚余少量溶液时,速将漏斗放置低于胃部的位置,并倒入污桶内反复灌洗直至洗出液澄清无味为止。

7) 方法三:电动吸引器胃管洗胃法(图 10-12)

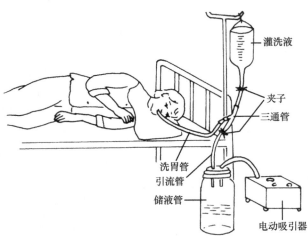

图 10-12　电动吸引洗胃法

A. 接通电源,检查吸引器功能。

B. 连接三通管:输液管与 Y 形管主管相连,其次两管分别与胃管末端与吸引器储液瓶相连,夹紧输液管,倒入灌洗液,挂于输液架上。

C. 润滑胃管前段,插管,证明在胃内。开动吸引器,吸出胃内容物;关闭吸引器,夹紧储液瓶上引流管,开动吸引器,吸出灌入的液体;反复灌洗直至洗出液澄清无味为止。

8) 方法四,全自动洗胃机洗胃(图 10-13)

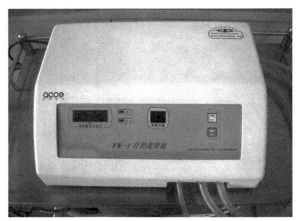

图 10-13　自动洗胃机

A. 接通电源,检查全自动洗胃机。

B. 润滑胃管前段、插管,证实胃管在胃内后固定。

C. 将已配好的洗胃液倒入水桶内,将 3 根橡胶管分别与机器的药管(进液管)、胃管、污水管(出液管)相连,药管的另一端放入洗胃液桶内,污水管的另

一端放入空水桶内,胃管的另一端与已插好的患者胃管相连,调节药量流速。

D. 按"手吸"键,吸出胃内容物,再按"自动"键,机器即开始对胃进行自动冲洗。

E. 若发现有食物堵塞管道,水流减慢,不流或发生故障时,可交替按"手冲"或"手吸"键重复冲吸数次,直至管路通畅,再按"手吸"键将胃内残留液体吸出后,按"自动"键,恢复自动洗胃,直至洗出液澄清无味为止。

☞ 操作警示:插洗胃管的正确方法

(2) 注意事项

1) 急性中毒患者应迅速催吐,必要时再洗胃。毒物不明时应留首次胃液送检,并用 0.9% 氯化钠溶液或温开水洗胃。

2) 吞服强酸碱禁忌洗胃,防穿孔。可给物理对抗剂,如牛奶、豆浆、血清水,以保护胃黏膜。消化道溃疡、食道阻塞、食道静脉曲张、胃癌等禁忌洗胃,昏迷者慎用。

3) 洗胃中随时观察病情,如有血性液体流出或出现虚脱现象或腹痛,应立即停止洗胃。

4) 每次灌注量不要太多,防毒物推至十二指肠,促使毒物吸收或造成急性胃扩张。

5) 掌握洗胃时间,幽门梗阻患者洗胃在空腹或饭后 4～6 小时洗胃,并记录潴留量。

6) 中毒较重取左侧;意识清楚、血压正常者取坐位;昏迷患者平卧位,头偏向一侧。

☞ 考点:洗胃的注意点

【评价】

(1) 患者洗出液澄清无味,胃内毒物被清除,中毒症状缓解。

(2) 患者无不良反应,未发生并发症。

(3) 患者自尊与隐私得到保护,患者合作、配合。

(四) 人工呼吸机使用

人工呼吸机用于各种原因所致的呼吸停止或呼吸衰竭的抢救或麻醉期间的呼吸管理,是利用人工或机械装置产生通气来维持和增加机体通气,改善缺氧,纠正低氧血症,是急救或监护单位必备的器械之一。

【目的】

1. 维持和增加机体通气量。

2. 纠正威胁生命的低氧血症。

【评估】

1. 患者的心理状态,有无焦虑、是否愿意接受人工呼吸机。

2. 患者的年龄、诊断、应用呼吸机的目的、生命体征。

链 接 >>>

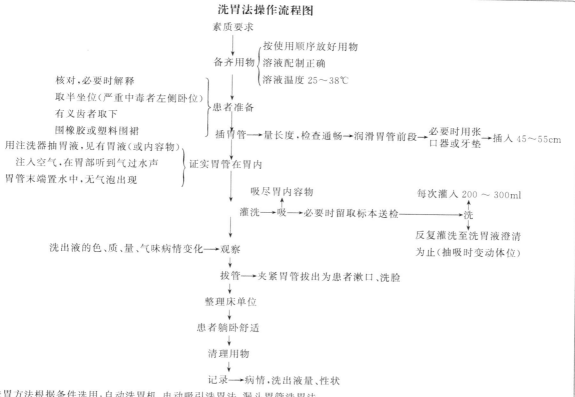

洗胃法操作流程图

素质要求

备齐用物 ⎰ 按使用顺序放好用物
　　　　 ⎨ 溶液配制正确
　　　　 ⎩ 溶液温度 25～38℃

⎧ 核对,必要时解释
⎪ 取半坐位(严重中毒者左侧卧位)
⎨ 有义齿者取下　　　　　　　　患者准备
⎩ 围橡胶或塑料围裙

插胃管 → 量长度,检查通畅 → 润滑胃管前段 → 必要时用张口器或牙垫 → 插入 45～55cm

⎧ 用注洗器抽胃液,见有胃液(或内容物)
⎨ 注入空气,在胃部听到气过水声　　　证实胃管在胃内
⎩ 胃管末端置水中,无气泡出现

吸尽胃内容物

灌洗 → 吸 → 必要时留取标本送检 → 洗

每次灌入 200～300ml

反复灌洗至洗胃液澄清为止(抽吸时变动体位)

洗出液的色、质、量、气味病情变化 → 观察

拔管 → 夹紧胃管拔出为患者漱口、洗脸

整理床单位

患者躺卧舒适

清理用物

记录 → 病情,洗出液量、性状

注:(1) 洗胃方法根据条件选用:自动洗胃机、电动吸引洗胃法、漏斗胃管洗胃法。

(2) 要求:正确选用灌洗液,灌洗彻底,观察记录正确。

3. 患者意识状态、缺氧程度,有无自主呼吸,呼吸道通畅程度。

【计划】

1. 护理目标

(1) 患者能有效地进行呼吸,低氧血症得到纠正。

(2) 患者及家属理解使用呼吸器的目的。

(3) 呼吸器保持完好的功能状态。

2. 用物准备

(1) 简易呼吸器:由呼吸囊、呼吸活瓣、面罩及衔接管构成(图 10-14)。

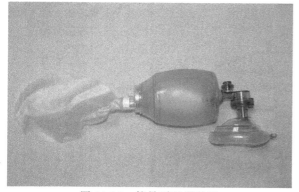

图 10-14　简易呼吸器装置

(2) 人工呼吸机:分压分型、定容型、多功能型。

(3) 氧气、蒸馏水。

【实施】

1. 简易人工呼吸器使用法

(1) 操作步骤

1) 护士洗手,戴口罩,备齐用物,携至床旁。清理患者呼吸道,用纱布或吸痰管快速吸出口咽部痰液。

2) 取卧位:平卧位,头后仰。

3) 解开患者衣领、扣紧面罩。

4) 一次挤压 500～1000ml 空气,挤压次数 16～20 次/分。

5) 观察缺氧症状。

6) 整理用物:如用人工呼吸机,调试好后可取下呼吸器,减少通气阻力。

(2) 注意事项

1) 定期检查、维修、保养简易人工呼吸机。

2) 有自主呼吸,注意同步挤压呼吸囊。

3) 做好消毒工作,每次用后对呼吸囊接头、面罩、气管套管要做好消毒处理,避免交叉感染。

📎考点:简易呼吸器的使用方法

2. 人工呼吸机使用方法

(1) 操作步骤

1) 接通电源,调节呼吸机各预置参数,检查呼吸机性能及运转情况,确认无异常。

2) 核对患者,取得合作。

3) 将呼吸机通过面罩(或气管插管或气管套管)相连接。

4) 观察患者的病情变化及呼吸机运转情况,随时调整各参数。

5) 湿化、排痰:用加温湿化器将水加温(小于50℃)。

6) 记录

(2) 原理:应用机器装置建立肺泡与气道通口的压力差,从而产生肺泡通气的动力。当气道通口的压力超过肺泡压,气体进入肺内,产生吸气动作;释去压力,肺泡压高于大气压,肺泡内气体排出体外,产生呼气动作。

(3) 主要参数选择见表10-6。

表 10-6 机械通气主要参数选择

项目	数值
呼吸频率(R)	10~16 次/分
每分通气量(VE)	8~10L/min
潮气量(VR)	10~15ml/kg(范围在 600~800ml)
吸/呼时比(I/E)	1:(1.5~2.0)
呼吸压力(EPAP)	0.147~1.96kPa(一般<2.94kPa)
呼气末正压(PEEP)	0.49~0.98kPa(渐增)
供氧浓度	30%~40%(<60%)

(4) 注意事项

1) 预防和控制感染

A. 每日更换呼吸机管道,更换集水瓶、螺纹管及呼吸机过滤装置。

B. 定期进行空气消毒。

C. 严格无菌吸痰技术,常规做痰培养。

2) 呼吸机的撤离指征

A. 神志清楚,引起呼吸困难的原因解除,缺氧完全纠正,内环境正常。

B. 肺功能良好,吸入氧分数(FiO_2)<0.4,PaO_2 为 13.36kPa,呼吸频率<30 次/分,血气分析基本正常。

C. 心功能良好,循环稳定,无严重心肺功能紊乱发生;无威胁生命的并发症。

3) 做好呼吸机的保养与消毒工作。

4) 健康教育

A. 对清醒患者和家属介绍使用呼吸机的作用、目的及必要性,克服其焦虑、恐惧心理。

B. 教育患者及家属保持室内卫生;讲述呼吸机报警的常见原因,以免增加患者及家属的思想负担。

☞操作警示:呼吸囊接头的方向必须正确;参数调节正确;保持呼吸道的通畅

【评价】

1. 患者能适应所选用的辅助呼吸的方法,各项检测数据支持通气功能良好,气体交换有效。

2. 患者呼吸道通畅,无并发症发生。

3. 护士操作规范,呼吸机性能完好。

☞考点:人工呼吸机的操作步骤

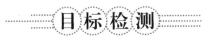

A_1 型题

1. 鼻导管给氧,下列哪项步骤不妥?( )

A. 氧气筒放置距暖气 1 米

B. 导管用液状石蜡润滑

C. 导管插入长度为鼻尖至耳垂长度的 2/3

D. 导管每日更换 1~2 次

E. 停用时先取下鼻导管,再关氧气开关

2. 下列哪种情况不应该输血?( )

A. 急性大出血　　　　B. 严重感染

C. 严重贫血　　　　　D. 大手术中

E. 急性肺水肿

3. 对缺氧和二氧化碳潴留同时并存者应( )

A. 高浓度给氧为宜　　B. 大流量给氧为宜

C. 低流量持续给氧为宜　D. 低流量间断给氧为宜

E. 高浓度间断给氧为宜

4. 使用鼻导管给氧时,下列哪项是错误的?( )

A. 插导管前湿棉签清洁鼻孔

B. 鼻导管轻轻插至鼻咽部

C. 应用氧气时先调节流量

D. 中途改变流量时先分离导管,后调流量

E. 停用氧气时,先关流量开关

5. 吞服强酸、强碱类腐蚀性药物的患者,切忌( )

A. 含漱　　　　　　　B. 洗胃

C. 导泻　　　　　　　D. 灌肠

E. 输液

6. 使用吸引器为患者进行吸痰时,正确的方法是( )

A. 操作者站在患者头侧,协助患者抬颈,使头后仰

B. 一手捏导管末端,一手持吸痰导管头端插入患者口腔

C. 尽早为昏迷患者行气管切开,方便呼吸道管理

D. 气管切开者应先吸口、鼻腔,在吸气管套管处分泌物

E. 吸痰过程中随时观察呼吸改变

7. 美曲膦酯中毒进行洗胃时,禁用的洗胃液是( )

A. 高锰酸钾　　　　　B.0.9%氯化钠溶液

C. 碳酸氢钠　　　　　D. 温开水

E. 牛奶

8. 现场抢救急性中毒患者时,首先应采用的排出毒物的方法是( )

A. 催吐　　　　　　　B. 漏斗洗胃

C. 电动洗胃机洗胃　　D. 硫酸镁导泻

E. 造瘘口洗胃

9. 现场判断患者是否出现心搏骤停的最主要方法是(　　)
   A. 用力拍打患者,触摸桡动脉
   B. 用力拍打患者,触摸面动脉
   C. 轻拍并呼喊患者,触摸桡动脉
   D. 轻拍并呼喊患者,触摸面动脉
   E. 轻拍并呼喊患者,触摸颈动脉

10. 观察患者昏迷深浅度最可靠的指标是(　　)
   A. 肌张力　　　　　　B. 皮肤颜色
   C. 皮肤温度　　　　　D. 瞳孔对光反射
   E. 对疼痛刺激的反应

A_2 型题

11. 患者赵某,女性,75 岁。昏迷 3 天,眼睑不能闭合,护理眼部首选的措施是(　　)
   A. 按摩双眼睑　　　　B. 热敷眼部
   C. 消毒纱布遮盖　　　D. 滴眼药水
   E. 盖凡士林纱布

12. 患者李某,男性,68 岁,突然意识丧失,口吐白沫,继而呼吸困难,来院就诊。在医生未到达之前护士给予的紧急处理中,不妥的是(　　)
   A. 平卧床头,头偏向一侧
   B. 询问并记录病史
   C. 吸氧
   D. 清理呼吸道
   E. 测量血压

13. 患者刘某,男性,49 岁。患心绞痛,突然发生心搏骤停,这时护士首先应做的是(　　)
   A. 通知医生
   B. 听诊心前区有无心跳
   C. 先叩击心前区,再胸外按压
   D. 心内注射
   E. 做心电图确诊

14. 患者张某,女性,65 岁。高浓度吸氧 2 天,提示患者可能出现氧中毒的表现是(　　)
   A. 轻度发绀　　　　　B. 显著发绀
   C. "三凹征"明显　　　D. 干咳、胸痛
   E. $Pa CO_2 > 12.0 kPa$

A_3 型题

(15、16 题共用题干)

　　王先生,82 岁,已婚男性。在家里突然昏倒,立即被送入医院,诊断为脑血管意外。王太太告诉护士,王先生在发病前几日,一直自服降压药以控制他的高血压。

15. 下面哪项护理评估最能确定患者的意识状态?(　　)
   A. 角膜反射　　　　　B. 生命体征
   C. 肌腱反射　　　　　D. 疼痛刺激反应
   E. 瞳孔对光反射

16. 王先生意识恢复,但左侧肢体不能自主活动,出现偏瘫。当王太太询问患者痊愈的情况时,你应该怎样回答?(　　)
   A. "很难说,但多数患者至少需要 1 年以上才能痊愈。"
   B. "你好像对是否能恢复过去的生活方式很焦虑。"
   C. "担心是否能痊愈是很正常的。康复需要时间,进程会稍慢一些。"
   D. "你有些焦虑是正常的,但没有办法可以估计你丈夫的恢复情况。"
   E. "不要急,王先生很快就会恢复正常的。"

A_4 型题

(17~20 题共用题干)

　　患者王某,男性,24 岁。因服毒昏迷不醒,被送入急诊室抢救。其家属不能准确地说出毒物的名称及性质,观察患者双侧瞳孔缩小。

17. 根据患者瞳孔变化初步判断患者可能为何种毒物中毒?(　　)
   A. 碱性物中毒　　　　B. 酸性物中毒
   C. 有机磷、吗啡类中毒　D. 颠茄类中毒
   E. 酒精中毒

18. 该患者首选何种溶液洗胃?(　　)
   A. 美乳　　　　　　　B. 0.9% 氯化钠溶液
   C. 高锰酸钾　　　　　D. 白醋
   E. 酒精

19. 洗胃时胃管插入的长度是(　　)
   A. 30~40cm　　　　　B. 35~45cm
   C. 40~50cm　　　　　D. 45~55cm
   E. 50~60cm

20. 在插管过程中,患者出现呛咳、呼吸困难、发绀等现象则提示(　　)
   A. 胃管可能误入气管　B. 胃管盘在口腔
   C. 胃管盘在咽喉部　　D. 胃管在肺部
   E. 胃管在食管

第 11 章　临终关怀及护理

学习目标

1. 了解以下知识点　死亡过程的分期；临终关怀的发展与现状。

2. 理解以下知识点　安乐死。

3. 掌握以下知识点与技能　死亡、脑死亡、濒死、临终关怀概念；临终关怀的原则、临终患者的护理、尸体护理程序。

死亡是生命过程的最后一个阶段，临终患者在身心两方面都有显著的变化。因此，护理临终患者无论是在专业知识和技能上还是在心理上，对护士都是一种极大的挑战。首先，护士对死亡要有科学的认识，要同情、理解、关怀和爱护临终患者，掌握其身心变化特点，尽可能减轻其痛苦，提高其生命质量，使他们平静、安详地度过生命的最后阶段。同时，对临终患者的家属给予安慰和指导，使他们能平稳地度过居丧期。

第 1 节　概　述

案例 11-1

每天都有新生命的出现，也有生命的凋亡。护士用自己的爱心、知识、技能工作在护理岗位上，守护着患者的生命。护生小蓓在晨会上听到夜班护士交班："危重病房萧某今晨 2 时因抢救无效死亡，尸体已送往太平间。"

思考：

1. 死亡意味着什么？

2. 死亡的时候人能意识到吗？

一、死亡的概念

死亡(death)是指个体生命活动和新陈代谢的永久停止。临床上，当患者呼吸、心跳停止，瞳孔散大而固定，各种生理反射消失，心电波平直，即可宣布死亡。这种以"心肺死亡"判断死亡的标准已沿袭数千年。但是随着医学科学的发展，传统的死亡标准受到了冲击。现代医学表明：人体是一个多层次的生物系统，当心脏停止跳动时，大脑、肝、肾等重要器官并未死亡。心脏移植技术可以使一个衰亡的心脏被一个健康的心脏所取代，因而心死并不等于人死。现代医学技术可以使心肺功能完全停止的患者，借助药物和机器来维持生命。因此，只要大脑功能完整，一切生命活动都有恢复的可能。但是如果大脑出现了不可逆的破坏，即脑死亡(brain death)，则提示人的生命已经结束，而且大脑移植是目前世界上尚未解决的难题。可见，传统的死亡标准已经时过境迁。对此，医学界人士提出了新的、比较客观的死亡标准，即脑死亡标准。1968 年，美国哈佛大学在世界第 22 次医学会上提出的死亡标准：①对刺激无感受性和反应性。②无运动。③无反射。④脑电波平直。人们对死亡的认识，特别是医学界对死亡的认识来源于人类社会，也必然会随着人类社会的发展，特别是医学科学的发展而更加科学完善。

链接

美国哈法佛大学医学院特设委员会关于脑死亡的规定

1968 年，美国哈法佛大学医学院特设委员会提出了"脑死亡"的概念，并制定了 4 条相应的诊断标准，同时规定，凡符合 4 条脑死亡标准，并在 24 小时内反复检查多次结果一致者，就可宣告死亡，但有两种情况例外：体温过低(<32.2℃)或刚刚服用过巴比妥类药物等中枢神经系统抑制剂。

二、死亡过程的分期

死亡不是骤然发生的，而是一个逐渐进展的过程，一般可分为三期。

（一）濒死期

濒死期(agonal stage)又称临终状态，是死亡过程的开始阶段。此期机体各系统的功能发生严重障碍，中枢神经系统脑干以上部位的功能处于深度抑制状态，表现为意识模糊或丧失，各种反射减弱或迟钝，肌张力减退或消失，心跳减弱，血压下降，呼吸微弱或出现潮式呼吸及间断呼吸。濒死期的持续时间可随患者机体状况及死亡原因而异，年轻强壮者、慢性病患者较年老体弱者及急性病患者濒死期长；猝死、严重的颅脑损伤等患者可直接进入临床死亡期。此期生命处于可逆阶段，若得到及时有效的抢救治疗，生命可复苏；反之则进入临床死亡期。

（二）临床死亡期

临床死亡期(clinical death stage)是死亡过程的延续。此期中枢神经系统的抑制过程已由大脑皮质扩散到皮质下部位，延髓处于极度抑制状态，表现为心跳、呼吸完全停止，瞳孔散大，各种反射消失，但各种组织细胞仍有微弱而短暂的代谢活动,但持续时间极短,此期一般持续5~6分钟,超过这个时间,大脑将发生不可逆的变化。但在低温条件下,尤其是头部降温、脑耗氧降低时,临床死亡期可延长。临床上对触电、溺水、大出血等致死患者(因此期重要器官的代谢过程尚未停止),及时采取积极有效的急救措施仍有复苏的可能。

(三)生物学死亡期

生物学死亡期(biological death stage)是死亡过程的最后阶段。此期整个中枢神经系统及各器官的新陈代谢相继停止,并出现不可逆的变化,整个机体已不可能复活。随着此期的进展,相继出现早期尸体现象(尸冷、尸斑、尸僵等)及晚期尸体现象(尸体腐败等)。

1. **尸冷**　是死亡后体温丧失,是死亡后最先发生的改变。死亡后因体内产热停止,散热继续,尸体温度逐渐降低称尸冷。死亡后尸体温度的下降有一定的规律,一般死后10小时内尸温下降速度约为每小时1℃,10小时后为0.5℃,24小时左右,尸温与环境温度相同。测量尸温常以直肠温度为标准。

2. **尸斑**　是指尸体皮肤呈现暗红色斑块或条纹。死亡后血液循环停止,由于地心引力的缘故,血液向身体的最低部位坠积而形成尸斑。尸斑的出现时间是死亡后2~4小时。若患者死亡时为侧卧,则应将其转为仰卧,以防脸部颜色改变。

3. **尸僵**　是指尸体出现肌肉僵硬,关节固定。形成机制主要是由于ATP酶缺乏,致使肌肉收缩,尸体变硬。尸僵多从小块肌肉首先开始,表现为先由咬肌、颈肌开始,向下至躯干、上肢和下肢。尸僵一般在死后1~3小时开始出现,4~6小时扩展到全身,12~16小时发展至高峰,24小时后尸僵开始减弱,肌肉逐渐变软,称为尸僵缓解。

4. **尸体腐败**　是指死亡后机体组织的蛋白质、脂肪和碳水化合物因腐败细菌的作用而分解的过程。一般在死亡24小时后出现。患者生前存在于口腔、呼吸道、消化道的各种细菌可在死亡后侵入血管和淋巴管,并在尸体内大量生长繁殖,体外细菌也可侵入繁殖,尸体成为腐败细菌生长繁殖的场所。尸体腐败常见的表现有尸臭、尸绿等。尸臭是肠道内有机物分解从口、鼻、肛门逸出的腐败气体。尸绿是尸体腐败时出现的色斑,一般在死后24小时先在下腹部出现,逐渐扩展至全腹,最后波及全身。

☞考点:死亡过程的分期

三、安 乐 死

安乐死(euthanasia)来源于希腊文,原意为无痛苦的死亡或有尊严的死亡。我国学者将安乐死定义为患不治之症的患者在危重濒死状态时,由于精神和

躯体的极端痛苦,在患者及其亲友的要求下,经过医生的认可,停止无望的救治或用人为的方法使患者在无痛苦状态下度过死亡阶段而终结生命全过程。根据采取安乐死的方式不同,将其分为主动安乐死和被动安乐死。主动(积极)安乐死指采取某种人为的措施,主动结束病痛者生命的死亡方式;被动(消极)安乐死指终止维持濒死患者生命的措施,导致其自然死亡。此外,根据患者意愿表达情况,安乐死还分为自愿安乐死和非自愿安乐死。自愿安乐死指遵照患者意愿或要求实施的安乐死;非自愿安乐死指对无法表达个人意愿的患者实施的安乐死。安乐死的提出反映了人类无痛苦死亡的愿望、对生命质量的重视和对个体选择死亡方式权利的尊重,并有利于卫生资源的合理利用。安乐死的问题不局限于医学的范畴,还涉及社会经济、伦理道德、传统习俗、哲学法律、宗教信仰、人的价值观等一系列问题,因而在世界范围内引起广泛的关注,围绕医生实行安乐死是否有悖于医学的目的和使命,患者家属在道德上是否具有选择安乐死权利等,长期存在着激烈的争议。目前,对于安乐死争论较多的集中在主动安乐死和非自愿安乐死。应该说,安乐死是人类历史发展到一定阶段高度文明化的表现。

> **链接** ▶▶
>
> #### 荷兰安乐死正式立法
>
> 　　荷兰是提出安乐死较早的国家之一,但具体立法上却极为谨慎,故而进展曲折反复,较为缓慢。以往的荷兰法律规定,实施主动安乐死的要判12年监禁,但一些判例却允许实施安乐死。根据荷兰官方的估计,医生每年为大约1/3要求安乐死的患者满足了心愿,在1999年共有约2000多宗记录在案,不过确切数字相信会更多。根据民情调查,荷兰人大部分支持将安乐死合法化,反对者则主要是基于宗教的理由。荷兰议会历经数十年提案、议案的反反复复,终于在2000年11月28日以104票对40票通过了一项安乐死法案,使荷兰成为第一个准许安乐死的国家,荷兰上议院将按例认可这项法案,使它正式生效。

第 2 节　临 终 关 怀

///**案例 11-2**

　　护生小李在肿瘤科实习,有位肺癌晚期患者吴某,癌细胞广泛转移,全身剧烈疼痛,呻吟不止,神志有时清醒,有时模糊。看到患者痛苦的表情,小李陷入了深思:怎样减轻患者的痛苦?

思考:

　　1. 什么是生命的临终?

　　2. 临终患者有哪些生理、心理反应?

　　3. 如何提供对临终患者及家属的护理?

一、临终关怀的概念

临终关怀（hospice care）又称善终服务，是向临终患者及家属提供一种全面的医疗与护理照料，它涵盖了所有生理、心理、社会文化、精神的需要，一直持续到丧亲悲伤阶段，使临终患者的生命得到尊重，症状得到控制，生命质量得到提高，家属的身心健康得到维护和增强，使患者在临终时能够无痛苦、安宁、坦然地走完人生的最后旅程。因此，临终关怀不仅是一个服务的理念，是一种为濒死的患者及家属提供全方位、立体化的社会卫生服务；而且也是一门以临终患者的生理、心理发展，为临终患者提供全面照料，减轻患者家属精神压力为研究对象的新兴学科，以达到临终关怀的理想和目标。

临终关怀主要是以安宁护理、缓和医学的方法来实现，指的是人生终末期的医疗保健服务和社会服务；它不以治愈为目的，而以减轻患者痛苦、提高临终患者的生命质量为宗旨；它是生命全优一体化工程不可缺少的主要内容。临终关怀把医学对人类所承担的人道主义体现得更加完美。

二、临终关怀的发展和现状

古代的临终关怀，在西方可以追溯到中世纪西欧的修道院和济贫院，是为危重病濒死的朝圣者、旅游者提供照料的场所，使其得到最后的安宁。在中国可以追溯到两千多年前的春秋战国时期人们对年老者、濒死者的关怀和照顾。现代的临终关怀创始于 20 世纪 60 年代，创始人为桑得斯博士（D. C. Saunders）。1967 年，桑得斯博士在英国创办了世界上第一所"圣克里斯多弗临终关怀院"，被誉为"点燃了世界临终关怀运动的灯塔"。从此以后，美国、法国、日本、加拿大、荷兰、瑞典、挪威、以色列等 60 多个国家相继出现临终关怀服务。

1988 年 7 月我国天津医学院在美籍华人黄天中博士的资助下，成立了中国第一个临终关怀研究中心，同年 10 月上海诞生了中国第一家临终关怀医院——南汇护理院。自 20 世纪 90 年代以来，沈阳、北京、南京、河北、西安等省市都相继建立临终关怀机构，开展临终关怀服务，为提高临终患者的生命质量、拓宽我国护理服务的领域作出了应有的贡献。临终关怀是一项利国利民的社会工程。

三、临终关怀的原则

医护人员在实施临终关怀时应遵循"照护为主，适度治疗，注重心理支持，提高生命质量和人道主义"的基本原则。

链 接 »»»

临终关怀模式

①北京李义庭的"PDS"模式：PDS 模式较全面地构建了"一个中心、三个方位、九个结合"，即以解除患者的病痛为中心；在服务层面上，坚持临终关怀医院、社区临终关怀服务与家庭临终关怀相结合；在服务主体上，坚持国家、集体、民营相结合；在费用上，坚持国家、集体、社会相结合。②上海施榕的"施氏模式"："施氏模式"主要着眼点在乡村，其核心是家庭临终照护，他认为 21 世纪中国临终关怀事业在乡村将大有发展。

（一）照护为主的原则

对临终患者的护理，不以治愈患者的疾病为目的。此时患者已处于不可逆转的临终状态，任何治疗都不会使疾病好转或痊愈，而经过以舒适为目的的治疗和护理过程，控制症状，解除疼痛，可以使其获得一种相对舒适安宁的状态。因此，临终关怀是使以治愈（cure）为主的治疗转变为以对症为主的照护（care）。

（二）适度治疗的原则

临终患者的基本需求有：①保存生命。②解除痛苦。③无痛苦地死去。临终关怀不以延长患者生存时间为目的，而以对患者的全面照护，提高患者的生命质量为宗旨。对临终患者的适度治疗，以解除疼痛、姑息治疗为主。

（三）满足心理需要的原则

临终患者通常不同程度地经历复杂而痛苦的心理过程，且因经济地位、政治地位、文化程度、宗教信仰、职业与年龄等不同而有差异。对临终患者应加强心理治疗和心理护理，使其正视现实，并同情、安抚、关心、体贴患者，因势利导地做好心理疏导，使其心理获得平衡。

（四）整体服务的原则

整体服务即全方位服务，主要包括：①对临终患者生理、心理、社会等方面全面的照护与关心。②为临终患者提供全天候 24 小时服务。③既关心患者自身，又关心患者家属。④既为患者生前提供服务，又为其死亡后提供居丧服务等。

（五）提高生命质量的原则

临终关怀不以延长生存时间为重，而以丰富患者有限生命，提高其临终阶段生命质量为宗旨，提供临终患者一个安适、有意义、有尊严、有希望的生活。让患者在有限的时间里，能有清醒的头脑，在可控制的病痛中，接受关怀，享受人生的余晖。临终关怀重视患者生命的质量，充分显示了人类对生命的热爱。

（六）人道主义的原则

与普通患者护理相比较，临终关怀服务更需要护士充满爱心和同情心，理解临终患者，尊重患者选择死亡的权利，维护患者的尊严，力求使其在最少痛苦的情况下，安详的、有尊严地告别人世。

> **链接** »»
>
> **生命质量的含义及标准**
>
> 生命质量是指生命质的特征，是赋予一定的个体或人类生命的特征以一定的价值，或者说生命质量是人对个体生命价值的一种评价，属于价值判断范畴。生命质量的标准可分三种。
>
> (1) 主要质量：指人体的身体和智力状态，也称人性素质。这是区别正常人与非正常人的标准。这个标准把无脑儿、白痴、先天愚型等视为非人性素质。
>
> (2) 根本素质：指生命的目的、意义以及与其他人在社会、道德上的相互作用。如严重脊柱裂的婴儿、极度痛苦的晚期癌症患者、不可逆昏迷的患者等，都使生命丧失了根本质量。
>
> (3) 操作质量：利用智商、诊断学的标准来测定智能、生理方面的人性质量。如有人把智商高于140的人看作是高生命质量的人才，智商在70以下的人属于有智力缺陷的人，智商在55以下的人属于中度智力缺陷的人，智商在40以下的人属于重度智力缺陷的人，而智商在25以下的人则是极重度智力缺陷的人。

四、临终患者的护理

在医学上已经判明在当前医学技术水平条件下治愈无望的疾病，估计在六个月内将要死亡的患者称临终患者，特别是终末期的临终患者，由于机体生理功能的逐渐减退和死亡带来的威胁，会出现各种躯体症状和心理反应。护士应注意观察患者的身心表现，全面地收集并分析患者资料，提出护理问题，为其提供个体化、全方位的整体护理。

（一）评估

1. 临终患者的生理变化

(1) 呼吸系统改变：呼吸功能减退，患者表现为呼吸表浅，频率由快变慢，呼吸深度由深变浅，出现呼吸困难、潮式呼吸、张口呼吸等，最终呼吸停止；如有分泌物积聚在支气管内，可引起痰鸣音及鼾声呼吸。

(2) 循环系统改变：循环功能减退，患者表现为皮肤苍白、湿冷、大量出汗，四肢厥冷、发绀、出现斑点，脉搏细速而不规则，逐渐变弱而消失，血压降低甚至测不出，心尖冲动常在最后消失。

(3) 消化系统改变：胃肠道蠕动逐渐减弱，患者表现为恶心、呕吐、食欲缺乏、腹胀等；因进食减少，可出现口干、口腔黏膜溃疡，严重者脱水。

(4) 泌尿系统改变：泌尿功能减退，患者表现为尿失禁，尿潴留等症状。

(5) 肌肉张力改变：肌肉张力丧失，吞咽困难，脸部外观改变，呈希氏面容（面肌消瘦、面部呈铅灰色、眼眶凹陷、双眼半睁半闲、下颌下垂、嘴微张），无法维持良好舒适的功能体位，肢体软弱无力，不能进行自主躯体活动。

(6) 感知觉和意识改变：患者视觉逐渐减退，由视觉模糊发展到只有光感，最后视力消失，眼睑干燥，分泌物增多；听觉常在最后消失；意识改变可表现为嗜睡、意识模糊、昏睡、昏迷等。

(7) 疼痛：患者表现为烦躁不安，皱眉、咬牙、呻吟、哭泣、尖叫等，可影响睡眠；血压及心率改变，呼吸变快或减慢，瞳孔放大，骨骼肌紧张。

(8) 进入濒死期：患者各种反射逐渐消失，肌张力减退、丧失，呼吸急促、表浅，呼吸困难，出现潮式呼吸、间断呼吸；脉搏快而弱，血压降低，逐渐消失，皮肤湿冷；通常呼吸先停止，随后心脏停止跳动。

2. 临终患者的心理变化　根据心理学家罗斯博士（Dr. Elisabeth Kubler-Ross）对 400 位临终患者的观察提出：当一个人从知道自己患了不治之症开始，或疾病发展到晚期而面临死亡时，其心理反应过程大致经历五个阶段，即否认期、愤怒期、协议期、忧郁期、接受期。

(1) 否认期（denial）：多数患者开始得知自己患不治之症或病重将面临死亡时，其心理反应多为否认。他们会说："不，这不会是我，这不是真的！"以此极力否认、拒绝接受事实，认为自己不会患有绝症，即便经过复查证明最初的诊断是对的，仍希望找到更有力的证据来否定最初的诊断。对疾病或死亡的否定，通常只是一种暂时的心理防卫反应，使患者有较多的时间来调整自己，缓冲刺激，逐渐面对死亡。否认期的长短因人而异，大部分患者能很快停止否认，而有些人却会持续地否认直至死亡。

(2) 愤怒期（anger）：当对死亡否认无法再继续下去时，代之而来的心理反应是气愤、激怒和嫉妒，产生"为什么是我，这不公平"的心理。此期患者往往怨天尤人，将愤怒的情绪迁怒于医护人员、朋友、家属等，经常无故地摔东西，抱怨、挑剔医院的制度、治疗，甚至无端地指责或辱骂别人，以发泄内心的不平。

(3) 协议期（bargaining）：有人称之为讨价还价阶段。此阶段一般较短，且患者心理反应不如前两个阶段表现明显。患者愤怒的心理消失，接受临终的事实。乞求命运之神给自己一个好运气,能够出现绝症消失自愈的奇迹,希望医护人员妙手回春为自己治好绝症或延长生命,患者会做出许多承诺作为交换条件。此期患者变得和善,情绪稳定,对疾病的预后抱有希望,有良好的遵医行为,能配合治疗和护理。

（4）忧郁期（depression）：经历了前三个阶段之后,患者身体状况更加衰竭,病情更加恶化,患者深感无法阻止死亡的来临而产生强烈的失落感。疾病的恶化、身体功能的丧失、经济负担的加重、地位的失去、亲人的淡漠等都会成为患者产生失落感的原因。此期患者主要表现为对周围的事物反应冷淡,语言减少,出现悲伤、退缩、情绪低落、沉默、哭泣等反应,要求与亲朋好友见面,希望有他喜爱的人陪伴照顾。

（5）接受期（acceptance）：是临终患者的最后阶段。经过一切努力、挣扎之后,患者失去了生的希望,不得不接受即将面临死亡的现实。患者变得平静,喜欢独处,睡眠时间增加,情感淡漠,静候死亡的来临。

上述五个心理反应阶段是因人而异的,有的可以重合,有的可以提前,有的可以推后,也有的可以始终停留在否认期。

☞考点：临终患者的心理变化

（二）临终患者的护理

【护理目标】

（1）患者的生理需要得到基本满足,生命质量得到保证。

（2）患者疼痛减轻或消除,情绪相对稳定。

【护理措施】

（1）做好临终患者的生活护理：多数临终患者生活不能自理或不能完全自理,护士应为患者提供全面的照顾。

1）为患者创造温暖、安静、舒适、整洁的环境：注意室内布置,可摆放鲜花和绿色植物,使患者在舒适幽雅的环境中保持平和的心态,减少对死亡的恐惧。

2）做好患者的清洁护理：每天帮助患者梳理,注意保持仪容整洁;协助患者做好口腔、皮肤、大小便护理,定时翻身预防压疮,进行肢体的功能锻炼;及时清除呕吐物、排泄物及其他污物,保持床铺整洁、干燥。

3）提供良好的饮食护理：注意食物的色、香、味,少量多餐;给予高蛋白、高热量、易于消化的饮食;鼓励患者进食,满足患者对饮食的特殊要求,尽量创造条件增进患者的食欲;不能由口进食时用管饲喂食或完全胃肠外营养。

4）保证患者充足的睡眠：尊重患者的睡眠习惯,不要打扰睡眠中的患者,失眠者可按医嘱给予适量的镇静催眠药物,以缓解临终患者躯体痛苦和焦虑心理。

5）安排好患者的日常生活：对尚有活动能力的患者,鼓励和指导其作适当的活动,可扶助患者在床边适当活动或到室外散步、打太极拳等,鼓励患者亲友多联系、多陪伴患者。

（2）缓解患者躯体症状：临终患者机体各种生理功能逐渐减退,常出现各种不适,躯体痛苦增加。护士应密切观察患者的生命体征及其他病情变化,及时发现患者的不适,积极采取有效的护理措施缓解患者的躯体症状。如对体温失调的患者,给予保暖或物理降温,使用热敷时,谨防烫伤;对呼吸困难和缺氧的患者,协助其取坐位或半坐位,给予氧气吸入,通过翻身、拍背、吸痰、雾化吸入等帮助患者清除呼吸道分泌物,保持呼吸道畅通;便秘、肠胀气等可行简易通便、腹部按摩、小量不保留灌肠或手取粪块,解除患者的痛苦;对躁动的患者可适当使用合适的保护具,以保证患者的安全;保持各种管道畅通,保证患者的生命支持。

（3）控制患者疼痛：疼痛是临终患者,特别是晚期癌症患者最常出现的症状,往往使患者寝食难安,并引起恐惧、焦虑等不良情绪。护士应注意评估患者疼痛的性质、部位、时间、程度及疼痛的影响因素等;相信患者的主观叙述,注意疼痛的个体差异,同情安慰患者;通过与患者聊天、读报、看电视等方法转移患者的注意力,布置良好的环境,调动患者的积极情绪;并可采用松弛术、音乐疗法、针灸疗法、生物反馈疗法等减轻患者的疼痛。

对于患者认为不能忍受的疼痛,应按医嘱使用镇痛药物,根据 WHO 建议的三阶梯疗法控制疼痛：①第一阶梯：选用非麻醉性镇痛药,如阿司匹林、对乙氨基酚等。②第二阶梯：选用弱麻醉性镇痛药,如可待因、布桂嗪（强痛定）、美沙酮等。③第三阶梯：选用强麻醉性镇痛药,如吗啡、哌替啶等,注意观察镇痛效果、药物不良反应等用药后反应,及时调整用药剂量,有效处理药物不良反应,力求使患者达到无疼痛,增加患者的舒适感。

☞考点：临终患者的护理措施

（4）重视患者的心理护理：在临终关怀中,护士与临终患者接触最多,其态度、表情、行为等都会影响,甚至改变临终患者心理状态和行为。因此,护士应着装整洁、素雅;态度和蔼亲切、温柔;目光柔和、镇静、专注;表情自然、真挚、和悦;言语亲切、清晰;操作轻巧、敏捷、稳重等,给临终患者增加安全感和信任感,减少恐惧、焦虑、孤独心理。护士对死亡要有正确的认识和态度,更应取得家属的支持配合和参与。对临终患者的心理护理,主要依据临终患者心理发展的不同阶段,给予有效的心理护理。

> **链 接** ▶▶▶
>
> **松弛止痛法**
>
> 松弛疗法可以使人血压下降、心率减慢、耗氧量下降,脑电波低缓、肌肉放松。通过减少因疼痛引起的焦虑,提高痛阈及对痛的耐受性而止痛。进行松弛疗法时应选择舒适的姿势,衣领松开,大小便排空,闭眼,摒弃烦恼。选择一个重复的字或短诗,不断重复默念如"健康安宁"等,最好是四个字,一呼一吸间有韵律地各念两个字,可选择患者喜欢的音乐作背景,可安定心神。可在每天固定时间做15~30分钟。松弛疗法使全身肌肉放松,可以缓解疼痛,防止疼痛加剧,加强其他止痛方法止痛效果。

1)否认阶段:护士和患者家属应坦然、热情地关怀患者。认真、仔细地倾听患者述说,使患者感到被支持和理解。医护人员要主动与患者家属沟通,根据患者的性格、对疾病的态度、人生观等决定是否如实告知患者病情,并注意保持一致。如果患者力图否认,要注意保护患者的防卫心理,不要欺骗患者,要温和地回答患者对病情的询问。经常陪伴患者,在与患者沟通时注意自己的言行,可主动表示愿意和患者一起讨论对死亡的认识及态度等,并因势利导,循循善诱,使其逐步面对现实。

2)愤怒阶段:护士应将患者的愤怒和怨恨看成是一种健康的适应性反应,要认真倾听患者的心理感受,不要把发怒、抱怨和不合作等看成是针对个人的,而看成对死亡的愤怒和绝望;要同情、理解和体谅患者,同时注意预防意外事件的发生;做好患者家属的工作,给予患者宽容、关爱和理解。

3)协议阶段:此期患者仍对延长生命抱有希望,能够积极配合治疗和护理,试图通过自己友善的态度和良好的遵医行为改变命运。护士应理解患者的心理动态和内心感受,给予正确的引导和指导,尽量满足患者的身心需求,以减轻不适,缓解疼痛。

4)忧郁阶段:护士要同情患者,多给予生活上的照顾,经常陪伴患者,让患者以自己的方式宣泄情感,如忧伤、哭泣等;尽量满足患者的各种要求,安排亲朋好友见面、相聚,并尽量让家属陪伴身旁;注意观察患者的行为,采取安全措施,预防自杀等意外事件;协助

患者保持仪容整洁和舒适。

5)接受阶段:护士要为患者创造一个安静、独处的环境,使患者能够平静的休息和睡眠;停止不必要的治疗和抢救,继续加强生活护理;不可勉强患者进行交谈,可用陪伴、触摸等方式表达对其关心和支持;鼓励家属陪伴和照顾患者,让其安详、平静地辞世。

(5)给予临终患者家属以心理支持:患者临终过程常给其家属带来生理、心理、社会等各方面的压力。照顾患者、四处求医使其身体疲惫;亲人的痛苦和即将离世使其心理受到严重冲击;经济负担加重、家庭生活质量下降、工作受影响等带来的社会压力,常使临终患者家属心力交瘁。护士应同情和理解患者家属,给予热情关心和心理支持。

1)护士要主动和患者家属沟通,取得其信任,了解其心理感受,并向患者家属解释临终患者的生理、心理特点及原因,使家属解除疑虑,理解患者,并积极地配合治疗和护理。

2)指导患者家属对患者进行生活照顾和力所能及的护理,使家属在护理过程中心理得到慰藉。

3)了解并满足患者家属的合理要求,多关心和理解他们,在其陪伴患者期间尽量提供方便,协助其安排生活,解决实际困难。

4)给予患者家属心理和精神的支持,鼓励其宣泄情感,做好安慰和疏导,提供生活指导。

5)做好尸体护理,体现对死者的尊重,对生者的抚慰。

☞考点:临终患者心理护理

第 3 节 尸 体 护 理

患者死亡后,尸体要进行一系列的护理。尸体护理(postmortem care)是对患者整体护理的继续,是临终关怀的重要内容。做好尸体护理不仅是对死者的尊重,更是对死者家属的心理支持和安慰。护士要发扬人道主义精神,以严肃认真的态度,一丝不苟地做好尸体护理。

> **///// 案例 11-3** ─────
>
> 肿瘤科肺癌晚期患者陈某因治疗无效而死亡,患者在离世时表现出惊人的坦然,非常安详、平静地辞世。为了对死者表示尊重和对属的安慰,护士长带着小李去完成尸体护理。
>
> **思考:**
>
> 1. 为什么要做尸体护理?
>
> 2. 如何实施尸体护理?
>
> 3. 实施尸体护理时要注意什么?

尸体护理程序

【目的】

1. 维持尸体姿势、外观良好,易于辨认。

2. 给予死者家属安慰,减轻哀痛。

【评估】

1. 了解死者的医疗诊断及死亡原因及时间。

2. 观察死者面容、五官、体表及体腔有否伤口、渗液、导管及肢体位置等。

3. 了解死者民族习惯及宗教信仰、家属的心理状态、合作程度及对护理的要求。

【计划】

1. 护理目标

(1) 尸体清洁、面容端正、姿势良好,易于辨认。

(2) 死者家属能控制情绪,主动配合。

2. 用物准备 治疗盘内备衣裤、尸单、尸体识别卡三张(图 11-1),以及血管钳、不脱脂棉花适量、剪刀、绷带,有伤口者备换药敷料,按需准备擦洗用物、隔离衣和手套等。

3. 环境 安静、肃穆,安排单独房间或屏风遮挡。

尸体识别卡

姓名_____ 住院号_____ 年龄_____ 性别_____	
病室_____ 床号_____ 籍贯_____ 诊断_____	
住址_____	
心跳、呼吸停止时间____年__月__日__时__分	
护士签名_____	
_____医院	

图 11-1 尸体识别卡

【实施】

1. 操作步骤

(1) 备物填卡:填写尸体识别卡,备齐用物携至床旁,屏风遮挡。

(2) 劝慰家属:请家属暂离病房并劝慰其节哀。若家属不在,应尽快通知家属来院探视遗体。

(3) 撤离用物:拔除气管内管,移去呼吸机、心电监护仪、除颤仪等,去除尸体身上的各种导管(如输液管、氧气管、导尿管等)。

(4) 安置尸体:将床放平,使尸体仰卧,头下置枕,留一大单遮盖尸体。

(5) 处理伤口:有伤口者更换敷料,如有引流管者应拔出后缝合或用蝶形胶布封闭管口。

(6) 清洁尸体:为死者洗脸,有义齿者代为装上,

闭合口、眼;若眼睑不能闭合,可用毛巾湿敷使其闭合;张口者,轻揉其下颌或用四头带托起下颌;脱去衣裤,擦净全身,更衣梳发;用松节油擦净胶布痕迹,必要时用血管钳将不脱脂棉花塞于口、鼻、耳、肛门、阴道等孔道,以免体液外流,棉花勿外露。将一张尸体识别卡系在尸体右手腕部,撤去大单。

☞操作警示:用不脱脂棉花填塞口、鼻、耳、阴道、肛门等孔道

(7) 包裹尸体:将尸单斜放在平车上,移尸体于平车尸单上,先将尸单下端遮盖双脚,再将左右两边整齐的包好,最后将尸单上端遮盖头部,用绷带在胸部、腰部、踝部固定牢固。将第二张尸体识别卡缚在尸单上。

(8) 安放尸体:盖上大单,将尸体送往太平间,置于停尸屉内。将第三张尸体识别卡放于尸屉的外面。

☞操作警示:3 张尸体识别卡分别别在死者手腕部、腰部尸单和太平间的停尸屉外,以避免认错尸体

(9) 处理床单位:非传染病患者按一般出院患者方法处理,传染病患者按传染病患者终末消毒方法处理。

(10) 整理病历:完成各项记录,填写死亡通知单,并在当日体温单 40～42℃之间用红笔纵写死亡时间;停止一切治疗项目,注销各种执行单(治疗、药物、饮食卡等),按出院病历顺序排列病案。

(11) 整理遗物:清点遗物,交给家属。如家属不在,应有两人共同清点,将贵重物品列出清单交护士长保管。

☞操作警示:医生宣布患者死亡,护士在执行尸体护理之前应尽快通知患者家属来院探视遗体

2. 注意事项

(1) 尸体护理应在死亡后尽快进行,以防尸体僵硬。

(2) 应维护隐私权,不可暴露尸体,并安置于自然体位。

(3) 态度严肃认真,表示对死者的尊重,满足家属的合理要求。

(4) 传染病尸体按规定消毒处理,以控制院内感染。

【评价】

1. 尸体整洁,姿势良好,易于辨认。

2. 家属及同室患者对护士的工作满意。

☞考点:尸体护理的重要步骤

链 接 >>>

尸体护理操作流程图

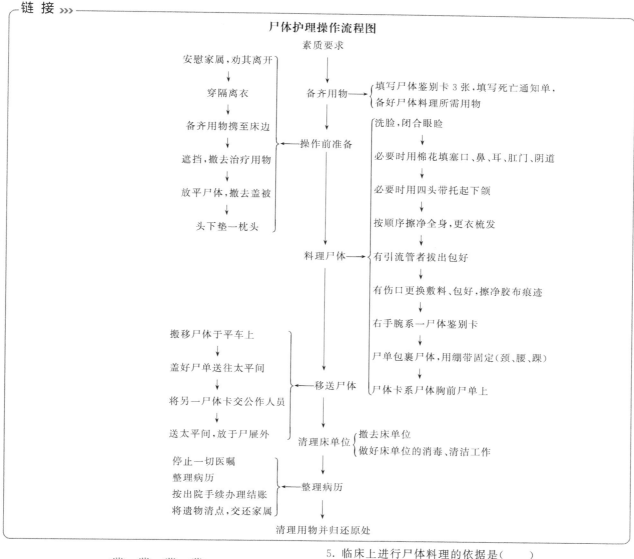

目 标 检 测

A₁ 型题

1. 濒死患者最后消失的感觉是（ ）
   A. 视觉
   B. 听觉
   C. 嗅觉
   D. 味觉
   E. 触觉

2. 临终患者通常最早出现的心理反应期是（ ）
   A. 否认期
   B. 愤怒期
   C. 协议期
   D. 接受期
   E. 忧郁期

3. 进行尸体护理时,头下垫一软枕的目的是（ ）
   A. 防止面部淤血变色
   B. 用于安慰家属
   C. 便于家属识别
   D. 保持尸体整洁
   E. 保持尸体位置良好

4. 判断患者临床死亡期的主要指标是（ ）
   A. 肌张力减退
   B. 瞳孔对光反射消失
   C. 桡动脉搏动不可触及
   D. 机体新陈代谢障碍
   E. 身体温度接近室温

5. 临床上进行尸体料理的依据是（ ）
   A. 呼吸停止
   B. 各种反射消失
   C. 心跳停止
   D. 意识丧失
   E. 医生做出死亡诊断后

6. 患者死亡3小时后,腰背部出现暗红色条纹,这种现象说明尸体出现了（ ）
   A. 尸冷
   B. 尸斑
   C. 尸僵
   D. 尸体腐败
   E. 尸体受伤

7. 患者处于临终状态,护理的主要措施是（ ）
   A. 置肢体于功能位
   B. 帮助患者刷牙
   C. 检验生化指标
   D. 帮助其行走
   E. 减轻疼痛

8. 现代医学已主张死亡的依据是（ ）
   A. 心跳停止
   B. 呼吸停止
   C. 脑死亡
   D. 心电图平直
   E. 瞳孔散大

9. 临终关怀中错误的一项是（ ）
   A. 满足临终患者的身心需要
   B. 使其相对舒适、安详、有尊严地度过人生最后时期

C. 以治疗为主

D. 注重提高生命质量

E. 对家属提供心理支持

10. 临终患者循环衰竭的表现不包括（　　）

    A. 心音低而无力　　　　B. 脉搏细速而不规则

    C. 血压上升　　　　　　D. 皮肤苍白

    E. 口唇、指甲青紫

A₂ 型题

11. 患者女性，60岁，宫颈癌末期，常常自语："这不公平，为什么是我?!"出现这种心理反应，提示患者处于（　　）

    A. 接受期　　　　　　　B. 否认期

    C. 愤怒期　　　　　　　D. 协议期

    E. 忧郁期

12. 在医院病故的传染病患者，护士用消毒液清洁尸体后，填塞尸体孔道的棉球应浸有（　　）

    A. 1%氯胺溶液　　　　　B. 过氧化氢溶液

    C. 0.9%氯化钠溶液　　　D. 乙醇

    E. 碘酊

13. 患者女性，78岁，多器官功能衰竭，表现为意识模糊，肌张力消失，心音低钝，血压70/40mmHg，潮式呼吸。此时患者处于（　　）

    A. 濒死期　　　　　　　B. 临床死亡期

    C. 机体死亡期　　　　　D. 生物学死亡期

    E. 脑死亡期

14. 患者男性，63岁，骨癌晚期，近日病情逐渐加重，怨恨家属照顾不周，心生不满，患者心理反应处于（　　）

    A. 否认期　　　　　　　B. 愤怒期

    C. 忧郁期　　　　　　　D. 协议期

    E. 接受期

15. 某癌症晚期患者，处于临终状态，感到恐惧和绝望，当其发怒时，护士应（　　）

    A. 热情鼓励，帮助其树立信心

    B. 指导用药，减轻患者痛苦

    C. 说服患者理智面对病情

    D. 理解、陪伴、保护患者

    E. 同情照顾，满足患者要求

A₃ 型题

（16、17题共用题干）

患者男性，52岁，因胃部不适来院就诊，经检查确诊为胃癌。患者获悉病情后，神情呆滞，多次要求家人带到其他医院检查确认。

16. 此时患者所处的心理反应阶段是（　　）

    A. 否认期　　　　　　　B. 愤怒期

    C. 协议期　　　　　　　D. 抑郁期

    E. 接受期

17. 心理反应处于此期的临终患者常表现为（　　）

    A. 忧郁、悲哀

    B. 表情淡漠、嗜睡

    C. 心情不好对工作人员发脾气

    D. 对自己的病情，持否认态度

    E. 配合治疗，想尽一切办法延长寿命

A₄ 型题

（18～20题共用题干）

张先生71岁，晚期肝癌，治疗效果不佳，肝区疼痛剧烈、腹水、呼吸困难，患者感到痛苦悲哀，有自杀念头。

18. 张先生此时处于下列哪一期？（　　）

    A. 忧郁期　　　　　　　B. 愤怒期

    C. 否认期　　　　　　　D. 接受期

    E. 协议期

19. 对张先生的护理，错误的是（　　）

    A. 多给患者同情与照顾

    B. 允许家属陪伴

    C. 尽量不让患者流露出失望、悲哀的情绪

    D. 尽可满足患者的需要

    E. 加强安全保护

20. 对张先生的照护原则是（　　）

    A. 以治愈为主　　　　　B. 对症为主的照护

    C. 控制活动　　　　　　D. 严密观察病情

    E. 应用保护具

第12章 医疗护理文件管理技术

医疗护理文件是患者就医的全部医疗、护理记录，是医院和患者的重要档案资料，也是医学教育、科研、管理以及有关法律事务的重要资料。病历记录患者疾病的发生、发展、诊断、治疗、护理、康复或死亡的全过程，其中一部分由护士书写。护理文件是护理人员对患者病情观察和实施护理措施的原始文字记载，它是临床护理工作的重要组成部分。

第1节 概 述

案例12-1

新进内科实习护生小杨在跟着带教老师整理出院患者的病历，看到每一页都填写得完整，字迹书写清晰、端正，白天晚间红蓝有别。小杨暗自告诫自己："我也必须写好每一项护理记录，保证病历的质量。"

思考：

1. 病案与病历有什么区别？

2. 什么是护理病历？书写有什么要求？

3. 病案如何管理？

一、护理文件的基本概念

（一）病历

病历是医护人员对患者疾病的发生、发展、转归，进行检查、诊断、治疗、护理等医疗、护理活动过程的记录，也是对采集到的资料加以归纳、整理、综合分析，按规定的格式和要求书写的患者医疗健康档案。病历包括门（急）诊病历和住院病历。病历中由护士负责书写的部分称为护理病历。

病历与病案的区别：两者在实质内容上没有明显的区别与不同，一般情况下将患者在住院期间的各种医疗、护理记录称为病历，而将患者出院以后由相关医务人员对其进行整理（重新排列）后，送档案室保管以后的病历称为病案。

（二）护理病历

护理病历是护理人员在医疗、护理活动过程中形成的文字、符号、图标等资料的总称，是护士记录患者的病情变化、治疗情况和所采取的护理措施，是护士运用护理程序为患者解决实际问题与其过程的具体体现及凭证。护理病历主要包括体温单、医嘱单中护士记录的内容、入院护理评估单、护理记录单（一般护理记录单、危重患者护理记录单或特别护理记录单）、手术护理记录单、手术前后护理记录单、健康教育计划和出院指导等，是病历的重要组成部分，也是临床护理工作的重要组成部分。因此，医疗和护理文件的书写必须规范并妥善保管，以保证其原始性、正确性和完整性。

考点：病例与病案的区别

链 接 »»

病历由来

1. 早在公元前6世纪，古希腊阿戈利斯湾的东海岸伯罗奔尼撒半岛的一个村子里，矗立着一尊医神阿克勒庇俄斯神像，这里几乎每天都有不少患者前来顶礼膜拜，祈祷自己的病早日得到根治。 为此，庙内的祭司们便专门腾出一间房子来，为这些虔诚的患者治病，并将每个患者的病情、症状、治疗结果一一记录在案，作为个人病历妥善保管起来。 这就是世界上最早的病历。

2. 汉文帝时期有个人名叫淳于意，因年轻时做过管理粮仓的小官，人们便称他为"仓公"。小时候他家里很穷，他的许多亲属都因有病而无钱医治，过早地离开了人间。 这悲惨的现实启发了淳于意，他决定自己学医来挽救患者的生命。于是，他在管理粮仓之余便四处搜寻药方，拜求良医。 不久他便成了一名学识渊博，能预知患者生死，拥有许多奇方、古方的医学家。 中国医学上最早的"病历"就是淳于意首创的。 淳于意是个细心人，在他给人诊病、治病时，总是把患者的病情和自己诊断处理的方法记下来。当时人们把这称为"诊籍"；现在我们称它为"病历"。

汉代历史学家司马迁在《史记》中为淳于意作传时，曾摘要记录了他的25份病历，这是我们现在所能见到的古人最早的"病历"。

链接 »»»

电子病历

按照卫生部《电子病历基本架构与数据标准（试行）》给出的定义：电子病历是由医疗机构以电子化方式创建、保存和使用的，重点针对门诊、住院患者（或保健对象）临床诊疗和指导干预信息的数据集成系统，是居民个人在医疗机构历次就诊过程中产生和被记录的完整、详细的临床信息资源。目前，电子病历在我国各医院被广泛使用，应用电子病历的意义在于：能有效预防和减少医疗错误；从很大程度上提高医疗工作效率及医疗工作质量；能有效控制医疗费用；改进和提高医院管理水平；为患者信息异地共享提供方便；为宏观医疗管理提供基础信息源。

二、医疗护理文件书写的基本原则与保管

（一）医疗护理文件的作用及重要性

医疗护理文件既是临床医疗、护理实践工作的总结，又是探索疾病规律及处理医疗纠纷的法律依据。为此，医护人员在书写病历时一定要实事求是、严肃认真、科学严谨、一丝不苟。病历对医疗、护理、预防、教学、科研、医院管理等都有重要的作用。具体体现在以下几个方面。

1. 有利于信息交流　病历是关于患者病情变化、诊断治疗和护理全过程的记录。便于医护人员全面、及时、动态地了解患者的病情，保证诊疗、护理工作的连续性和完整性，加强医护之间的合作与协调。如病室交班报告可使接班护士在很短时间内掌握病室动态、危重患者病情、治疗护理和注意事项等。

2. 提供教学与科研资料　一份标准、完整的病案体现了理论在实践中的具体应用，是医学教学的最好教材，一些特殊病例还可用作护理个案分析与讨论。完整的护理记录是护理科研的重要资料，对回顾性研究更有其参考价值。同时，也为疾病调查、流行病学的研究、传染病管理等提供了医学统计的原始资料。

3. 提供评价资料　完整的病案可以较全面地反映医院的医疗护理服务质量、技术水平及医护人员的业务素质，是衡量医院工作的科学管理水平的重要标志之一，也是医院等级评定、医护人员考核的参考资料。

4. 提供法律依据　病案属合法文件，为法律认可的证据。医护记录内容反映了患者住院期间接受治疗护理的具体情形，在法律上可作为医疗纠纷、人身伤害、保险索赔、刑事案件及遗嘱查验的证明，凡涉及以上诉讼案件，调查处理时都要将病案、护理记录作为依据加以判断，以明确医院及医护人员有无法律责任。因此，只有认真对待各项护理书写，就患者住院期间的病情、治疗、护理作及时、完整、准确的记录，才能保护护士自身和患者的合法权益。

☞考点：医疗护理文件的作用

（二）医疗护理文件书写的基本原则及要求

及时、准确、完整、简明扼要、字迹清晰为书写病案应遵循的基本原则。

1. 及时　病案记录必须及时，不得拖延或提早，更不能漏记，以保证记录的时效性，维持最新资料。如入院护理评估要求于患者入院后24小时内完成，因抢救危重患者，未能及时书写记录时，当班护士应在抢救后6小时内据实补记，并加以说明。

2. 准确　患者基本资料记录必须正确无误，如姓名、床号、住院号；内容应为客观事实，尤其对患者的主诉和行为应进行详细、客观的描述，不应是护理人员的主观解释和偏见资料，如"患者拒绝更换卧位"则不能记为"不合作"，后者是护士的主观判定。内容必须真实、准确，以作为法律证明文件；记录时间时，应为实际给予药物、治疗、护理的时间，而非事先排定的时间；病案书写不得出格跨行，不得粘贴、涂改或滥用简化字，应保证原记录清晰可辨。

3. 规范　按要求分别使用红、蓝墨水钢笔书写。字迹必须端正、清楚，一般白班用蓝钢笔、夜班用红钢笔记录，不能用铅笔，因易被涂改且无法永久保留。

4. 简要　病案记录时，应尽量简洁、流畅、重点突出。使用医学术语和公认的缩写，避免笼统、含糊不清或过多修辞，以方便护理人员快速获取所需信息，节约时间。

5. 完整　病案不得丢失，不得随意拆散，眉栏、页码必须逐页逐项填写完整，避免遗漏。记录应连续，每项记录后应紧接着签全名，不留空白，以防添加。

☞考点：医疗护理文件书写要求

（三）医疗护理文件的保管要求

国务院于2002年4月4日公布的《医疗事故处理条例》中，将医疗护理文件确定为发生医疗纠纷和处理医疗事故时医患双方举证的客观资料。因此，医疗机构须建立专门的管理制度，设置专门人员或专（兼）职人员，具体负责其管理工作。严禁任何人涂改、伪造、隐匿、销毁或者抢夺病历资料。

1. 保管要求

（1）医疗护理文件应按规定放置，记录或使用后必须放回原处。

（2）注意保持医疗护理文件的清洁、整齐、完整，

防止破损、污染、拆散、丢失,收到化验单等检验报告单应及时进行粘贴。

（3）患者及家属不得翻阅和擅自将护理文件带出病区。白天由护士长或办公室护士负责管理,晚间由夜班当班护士加锁管理。

（4）按规定,患者及家属有权复印体温单、医嘱单、护理记录单。

（5）医疗护理文件应妥善保存。住院期间由病房负责保管,出院或死亡后将其整理好交病案室,按卫生行政所规定的保存期限保管。

（6）如需借阅要办理借阅手续,用后及时归还。

2. 排列顺序

（1）住院病历的排列顺序（见第 1 章第 3 节患者出入院的护理）。

（2）出院病历的排列顺序（见第 1 章第 3 节患者出入院的护理）。

☞考点:医疗护理文件的保管要求,病案排列顺序

链接 >>>

住院病案

住院病案包括:①医疗记录,是医生采集病史和检查、诊治的记录,有医嘱单、入院记录、病程记录、病历、出院记录、转科记录、会诊记录等。②护理记录,是护士记录患者的病情变化、治疗情况和所采取的护理措施,有体温单、医嘱单、医嘱记录单、特别护理记录单、护理交班记录、整体护理记录等。③检验记录,是各种检验的报告单和诊断性检查的报告单,有心电图、胸透、同位素、超声波、病理检查报告单,以及内镜检验报告单等。④各种证明文件,有病员所在单位的有关证明、住院通知单、病危通知单等。

第 2 节　护理文件书写方法及要求

为了保障医疗质量和医疗安全,进一步加强医院医疗护理文件书写与管理水平,卫生部于 2010 年 2 月 5 日颁布了《病历书写基本规范》,并于 2010 年 3 月 1 日实施。此《规范》的颁布与落实,在很大程度上促进了医护人员熟练掌握医疗护理文件书写要求、内容及技巧,对提高临床医疗、护理工作质量和效率具有十分重要的现实指导意义。护理文件的书写包括:填写、绘制体温单;医嘱处理记录;填写患者入院护理评估单;记录护理记录单和书写病室交班报告等。随着整体护理的开展及护理程序的应用,填写各种护理表格已成为护理人员应掌握的书写项目。

案例 12-2

实习护生杭娜在晨间护理后跟着带教老师核对医嘱,在核对的过程中,老师告诉杭娜:"医嘱是医生和护士共同实施治疗和护理的重要依据。不同的医嘱有不同的处理和执行方法。在执行和处理医嘱时一定要细心,千万不要出错。另外,护理文件也是病历的重要组成部分,可作为证据在法律中应用,因此要认真学习医嘱的处理和执行,并熟练掌握护理文件的书写方法。"

思考:

1. 什么是医嘱? 医嘱有哪几种类型? 如何执行和处理医嘱?

2. 护理文件包括哪些内容? 应该怎样书写和处理?

一、体温单的填写与绘制方法

体温单（表 12-1,表 12-2）记录患者的体温、脉搏、呼吸、血压等其他内容,如出入院、手术、分娩、转科或死亡时间,大小便、出入液量、体重、药物过敏试验结果等。通过阅读该表能初步了解患者生命体征变化概况,因此规定在患者住院期间的当前体温单放在病历的第一页。具体的填写、绘制方法与要求见本教材第 4 章的第 5 节体温单的使用。

二、医嘱的执行与处理方法

医嘱是医生根据患者病情的需要制订的检查、治疗、用药和护理等计划的书面指令,由医护人员共同执行。也是护士执行和实施各项护理操作的依据。

（一）医嘱的内容

医嘱（表 12-3,表 12-4）的内容包括日期,时间,床号、患者姓名、护理常规、隔离种类、护理级别、危重与否、饮食、体位、药物（名称、浓度、剂量、用法、时间等）、各种检查和治疗、术前准备及医生、护士的签名。

（二）医嘱的种类

1. 长期医嘱　指医嘱的有效时间在 24 小时以上,要求护士定期执行,当医生注明停止时间后医嘱才失效。如一级护理,流质饮食,硝酸异山梨酯（消心痛）10mg,po,tid。

2. 临时医嘱　指医嘱有效时间在 24 小时之内,应在短时间内执行,有的需要立即执行（st）,一般只执行一次,如阿托品 0.5mg,H,st;有的需在限定的时间内执行,如手术、会诊、检查、检验等。另外,出院、转科、死亡等也列入临时医嘱。在一日内连续执行数次的医嘱,如奎尼丁 0.2g,q2h×5,也可按临时医嘱处理。

表 12-1　体温单

姓名　王英　　科别　外　　病室　二　　床号　15　　住院号　0316

日期	2004-8-8	9	10	11	12	13	14
住院日数	1	2	3	4	5	6	7
手术后日数							1

注："●"口温；"○"肛温；"×"腋温；"●"脉率；"○"心率。

血压(mmHg)	140/75	135/75	135/75	145/75	135/75	135/75	135/76
大便次数		1	1	1/E	1	1	1
入量(ml)			1680	1800	1750	2850	3000
出量(ml)			1400	1500	1600	2200	2400
体量(kg)	62						
腹围(cm)							
身高(cm)							

3. 备用医嘱

（1）长期备用医嘱（prn）：指有效期在 24 小时以上，必要时使用。两次执行之间有间隔时间，由医生注明停止时间后方失效，如哌替啶（杜冷丁）50mg，im，q6h，prn。

（2）临时备用医嘱（sos）：仅在医生开写时起 12 内有效，必要时使用，只用一次，过期未执行自动失效，如地西泮 5mg，po，sos。

（三）医嘱的处理方法

1. 医嘱的处理原则

（1）先急后缓：处理医嘱较多时，应首先判断执行医嘱的轻重缓急，以便合理、及时的安排执行顺序。

（2）先临时后长期：须即刻执行的临时医嘱，应立即安排执行。

（3）医嘱执行者须在医嘱单上签全名。

表 12-2　体温单

姓名　张力　　　科别　外　　　　病室　三　　　　床号　36　　　　住院号数　381126

日期	2007.2.6	7	8	9	10	11	12
住院日数	1	2	3	4	5	6	7
手术后日数				1	2	3	4

（体温曲线图表）

大便(次)	0	1/E	1	1	※	1	1
小便(ml)		900	1050	1100	1250	1400	1020
入量(ml)			2300	2050	1860	2600	2000
出量(ml)			1750	1620	1700	1890	1680
体重(kg)	48.5						
血压(mmHg)	109/68			112/68			
其他							

2. 医嘱的处理方法

（1）长期医嘱：医生开写在长期医嘱单上注明开写日期、时间和签名。护士将长期医嘱分别处理，转抄在各种长期治疗单或治疗卡上。如服药单（卡）、注射单（卡）、一般治疗单（卡）、输液单（卡）、饮食单（卡）等，在长期医嘱单的护士签名栏签全名。在处理时间栏内注明处理医嘱的时间。长期医嘱转抄在各种治疗单上时应注明具体的执行时间（白天用蓝笔书写，夜间用红笔书写），如青霉素 80 万 U，im，q8h，注射单（卡）应书写为青霉素 80 万 U，im，8-4-12；bid 为 8-4；qid 为 8-12-4-8 等（表 12-1）。

（2）临时医嘱：医生开写在临时医嘱单上，注明日期、时间并签全名。须立即执行的临时医嘱主班护士应安排有关护士立即执行（10 分钟内）。有限定时间的临时医嘱护士应转抄到临时治疗本或交班记录上，并做好交班。护士执行后，必须在临时医嘱单的执行者和执行时间栏内签全名和执行时间。会诊、手术、各种检查、检验申请单应及时转送到有关科室，由主班护士代签名并注明时间。药物过敏试验结果记录于该医嘱后,以红(+)表示阳性,蓝(-)表示阴性结果(表12-4)。

(3)备用医嘱

1)长期备用医嘱(prn):由医生开写在长期医嘱单上,患者需要时使用。每次执行时应有医生临时医嘱单上记录医嘱内容,护士每次执行后应在临时医嘱单上记录执行日期、时间并签全名,供下一次使用时参考,每次执行前必须了解上次执行时间。

2)临时备用医嘱(sos):由医生直接写在临时医嘱单上,护士将临时备用医嘱抄在特殊交班本上,待患者需要时执行,执行后按临时医嘱处理,写上执行时间,并在签名栏内签全名;过期(12h)未执行,则由护士用红笔在执行栏内写"未用",并在栏内签全名。

(4)停止医嘱:医生在长期医嘱单原项医嘱内容的停止日期栏内注明停止日期和时间并签全名。护士将该项医嘱在相应的执行单和小卡片(如服药卡、饮食卡、注射卡等)上的有关项目注销(用红笔标记DC或划去),在医嘱单原医嘱内容的终止栏内注明执行时间并签全名。

(5)重整医嘱:当长期医嘱单上医嘱调整较多时需要重整医嘱。护士重整医嘱时,在原医嘱最后一行医嘱下面用红钢笔画一横线,在红线下面医嘱栏内用红笔书写上"重整医嘱"四个字(在红线上下均不得留有空行),并注明日期和时间,再将红线以上有效的长期医嘱按原来日期、时间排列顺序抄录在红线以下的医嘱单上,抄录完毕,须经两人核对无误后由重整者签全名。

表 12-3 长期医嘱单

姓名 __韩伟__ 科别 __内科__ 床号 __8__ 住院病历号 __20110132__ 第1页

| 处方 | | 医嘱 | 医生签名 | 护士签名 | 处理时间 | 停止 | | 医生签名 | 护士签名 | 执行时间 |
日期	时间					日期	时间			
2011.2.16	8:00	内科护理常规	张军	陈颖	8:00					
		一级护理								
		病危								
		低盐饮食								
		地高辛 0.25mg,po,qd								
		维生素 B$_1$ 10mg,po,tid								
		维生素 C 100mg,po,tid								
		10%葡萄糖溶液 500ml								
		10%氯化钾溶液 10ml								
		胰岛素 12U,qd,iv,gtt								
		青霉素 80 万 U,im,q8h								
		氧气吸入,prn				2.18	8:00	张军	陈颖	8:00
2011.2.16	8:00	哌替啶 50mg,im,q6h,prn	张军	陈颖	8:00	2.19	8:00	张军	陈颖	8:00
2011.2.19	8:00	肌苷 0.2g,po,tid	张军	陈颖	8:00					
2011.2.21	9:00	重整医嘱		王娟						
2011.2.16	8:00	内科护理常规	张军	陈颖	8:00					
		一级护理								
		病危								
		低盐饮食								
		地高辛 0.25mg,po,qd								
		维生素 B$_1$ 10mg,po,tid								
		维生素 C 100mg,po,tid								
		10%葡萄糖 500ml								
		10%氯化钾 10ml								
		胰岛素 12U,qd,iv,gtt								
		青霉素 80 万 U,im,q8h								
2.19		肌苷 0.2g,po,tid	张军	陈颖	8:00					

表 12-4　临时医嘱单

姓名　韩伟　　科别　内科　　床号　8　　住院病历号　20110132

日期	时间	医嘱	医师签名	护士签名	执行时间
2011.2.16	9:00	血常规	张军	陈颖	9:00
		大便常规		陈颖	9:00
		小便常规		陈颖	9:00
		心电图		陈颖	9:00
		X 线胸片		陈颖	9:00
		50%葡萄糖溶液 20ml			
		毛花苷 C0.2mg,iv,st	张军	陈颖	9:00
		青霉素皮试(一),st	张军	陈颖	9:00
		哌替啶 50mg,im,sos	张军	陈颖	9:00
2011.2.17	8:00	0.9%氯化钠 500ml,iv,gtt			
		复方丹参 10ml,st	张军	陈颖	9:00
2011.2.19	9:00	心电图	张军	邓蓉	10:00
		0.9%氯化钠 500ml,iv,gtt			
		复方丹参 10ml,st	张军	陈颖	10:00
2011.2.20		心电图	张军	邓蓉	10:00
	21:00	地西泮 5mg,po,sos 未用	徐丽	陈颖	10:00
2011.2.23	8:00	明日出院	张军	胡冬	9:00

遇转科、手术和分娩时也要重整医嘱。即在原医嘱最后一行医嘱的下面用红笔画一横线,以示前面医嘱一律作废,并在红线下面用红笔写上"转科医嘱"或"手术后医嘱"或"分娩医嘱",同时将各执行单(卡)上的原医嘱注销。然后由医生重新开写医嘱。

链接 »»

医 嘱 本

各医院医嘱书写方法不完全一致,目前,有些医院仍在使用医嘱本,即由医生将医嘱写在医嘱本上,护士按不同的医嘱内容转抄到执行单及医嘱单上,转抄后,在医嘱本上画铅笔或红笔及蓝笔钩。

3. 注意事项

(1) 医嘱必须经医生签名后才有效。一般情况下不执行口头医嘱,在抢救或手术过程中医生提出口头医嘱时,执行护士应先复诵一遍,经医护双方确认无误后方可执行,并应及时由医生在医嘱单上补写医嘱。

(2) 对有疑问的医嘱,必须核对清楚后方可执行。

(3) 医嘱应每班、每日核对,每周总查对一次,查对后签名。

(4) 对已写在医嘱单上而又不需执行的医嘱,不得贴盖、涂改,应由医生在该项医嘱的标记栏内用红笔写"取消",并在医嘱后用蓝钢笔签全名。

(5) 凡需下一班执行的临时医嘱要交班,并在交班报告或记录板上注明,以防遗忘。

☞考点:体温单绘制方法,医嘱的内容、种类、处理方法、注意事项

三、一般患者护理记录单的使用方法

一般患者护理记录(表 12-5)是指护士根据医嘱和病情对一般患者在住院期间护理过程的客观记录。记录内容包括及方法如下。

1. 眉栏内容　包括姓名、科室、床号、住院病历号、页码。

2. 日期记录为"年＿＿月＿＿日＿＿",时间具体到分钟。首次记录和跨年的第一次记录应写"＿＿年＿＿月＿＿日"。

3. 记录具体内容时,应及时、依日期顺序记录,体现病情的动态变化及记录的连续性和完整性。记录完毕,在记录内容的最后一行的最右边签全名。

4. 一般患者护理记录内容　包括首次护理记录、病程护理记录,手术前后护理记录和出院记录。病情稳定的普通患者每三日记录 1 次。慢性病患者一周记录一次,患者病情变化时随时记录。病情加重时按"危重患者护理"记录。

表 12-5　一般患者护理记录单

姓名　高敏　　科室　皮肤科　　床号　18　　住院号　775828

日期	时间	内容（观察要点、护理措施及效果）	签名
2011.8.18	8：50	体温 37.2℃，脉搏 84 次/分，呼吸 20 次/分，血压 156/86mmHg，诉右侧头面部阵发性疼痛，给予芬必得 0.3g 口服；皮疹处给予 0.08%庆大霉素、0.9%氯化钠溶液持续冷敷，指导患者冷敷方法	方雅
8.20	9：50	昨夜患者睡眠差，今晨进食少，右眼部有少许新出现的水疱，疼痛明显，给予阿昔洛韦眼药水滴双眼，嘱患者安心治疗，进易消化、高蛋白饮食	张晶
8.22	10：30	右眼睑水肿明显消退，未出现新的皮疹，疼痛减轻	方雅
8.25	9：50	右眼睑水肿基本消退，水疱已结痂，疼痛明显减轻	张晶
8.29	14：50	皮疹干燥，痂皮部分脱落，但仍诉疼痛，给予 He-Ne 激光局部照射	方雅
9.4	18：40	皮疹痊愈，疼痛消失，明日出院，向患者做出院指导（饮食、休息、用药）	方雅

四、危重患者护理记录单的使用方法

凡危重、抢救、大手术后、特殊治疗和需要严密观察病情者，均须填好特别护理记录单（为重患者护理记录单），以便及时了解病情变化观察治疗和抢救效果（表 12-6）。

（一）记录的内容

记录内容包括眉栏（姓名、科室、床号、住院病历号、页码）、患者的生命体征、神志、瞳孔、出入液量、病情动态、护理措施、用药情况、药物治疗及反应等。

（二）记录方法和要求

1. 钢笔填写眉栏各项　包括患者的姓名、科别、病室、床号、住院病历号、诊断、记录日期及页码等。日班（7：00～19：00）用蓝钢笔填写；夜班（19：00～7：00）用红钢笔填写。

2. 填写特别护理记录单时，须填写疾病诊断、目前病情，手术者应记录何种麻醉、手术名称、术中术后病情、伤口、引流等情况。

3. 记录患者的病情动态变化，治疗、护理措施及效果，并签全名。

4. 记录出入液量（方法见第 6 章第 5 节"出入液量"），24 小时出入液量应于次晨总结，并填写在体温单相应栏内。

5. 特别护理记录，应有病情说明。

6. 出院或死亡后，护理记录单应归入病案保存。

☞考点：护理记录单使用方法

表 12-6　危重患者护理记录单

姓名　于洋　　科室　内科　　床号　7　　住院病历号　20110265

日期	时间	体温 （℃）	脉搏 （次/分）	呼吸 （次/分）	血压 （mmHg）	入量 （ml）	出量 （ml）	病情、护理措施及效果	签名
2011.3.12	3pm	36	120	24	75/56	禁食，右旋糖酐 500	呕吐：800	今日午餐吃煎带鱼 1 块后感到上腹部不适，于 3pm 突然呕吐鲜血 800ml，急诊入院，拟诊食管静脉曲张破裂出血。患者面色苍白，四肢厥冷，立即置三腔管，胃囊充气 180ml，胃腔管内吸出液呈鲜红色	吕燕
	4pm		120	24	75/52	鲜血 400	呕吐：100		吕燕
	5pm		100	22	80/56				吕燕
	6pm		98	22	86/58		尿：150		吕燕
日班小结						入量：900（输液 500，输血 400）	出量：1050	经抗休克、止血治疗后，血压稍上升，患者焦虑、恐惧，经解释情绪稳定。请严密观察生命体征	吕燕
	7pm		96	22	94/60	10% GS 500 垂体后叶素 50U		垂体后叶素滴注在进行中	张杨

续表

日期	时间	体温 （℃）	脉搏 （次/分）	呼吸 （次/分）	血压 （mmHg）	入量 （ml）	出量 （ml）	病情、护理措施及效果	签名
	8pm		90	20	105/75				张杨
	9pm		90	24	112/80	5%GS500	尿 350	输血毕,无反应,继续补液	张杨
	10pm		88	22	120/90	10%KCl10			张杨
	0am		88	22	120/90		尿 300	未见出血症状,生命体征稳定,手足温暖。三腔管继续压迫止血,输液。晚间护理已做,患者能安静入睡,呼吸平稳,垂体后叶素继续维持静脉滴注	张杨
3.13	1am					林格液 500 10%KCl10			姚远
	5am		84	20	120/90				姚远
	6am	36.6	80	20	124/90	10% GS 500 垂体后叶素 50U	尿 350		姚远
夜班总结	7am					24 小时总入量 2520ml （输液 2120、输血 400）	24 小时总出量 2050	病人因食管静脉曲张破裂出血入院,经三腔管压迫止血和药物治疗后未见出血。患者神志清,血压稳定,主诉咽部不适。垂体后叶素以 10 滴/分静脉滴注维持,夜间睡眠较好,情绪稳定,已做晨间护理	姚远

链接 »»

手术护理记录

1. 手术护理记录是指患者在接受手术的过程中由手术室巡回护士书写的记录。

2. 患者入室后,由巡回护士据实填写患者术前一般情况和术前诊断、手术名称及手术部位等,应明确入室时间、是否带入液体、带管等。

3. 手术前,护士应检查手术所用各种无菌包的灭菌时间、有效期限、灭菌效果和责任人,确认符合要求后,记录"合格"。

4. 巡回护士、手术医师、麻醉医师在麻醉实施前、手术开始前和患者离室前共同对患者身份、手术部位、手术方式、麻醉及手术风险、手术使用物品清点等内容进行核对登记,输血的患者还应对血型、用血量进行核对,应由手术医师、麻醉医师和巡回护士三方核对、确认并签名。

5. 巡回护士与洗手护士在术前、体腔关闭前及关闭后对所用器械、敷料的数量进行认真清点、核对,由巡回护士对具体情况进行记录,要求填写具体核对数目。核对无误后巡回护士与洗手护士共同签名,若出现特殊情况,可记入"备注"栏内。

链接 »»

6. 术毕,应如实记录手术患者基本生命体征(注:应与麻醉记录末次数值一致),有无气管插管、留置引流管和带回的液体名称和量,以及出室时间、去向等。由手术室巡回护士与病房护士进行交接。

7. 护士应对术中是否留取标本进行记录。标本的送检与交接另按手术室有关规定执行。

五、病室护理交班报告的书写方法与要求

病室护理交班报告是值班护士重要的工作记录,也是向接班护士进行书面交办的文字材料,以便接班护士能够迅速、全面了解本病区患者的情况、工作重点、注意事项等,使护理工作能准确无误地连续进行(表 12-7)。

（一）交班内容

正式交班的患者要求在左栏内写明床号、姓名、诊断。用红笔标记"新"、"转入"、"手术"、"分娩"和"※",分别表示新入院患者、转入患者、手术后患者和

为重患者。

每个患者的第一行用来报告体温、脉搏、呼吸、血压及测量时间,再根据不同患者有侧重地书写具体内容。

1. 出院、转出、死亡患者　说明离开时间,转出患者需注明转往何院、何科,死亡患者需注明抢救过程及死亡时间。

2. 新入院或转入的患者　报告入院或转入的原因、方式和时间,入院时病情、既往史、过敏史、存在的护理问题和主要治疗、护理措施及效果、患者的心理状态等。

3. 危重患者　报告患者的主诉、生命体征、神志、病情变化、抢救措施及效果和注意事项等。举例如下。

(1) 大出血患者应报告出血部位、出血量、性质、时间、生命体征、意识、止血措施和效果、输血、输液情况等。

(2) 休克患者应报告生命体征、意识、尿量、皮肤末梢循环、抗休克药的使用和注意事项、血压维持情况等。

(3) 急腹症患者应报告疼痛部位、性质、腹部体征、大便和排气情况、肠鸣音变化及全身情况等。

4. 手术患者　当日手术患者需报告麻醉方式、手术名称及过程、回病房时间;全身麻醉患者清醒时间;回病房后血压、伤口、引流、排尿及镇痛药使用情况等。

5. 次日准备手术、检查和待行特殊治疗的患者应报告须注意事项、术前用药和准备情况等。

6. 产科当日分娩产妇(患者)　报告产式、胎次、产程、分娩时间、会阴切口及出血情况等。

7. 老年、小儿和生活不能自理的患者　应报告生活护理情况,如口腔护理、压疮护理及饮食情况等。还应报告上述患者的心理状态和需要接班者重点观察项目及完成的事项。应根据不同的患者有所侧重地书写具体内容。夜间记录应注明患者睡眠情况。

(二) 书写顺序

1. 用蓝钢笔填写眉栏各项　病区、病室、日期、时间。交班报告内容,日班(7:00~19:00)用蓝钢笔填写;夜班(19:00~7:00)用红钢笔填写。

2. 在当班(日班、中班、夜班)　栏内填写当前住院患者总数、入院、转出、出院、转入、死亡、手术、分娩、危重患者数,无者写"0",不要写"//"。

3. 根据下列顺序按床号先后书写报告　先写离开病室的患者(出院、转院、死亡),再写进入病室的患者(入院、转入),最后写本班重点患者(手术、分娩、危重、病情有变化、有特殊检查或有需要下一班完成的事项)。

(三) 书写要求

1. 应在巡视病区、了解病情、全面掌握情况的基础上书写。交班报告填写应在各班下班之前完成。

2. 叙述应简明扼要、重点突出、准确真实,使用医学术语。

3. 白班用蓝钢笔,夜班用红钢笔书写,字迹清晰、工整,不得涂改。

4. 填全眉栏各项及签全名。

☞考点:病室护理交班报告的内容书写顺序、书写要求

表 12-7　病室交班报告

病区 内科　　病室 _____　　日期 2011 年 4 月 26 日

床号　姓名　诊断	日班	中班(前夜)	夜班(后夜)
	总数 40 入院 1 转出 1 出院 1 转入 1 死亡 0 手术 0 分娩 0 病危 1	总数 40 入院 0 转出 0 出院 0 转入 0 死亡 0 手术 0 分娩 0 病危 1	总数 40 入院 0 转出 0 出院 0 转入 0 死亡 0 手术 0 分娩 0 病危 1
2 床　张云霞　冠心病	于 10am 出院		
9 床　李华　腹痛待查	于 11am 转外科		
10 床　刘丽彦　急性前壁心肌梗死"新"	于 9am 急诊入院,由平车推入体温 37℃,脉搏 98 次/分,呼吸 24 次/分,血压 100/70mmHg。主诉:胸闷、胸痛 2 小时。急诊心电图急性前壁心肌梗死。给予:一级护理,流质饮食,5% 葡萄糖 500ml 加丹参 16ml 静脉滴注,哌替啶 50mg,im,st,氧气吸入,心电监护。输液于 4pm 结束,患者胸闷、胸痛减轻,精神较紧张,已作解释。明晨空腹抽血。	8pm:体温 37.2℃,脉搏 92 次/分,呼吸 20 次/分,血压 110/70mmHg。患者主诉:胸闷、胸痛减轻,因对病室环境不习惯,难以入睡。10pm 医嘱:地西泮 5mg po st,明晨空腹抽血已告知患者。	6am:体温 37.5℃,脉搏 88 次/分,呼吸 18 次/分,血压 110/70mmHg。患者主诉:仍有胸闷、胸痛,能间断入睡。空腹血已抽。

床号　姓名　诊断	日班 总数 40 入院 1 转出 1 出院 1 转入 1 死亡 0 手术 0 分娩 0 病危 1	中班(前夜) 总数 40 入院 0 转出 0 出院 0 转入 0 死亡 0 手术 0 分娩 0 病危 1	夜班(后夜) 总数 40 入院 0 转出 0 出院 0 转入 0 死亡 0 手术 0 分娩 0 病危 1
7床　金志杰　急性白血病"※"	4pm:体温 38℃,脉搏 96 次/分,呼吸 22 次/分,血压 120/80mmHg。患者自感心悸、头晕、头痛。今日继续化疗,三尖杉、阿糖胞苷静脉滴注,总补液量 2000ml,尚余 800ml,现感恶心、呕吐一次,量不多,饮食欠佳。请注意观察化疗反应、体温及出血倾向。 签名:苏雯	10pm:体温 38.5℃,脉搏 100 次/分,呼吸 24 次/分,血压 110/76mmHg。患者神清,面色苍白,发热持续不退。输液于 9pm 结束。目前未见出血倾向,未再呕吐。请继续观察病情变化。 签名:李颖	6am:体温 37.5℃,脉搏 88 次/分,呼吸 20 次/分,血压 116/78mmHg。患者主诉头晕,夜间能间断入睡。晨间护理已做,见牙龈出血。患者精神委靡。 签名:代雅静

六、护理病历的书写方法与要求

在临床应用护理程序过程中,有关患者的健康资料、护理诊断/问题、护理措施以及护理措施实施后的效果评价记录等,均应有书面记录,这些记录构成护理病历。完整的护理病历反映了护士运用护理程序为患者解决健康问题、实施整体护理的全过程,体现出临床护理质量和水平,也为总结护理经验,充实教学内容,进行护理研究提供重要资料。书写一份完整的护理病历是护士应掌握的一项基本技能。

护理病历的格式和内容是根据护理程序的需要设计的,各医院护理病历的设计不尽相同,一般包括新入院患者护理评估表、住院患者护理评估表、护理诊断/问题项目表、护理计划单、病程记录单、出院指导和健康教育等。

（一）患者入院护理评估表内容及书写要求

患者入院护理评估表用于对新入院患者进行初步的护理评估,并通过评估找出患者的健康问题,确立护理诊断。目前国内常用的入院评估表格有两种,一种根据 Mariory Gordon 的功能性健康形态设计的评估表,其内容包括五部分:①一般资料:如姓名、入院原因、婚育史和家族史等。②生活状况及自理程度:饮食形态、睡眠/休息形态、排泄形态、健康感知/健康管理形态、活动/运动形态。③心理社会方面:自我感知/自我概念形态、角色/关系形态、应对/应激耐受形态。价值/信念形态。④体格检查:生命体征、身高、体重、神经、呼吸、循环、消化、性生殖系统以及皮肤黏膜等。⑤特殊检查及实验报告。另一种是以人的需求为理论框架设计的评估表(表 12-8);填写方法为选项打"√"。

1. 患者入院护理评估表的内容(表 12-8)

> **链接** >>>
> **护理病历表格化**
>
> 完整的护理病历记录了患者护理的全过程,充分体现个体化护理的需要,促进护理质量的提高,利于护理教学和护理科研,但对护士的要求较高,记录工作量大。目前,为了方便护理工作,简化繁琐的书写内容。许多医院采用护理表格和标准化护理计划的方式进行记录,即将需要评估的内容和常见疾病的"护理诊断/问题"及其目标和措施,事先设计成固定的表格,填写方法主要为选项画勾（√）。护士使用时还应注意补充患者特殊存在的健康问题,以适合个案的需要。

表 12-8　患者入院护理评估单

姓名_____　性别:□男　□女　年龄____　科室____　床号____　住院病历号_____　　民族____　职业_____

文化程度_____　婚姻_____　信仰_____　工作单位_____

邮政编码_____　联系方式_____　家庭住址_____　联系人姓名_____

与患者关系_____　联系人单位(住址)_____　联系方式_____

入院日期、时间_____　患者入院方式:□步行　□扶行　□轮椅　□平车　□担架　□救护车

其他_____　记录日期_____年____月____日病史陈述者:_____　可靠程度:可靠　基本可靠　不可靠

入院医疗诊断_____　主治医师_____　责任护士_____

入院主诉(入院求医的主要原因):_____

体温____℃　脉搏____次/分　呼吸____次/分　血压_____mmHg　体重____kg　身高____m

意识：□清醒　□嗜睡　□意识模糊　□昏睡　□昏迷

面部表情：□正常　□淡漠　□痛苦面容　□慢性病面容

精神状态：□良好　□抑郁　□焦虑　□幻觉　□妄想　□躁动

语言沟通：□正常　□言语不清　□言语困难　□失语　□普通话　□方言

既往史：□无　□有／_____　药物过敏史：□无　□／_____

过敏的物质：□无　□有／□碘酊；□酒精；□海鲜；□橡胶；□其他_____

饮酒史：□无　□偶尔　□经常／_____两／日　持续_____年

吸烟史：□无　□偶尔　□经常／_____支／日　持续_____年

　　　　是否生活在吸烟环境中：□是　□否

饮食：□正常　□异常／□流质□半流质□禁食　□鼻饲嗜好：□无　□甜食　□咸食　□其他

营养：□正常　□中等　□恶病质　　口腔黏膜：□完整　□破损　□活动性出血　□其他

食欲：□正常　□增加　□减低　□厌食　□恶心　□吞咽困难　□其他

睡眠：□正常　□难以入睡　□多梦易醒　□其他　辅助睡眠：□无　□有　药物_____

自理程度：□自理　□需协助／□进食　□洗漱　□排泄　□完全依赖／□瘫痪　□畸形　□其他_____

活动：□自如　□受限／_____　体位：□自动体位　□强迫体位／□坐位、□半卧位

皮肤黏膜：颜色：□正常　□苍白　□潮红　□黄染　□发绀

　　　　　弹性：□正常　□破裂　□红斑　□薄如纸　□水肿　部位：_____程度：_____

　　　　　完整性：□完整　□皮疹　□出血点　□破损　部位_____大小_____

排尿：□正常　□潴留　□失禁　□尿频　□尿急　□少尿　□留置导尿管　□尿管更换期_____

排便：□正常　□便秘_____天／次、最后一次排便时间_____　□腹泻_____次／天　□失禁　造口部位_____

对疾病的认识：□认识　□不理解　□不能正视　□隐瞒

照顾者对疾病的认识：□明白　□一知半解　□不了解　□基本了解

入院宣教：□已完成　□未完成

方法：□讲解　□示范　□视频　□免费资料　□讨论

宣教对象：□女儿　□儿子　□父亲　□母亲　□配偶　□朋友　□患者

接受能力：□能接受　□不能接受　□语言障碍　□文化差异　□教育水平低　□听力障碍

主要护理问题：_____

_____

_____

_____

　　评估人签名：_____　日期：_____年_____月_____日

2. 书写要求

（1）入院患者护理评估应由护士在患者入院4小时内完成。遇急诊手术、抢救等特殊情况不能及时评估时，须在24小时内完成。

（2）有过敏史者，应详细填写过敏的药物、食物名称及反应的症状。

（3）有既往病史者，应写明过去所患疾病的医疗诊断。

（4）饮食异常者，应注明吞咽困难、咀嚼困难、管饲等。

（5）睡眠使用药物时，应详细写明药名、剂量。

（6）皮肤有破损或压疮时，应注明部位，详细情况记入护理记录。

（7）表中未涉及但对患者护理有需要的评估内容，如专科护理情况、特殊需求等，应在备注栏内加以描述。

3. 注意的事项

（1）对不同患者应有不同的沟通方式：注意性别、年龄、职业。例如，老年患者在评估中，护士应注意了解他们在饮食、睡眠、休息、活动等方面的习惯，以便在制订护理计划时，尽量支持和维护他们的习惯，提高老年患者对疾病和住院的适应能力。

（2）针对不同病情的患者应把握询问时机。

（3）对患者敏感性问题可在与患者建立良好的护患关系后再向患者询问。

（二）住院患者护理评估表内容及书写要求

为及时、全面掌握患者病情的动态变化，护士应对其分管的患者视病情对其进行护理评估，以确定其住院期间存在或潜在的健康问题，评估内容可根据病种、病情不同而有所不同（表12-9）。填写方法为：有问题的将项目中的相应代号填上，如患者呕吐物为咖啡色填"B"；无问题的填"—"。评估间隔时间视病情轻重随时、每班、每天或每3～5天评估一次。

表 12-9　住院患者护理评估表

姓名　金志杰　　病室　内科　　床号　7　　诊断　急性白血病　　住院号　20110523

项目		日期					
		2011.4.10					
神经系统	神志:A 清楚　B 嗜睡　C 昏睡　D 昏迷	A					
	定向力:A 准确　B 障碍(时间、地点、人物)	A					
	语言:A 清楚　B 模糊　C 失语	A					
	其他						
心血管系统	心律:A 规则　B 不规则	B					
	脉搏:A 存在　B 未触及	A					
	水肿:A 指凹性　B 非指凹性						
	其他						
呼吸系统	呼吸:A 正常　B 困难(轻　中　重)	A					
	咳痰:A 有痰(白　黄　稀　稠)　B 无痰	B					
	其他						
肌肉骨骼系统	活动:A 正常　B 受限　C 辅助活动	A					
	牵引:A 肢体固定　B 血运(好　差)						
	神经血管:A 完整　B 损伤	A					
	其他						
消化系统	腹部:A 软　B 硬　C 触痛　D 腹胀	A					
	呕吐:A 胃内容物　B 咖啡色液						
	管道:A 无　B 有						
	排便:A 正常　B 便秘　C 腹泻　D 失禁　E 未解便　其他	B					
泌尿生殖系统	尿:A 黄　B 血　C 白　D 清　E 浑浊　F 沉淀　G 凝块	A					
	排尿:A 失禁　B 导尿　C 尿频　D 尿急　E 尿痛其他						
皮肤	皮色:A 正常　B 苍白　C 淤血　D 发绀　E 黄疸　F 潮红	B					
	温度:A 温　B 凉　C 多汗	B					
	弹性:A 正常　B 松弛　C 紧张	B					
	完整性:A 完整　B 损伤	A					
	其他						
心理资料	情绪状态:A 平静　B 焦虑　C 恐惧　D 易激动　E 忧郁	E					
	其他						
舒适	舒适:A 轻度疼痛　B 剧烈疼痛　C 不适	C					
	睡眠:A 正常　B 紊乱　睡眠＿＿＿＿小时	B					
护理级别	A 特级　B Ⅰ级　C Ⅱ级　D Ⅲ级	B					
饮食护理	性质:A 禁食　B 禁水　C 流质　D 半流质　E 软食　F 普食	E					
	方式:A 喂饭　B 自理	B					
	食欲:A 好　B 不好	B					
卧位	性质:A 主动　B 被动　C 被迫　其他	A					
卫生状况	A 自理　B 协助　C 不能自理	B					
	A 口腔护理　B 皮肤护理　C 会阴护理　D 管道护理　其他	A					
安全	A 床栏　B 约束　C 呼叫系统						
治疗检测	A 吸氧　B 输液　C 呼吸机　D 心电监护　E 吸引器	A					
签名		王娟					

（三）护理诊断/问题项目单

护理诊断/问题项目单（表 12-10）用于对患者评估后，将确定的护理诊断/问题按优先、主次顺序列于表上，便于对患者的健康问题一目了然，及时提出护理措施。患者出现的新问题应及时记录。

（四）护理计划单的书写要求

护理计划单是护士在对患者的入院护理评估的基础上，进行计划过程使用的表格，是针对护理诊断（护理问题）制订的具体护理措施，是护理人员对患者实施护理的具体方案。内容包括患者的护理级别、饮

食护理、卧位、病情观察、基础护理、出入量记录等。

为了节省时间，护理人员以"标准护理计划表"（表 12-11）形式将每种疾病的护理诊断/护理问题及相应的护理措施、预期目标等预先编制列表，护士可参照它为自己负责的每一个患者实施护理。使用"标准护理计划表"最大的优点是，可以减少常规护理措施的书写，使护士能有更多的时间和精力用于对患者的直接护理，但也可因护士照搬而取代"个体化"护理计划，因此使用时一定要根据患者需要恰当选择，并根据患者的不同情况进行调整和必要的补充（表 12-12）。

表 12-10　护理诊断/问题项目单

姓名　杨奎志　　科室　心内　　床号　9　　住院号　20110389

开始日期	时间	序号	护理诊断/问题	签名	停止日期、时间	签名
2011.3.7	9:00	1	舒适度的改变　与头晕、呕吐有关	马杰	2011.3.14、9:00	马杰
		2	睡眠形态紊乱　与精神紧张有关			
		3	缺乏相应知识			
		4	潜在并发症：高血压危象			
		5	潜在并发症：动脉粥样硬化			
		6	潜在并发症：脑血管意外	马杰		
2011.3.14	9:00	7	焦虑	马杰		

表 12-11　标准护理计划

姓名	科室	床号	住院号

＊＊医院

护理诊断：心排血量下降

导因：□严重过缓型心律失常□瓣膜狭窄□前负荷增加□心肌收缩力降低□其他□严重过快型心律失常□瓣膜关闭不全□后负荷增加□休克

预期结果	护理措施	记录时间[ES(每班)/PRN]	开始日期	停止日期
1. 患者显示稳定血流动力学参数　脉搏、呼吸、血压、尿量 2. 患者胸闷、心悸、气急、心绞痛、眩晕、减轻或消失 3. 患者能做好心排血量下降的诱因预防，并能自我监测和报告值得注意的症状体征 4. 其他	1. 评估反映心排血量的各项参数 · 自觉症状，如胸闷、心悸、心绞痛、黑矇 · 脉搏、呼吸、血压 · 尿量 · 末梢循环 2. 严重心律失常者，持续心电监护 3. 遵医嘱予改善心排血量的药物，观察其疗效和副作用 · 强心、利尿、扩血管药物 · 抗心律失常 · 营养心肌，改善冠状动脉血液供应的药物 · 镇静止痛药 4. 帮助患者鉴别和避免可影响心排血量的因素 5. 指导患者观察和报告以下症状体征 · 心跳快、气急明显加重 · 皮肤持续湿冷多汗 · 尿量明显减少、水肿 · 心绞痛发作频繁 · 黑矇晕厥 6. 其他	ES PRN PRN PRN PRN		

表 12-12　护理计划单

姓名　林可欣　　　科室　心内科　　　床号　7　　　住院号　20080675

日期	护理问题	预期目标	护理措施	评价	停止日期签名
2008-9-14	生命体征有改变的问题	生命体征指标稳定,恢复到基本正常范围	1. 连续心电监护 2. 密切观察病情变化,有以下情况及时与医师联系 (1) 任何心律失常 (2) 脉率≥110 次/分或<60 次/分 (3) 收缩压≥22.7 或<10.7kPa (4) 尿量<500ml/24h (5) 体温≥39℃	连续心电监护 6 天,无并发症,病情稳定	2008-9-20 李英
2008-9-14	心前区闷痛	维持血压的平稳,胸闷、胸痛减轻	(1) 严格卧床休息,严格制动 (2) 保持情绪稳定,避免激动紧张 (3) 鼻导管给氧 4~5L/min (4) 使用硝酸甘油片时更加严密监视血压变化	胸闷、胸痛减轻	2008-9-21 李英
2008-9-14	心衰的可能	不发生心衰及其他并发症	(1) 输液速度控制在 30gtt/min (2) 听诊呼吸音 4 次/日 (3) 饮食管理 　a. 供应少油易消化食物,热量控制≤1000~1500kcal(4184~6276J) 　b. 少量多餐 5~6 次/日 　c. 限钠盐<5g/d	输液速度控制良好,肺部呼吸音清,能按要求进食,住院期间体重未增加 饭后无不适	2008-9-28 李英 2008-10-5
2008-9-15	活动方式的改变(严格卧床) 自我照顾能力发生变化(心梗引起)	防止压疮的产生恢复部分生活能力	用双摇床和枕头保持卧位舒适 1. 协助翻身 1~2h 2. 按时进行晨、晚间护理 3. 协助日常生活所需 4. 每晨通风换气 1/2h	患者感觉舒适,不疲劳,病室空气新鲜患者对基本生活需要的护理满意	2008-9-28 李英
2008-9-15	恐惧多疑:对监护环境	消除恐惧心理,配合治疗	1. 介绍监护室的作用 2. 多与患者交谈,消除猜疑心理,使其简单了解心电监护的内容	患者消除思想顾虑,能积极配合治疗	2008-9-28 李英
	缺乏对疾病的认识	成功戒烟	1. 进行科普教育,强调一周内特别是头 3 天内制动的重要性 2. 帮助患者戒烟	患者了解吸烟害处,已戒烟	2008-9-28 李英

（五）护理记录单的书写

以健康问题为导向的记录方法是目前所倡导的护理记录,即与护理诊断/问题联系,表现出解决问题的程序,即患者何时出现了什么问题、采取了哪些措施、得到的结果如何,亦即 PIO 记录法。PIO 是护理病历的核心部分,护理记录过程体现出动态变化,即以 PIO 方式记录。P-problem（问题）,I-intervention（措施）,O-outcome（结果）。此护理记录单把护理计划、护理措施、措施依据、效果评价融为一体,更便于记录,书写过程中不必强调把护理诊断、措施、结果分别列出,而是体现到护理病程的记录当中（表 12-13）护理记录是护士根据医嘱和病情对患者在住院期间护理过程的客观记录,避免反复多次记录雷同的护理问题,而没有护理措施效果评价。根据病情有针对性地记录患者的自觉症状、情绪、心理、饮食、睡眠、大小便情况以及患者新出现的症状、体征等。针对病情所实施的治疗措施和实施护理措施后的效果及出现的不良反应认真如实地记录。

（六）健康教育计划和出院指导的书写

健康教育计划和出院指导分别用于患者入院期间和出院前的卫生宣教,已达到健康教育的连续性、完整性、增强患者自护能力,提高生活质量。

1. 健康教育计划的内容　可涉及与恢复和促进患者健康有关的各方面的知识与技能。主要包括:①疾病的诱发因素、发生与发展过程。②可采取的治疗护理方案。③有关检查的目的及注意事项。④饮食与活动的注意事项。⑤疾病的预防与康复措施（表 12-14）。

表 12-13 PIO 护理记录单

姓名 __于建平__ 科室 __呼吸内科__ 床号 __9__ 住院号 __20110246__

日期	时间	护理记录(PIO)	签名
2011-3-16	8am	患者高热 2 天诊断为肺炎,咳嗽时胸痛,肺炎性质不详,已用 2 天青霉素	
		♯1P:体温过高:39.5℃,表现为脸红,皮肤触之热	
		I:(1) 遵医嘱静脉滴注红霉素 1g,bid	
		(2) 乙醇擦浴,头部用毛巾冷敷	
		(3) 每 4 小时测一次体温	
		♯2P:有体液不足的危险:与高热及大便次数多,入量少有关	
		I:(1) 保证今日静滴液体 2000ml	
		(2) 鼓励患者喝果汁水 2~4 杯	
		(3) 记出入量	
		♯3P:胸痛:咳嗽时疼痛	
		I:按医嘱服用镇咳药,指导患者注意体位,放松	李英
		♯1O:体温 37.8℃,皮肤潮红好转,潮湿有汗	
		♯2O:已静脉滴注液体 1200ml,无脱水征	
	4pm	♯3O:疼痛无变化	李英

表 12-14 健康教育计划

高血压患者健康教育

正常人血压有一定程度波动。成人收缩压持续升高超过 160mmHg(21.3kPa),舒张压持续升高超过 95mmHg(12.7kPa),称为高血压。一般情况下,高血压病情进展缓慢,其发生和加重与生活中许多不良因素有关。若能做好诱因预防,坚持治疗,可有效控制血压,防止血压继续升高和心、脑、肾等严重并发症的发生。

1. 常见诱发因素

(1) 脑力劳动、长期过度紧张、精神压抑、心里矛盾、环境吵闹、不良精神刺激可使大脑皮质功能紊乱,失去对血管舒缩中枢的正常调节,形成以血管收缩神经冲动占优势的兴奋灶,引起全身细小动脉痉挛,血压上升。

(2) 饮食不当

★长期进食过咸、含钠量高的食品造成体内水、钠潴留,动脉壁水、钠增多,周围血管阻力增高,血压上升。

★长期进食过多动物脂肪、高胆固醇食物,造成血脂、血胆固醇增高,沉积于血管壁导致血管硬化。致使血管壁对血流的压力缓冲减小,血压升高。

(3) 易激动、肥胖者易患高血压。

(4) 吸烟、饮酒、浓茶、咖啡等可诱发高血压。

2. 避免诱发因素

(1) 生活有规律,劳逸结合,避免过劳,保证充足睡眠。可适当参加体育锻炼,如散步、太极拳、气功、瑜伽。

(2) 心胸应开阔,正确对待生活中不良事件,增强自我控制力,保持身心愉快。

(3) 进食清淡、低脂、低胆固醇饮食。避免进动物脂肪、动物油、蛋黄、动物内脏等高胆固醇饮食。忌浓茶、咖啡、饮酒和吸烟。

(4) 多食水果、蔬菜等粗纤维饮食,保持大便通畅。平时可多吃香蕉、蜂蜜水润肠通便。便秘时可遵医嘱口服麻仁丸或用开塞露通便。

3. 服降压药的注意事项

(1) 应于坐位或卧位时服,服药后半小时内禁止突然变换体位,尤其是站立。

(2) 应坚持长期服药。血压得到满意控制后,遵医嘱逐渐减至维持量。切忌突然停药,以免发生停药综合征,导致血压反弹、心悸、烦躁、心动过速。

4. 发现以下情况表示血压急剧上升,应及时报告您的主管护士和医生。

★剧烈头痛、头晕、烦躁。

★恶心、呕吐。

★面色潮红、气促。

★视物模糊。

2. 出院指导内容 为对患者出院后活动、饮食、服药、伤口、随访等方面进行指导。教育和指导的方式可采用讲解、示范、模拟、提供书面或视听材料等(表 12-15)。护士可根据患者的文化程度、理解能力直接让患者阅读领会,就患者提出的问题给予解答或给患者边读、边讲、边示范,直至患者理解、掌握,并应就患者的不同疾病阶段进行不同程度的指导。

表 12-15　标准出院指导

姓名　杨奎志　　科室　心内科　　床号　9　　住院号　20110389

高血压患者出院指导

尊敬的　杨奎志　同志：

经过一段时间的住院，在我们的共同努力下，您已基本康复准备出院了。作为医护人员，看到您能够顺利康复，我们感到十分欣慰。在此向您介绍一些注意事项，供您出院后休养的指导和参考。

1. 活动

（1）继续日常活动。

（2）适当锻炼，如散步、太极拳、体操、游泳等。

（3）保持健康的生活方式：避免过度劳累、紧张、用脑过度；多参加益于健康的娱乐活动，每天做些您感兴趣的事，保持身心轻松、愉快；正确对待工作与生活，避免过重精神压力，生活有规律，保证充足睡眠。

2. 饮食

（1）原则上以低钠、低脂、低胆固醇饮食为宜，应避免：

★含钠量高的食物、饮料和药物，如味精、发酵粉，服用前看清说明，每日摄入盐量不超过 6g。

★含脂肪、胆固醇高的食物，如蛋黄、动物脂肪、动物内脏。

（2）戒烟、酒、咖啡。

（3）肥胖者应节食、控制每日热量摄入。

3. 服药

（1）遵医嘱服药。

（2）每日早、晚测血压各一次，血压低于 100/60mmHg 时暂停降压药。

（3）坐位或卧位时服降压药，服药后半小时内禁突然变换体位，尤其是站立。

（4）血压得到满意控制后，应遵医嘱逐渐减量至维持剂量，不能突然停药或自行停药，以免发生停药综合征导致血压反弹、心悸、烦躁、多汗、心动过速等。

4. 随访

（1）遵出院证明书医嘱定期到心血管专科门诊复查。

（2）出现以下情况应及时就诊：

★舒张压超过 130mmHg。

★短期内血压迅速升高，药物不能控制。

★头痛、烦躁、心悸、恶心、呕吐、面色潮红、视物模糊或抽搐。

5. 个别指导

杨奎志同志，以上是我们对您出院的基本指导。若有什么问题，欢迎您随时向我们医护人员提出，我们会耐心尽力答复，并根据您的健康状况和需要作进一步指导。谢谢您这段时间同我们医护人员的密切配合，望您出院后遵循以上指导，尽快康复！

护士：刘欣悦　　日期：2011 年 3 月 26 日

☞考点：护理病历的内容、书写方法与要求

附表　××省××医院手术清点记录单

手术间＿＿＿　手术日期＿＿＿　床号＿＿　姓名＿＿　性别＿＿　年龄＿＿　入室时间＿＿＿　住院病历号＿＿＿

科室＿＿＿　术前诊断＿＿＿　　药物过敏史：无　有　　手术名称＿＿＿＿＿＿　出室时间＿＿＿

机械名称	术前清点	术中加数	关体腔前	关体腔后	机械名称	术前清点	术中加数	关体腔前	关体腔后
纱布					棉片				
纱垫					纱球				
缝针					寸带				
棉签					棉球				
器械名称	术前清点	术中加数	关体腔前	关体腔后	器械名称	术前清点	术中加数	关体腔前	关体腔后
大弯血管钳					中直血管钳				
中弯血管钳					小直血管钳				
小弯血管钳					弯蚊血管钳				
大直血管钳					直蚊血管钳				

续表

机械名称	术前清点	术中加数	关体腔前	关体腔后	机械名称	术前清点	术中加数	关体腔前	关体腔后
艾利斯钳					肾蒂钳				
巾钳					心耳钳				
针持					肺叶钳				
卵圆钳					开胸钳				
刀柄					咬骨钳				
组织剪					关胸器				
线剪					肋骨剥离器				
压肠板					扁桃体钳				
直角钳					阻断钳				
平镊					血管夹				
牙镊					脊柱牵开器				
拉钩					骨刀				
组织采取钳					骨凿				
电刀头					骨膜剥离器				
取石钳					黏膜剥离器				
胆道探子					髓核钳				
肠钳					特殊器械				

器械护士签名：　　　　　　　　　　　　　巡回护士签名：

体内植入物条形码粘贴处：　　填表说明：1. 表格内的清点数必须用数字说明，不得用"√"表示。
　　　　　　　　　　　　　　　　2. 空格处可以填写其他手术物品。
　　　　　　　　　　　　　　　　3. 表格内的清点数目必须清晰，不得采用刮、粘、涂等方法涂改。

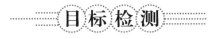

目 标 检 测

A₁ 型题

1. 医疗文件记录下例哪项错误？（　　）
   A. 患者的基本资料必须正确无误
   B. 记录必须真实、明确
   C. 记录者必须是执行者
   D. 错误处用修正液更改
   E. 正确应用医学术语

2. 当医嘱内容不详时护士应（　　）
   A. 拒绝执行
   B. 询问主治的医生后执行
   C. 凭自己的经验执行
   D. 询问护士长后执行
   E. 与其他护士商量后执行

3. 执行医嘱下列哪项正确？（　　）
   A. 医嘱须经医生签字后方为生效
   B. 医嘱须隔日仔细核对一次
   C. 不可执行口头医嘱
   D. 需下一班执行的，注明即可

   E. 一般情况下可执行口头医嘱

4. 属于临时医嘱的一项是（　　）
   A. 青霉素 80 万 U，im，q6h
   B. 阿托品 0.5mg，im，st
   C. 庆大霉素 8 万 U，im，bid
   D. 一级护理
   E. 维生素 B₁ 10mg，po，tid

5. 属于长期备用医嘱的一项是（　　）
   A. 哌替啶 50mg，im，q6h，prn
   B. 阿尼利定 2ml，im，sos
   C. 阿托品 0.5mg，im，st
   D. 青霉素 80 万 U，im，q6h
   E. 维生素 B₁ 10mg，po，tid

6. 病区报告书写应先填写出院患者，再写（　　）
   A. 危重患者　　　　　B. 病情有变化的患者
   C. 转院患者　　　　　D. 新入院患者
   E. 手术的患者

7. 特别护理记录单的书写要求中，不属记录的内容是（　　）
   A. 夜班护士总结 24 小时出入液量
   B. 内容准确、简要，用医学术语
   C. 定时记录生命体征和病情动态
   D. 要记录患者的心理变化

E. 日班用蓝笔,夜班用红笔书写

8. 患者出院后病案应保管于( )
   A. 住院处　　　　　　　B. 医务处
   C. 护理部　　　　　　　D. 病案室
   E. 由患者带回家保管

9. 下列哪类患者需要写特别护理记录单?( )
   A. 大手术后患者
   B. 急性阑尾炎新入院患者
   C. 胆囊炎即将出院患者
   D. 住院患者
   E. 重要领导人

10. 正确的病区报告书写顺序是( )
    A. 离开病区的患者、新入院的患者、重点护理的患者
    B. 新入院的患者、重点护理的患者、离开病区的患者
    C. 重点护理的患者、新入院的患者、离开病区的患者
    D. 新入院的患者、离开病区的患者、重点护理的患者
    E. 离开病区的患者、重点护理的患者、新入院的患者

A₂ 型题

11. 刘女士,阑尾炎术后,将于明日出院。此项内容在病室交班报告属于第几项?( )
    A. 第一项　　　　　　　B. 第二项
    C. 第三项　　　　　　　D. 第四项
    E. 第五项

12. 张女士,因开放性肺结核住院须行呼吸道隔离,此项内容属于( )
    A. 不列为医嘱　　　　　B. 长期医嘱
    C. 临时医嘱　　　　　　D. 长期备用医嘱
    E. 临时备用医嘱

13. 韩先生,胃大部切除术后,将于明日出院。此项内容属于( )
    A. 不列为医嘱　　　　　B. 长期医嘱
    C. 临时医嘱　　　　　　D. 临时备用医嘱
    E. 长期备用医嘱

14. 陈女士行背部小手术后感到疼痛,为减轻患者疼痛,14:00医生开出医嘱:布桂嗪 100mg,im,sos,此项医嘱失效时间是( )
    A. 20:00　　　　　　　B. 0:00
    C. 第 2 日 2:00　　　　D. 第 2 日 14:00
    E. 第 2 日 16:00

A₃ 型题

(15、16 题共用题干)

患者,程某,男,58 岁,今日行胃大部切除术,为减轻患者伤口疼痛,医嘱:哌替啶 50mg,im,q6h,prn。

15. 此医嘱属于( )
    A. 长期医嘱　　　　　　B. 临时医嘱
    C. 长期备用医嘱　　　　D. 临时备用医嘱
    E. 即刻执行的医嘱

16. 在执行医嘱时,护士做法不正确的是( )
    A. 将医嘱转抄在治疗卡上
    B. 执行前须了解上次的执行时间
    C. 两次执行的间隔时间在 6 小时以上
    D. 过时未执行则用红笔写"未用"
    E. 执行后护士在签名栏内签全名

A₄ 型题

(17～20 题共用题干)

丁先生,男性,32 岁,急性阑尾炎穿孔中午急诊入院,立即进行手术,下午 3 时回到病室。

17. 丁先生回病室后,护士处理医嘱时,应先执行哪项?( )
    A. 输血 300ml,st　　　B. 庆大霉素 8 万 U,im,bid
    C. 生命体征测量　　　　D. 外科护理常规
    E. 5% 葡萄糖 500ml,维生素 C 2.0g,ivgtt,qd

18. 护士书写交班报告时,不应书写丁先生的哪些内容?( )
    A. 入院时间和状态
    B. 麻醉方式和手术名称,重点观察项目及注意事项
    C. 手术的过程
    D. 回病室及清醒时间
    E. 生命体征等情况

19. 手术后 6 小时,患者主诉切口疼痛,护理措施首选的是( )
    A. 检查切口情况　　　　B. 给予止痛药
    C. 安置半坐卧位　　　　D. 给予局部热敷
    E. 局部理疗

20. 患者膀胱充盈,诱尿的首选方法是( )
    A. 听流水声　　　　　　B. 插导尿管
    C. 床上排尿　　　　　　D. 应用利尿药物
    E. 局部热敷

基础护理技术教学基本要求

（140 学时）

一、课程简介

基础护理技术是护理专业的一门主干专业课程，是重要的实践性技能训练环节，是护理岗位必备的护理技能之一。其内容包括帮助护理对象满足生理、心理和治疗需求的基础护理技术及其相关的护理基本知识。本课程的任务是以培养学生良好的职业素质为核心，在整体护理观念的指导下，使学生具有较强的护理实践技能及必备的护理基本知识，并能运用所学知识和技能为护理对象服务。

二、课程教学目标

（一）知识教学目标

1. 了解医院的基本结构与功能。
2. 理解护理对象的不同需要。
3. 掌握用护理程序的方法满足护理对象的生

理、心理和治疗需求的护理基本知识。

（二）能力培养目标

1. 能将护理的基本知识基本技术运用于病情观察、护患沟通、健康教育和各项护理技术操作中。
2. 能规范地进行各项基础护理操作。

（三）思想教学目标

1. 通过学习，加深对护理专业的理解，加强理论与实践相结合的认识，进一步形成现代护理理念。
2. 通过实践操作，培养严谨求实、一丝不苟的思想观念，养成正确的护理行为意识。
3. 培养高度的责任心、同情心、爱心和团队合作精神。

三、教学内容和要求

本课程的教学内容分为基础模块、实践模块和选学模块。基础模块和实践模块是本专业的必学内容，选学模块根据学生实际情况选择使用。

基础模块

教学内容	教学要求			教学内容	教学要求		
	了解	理解	掌握		了解	理解	掌握
一、医院环境及患者出入院护理技术				四、生命体征的评估及异常时的护理			
1. 医院概述	√			1. 对体温的评估及异常时的护理			√
2. 医院的环境		√		2. 对脉搏的评估及异常时的护理			√
3. 患者入院和出院护理			√	3. 对呼吸的评估及异常时的护理			√
二、预防和控制医院内感染				4. 对血压的评估及异常时的护理			√
1. 医院内感染概述		√		5. 体温单的使用			√
2. 清洁、消毒、灭菌			√	五、患者清洁卫生的需要及护理			
3. 无菌原则与技术			√	1. 对口腔卫生的评估及护理			√
4. 隔离原则与技术		√		2. 对头发卫生的评估及护理			√
5. 供应室工作	√			3. 对皮肤卫生的评估及护理			√
三、患者的安全与舒适				4. 对压疮的预防及护理			√
1. 安全概述	√			5. 卧床患者更换床单法			√
2. 各种卧位及应用			√	6. 晨晚间护理			√
3. 帮助患者更换卧位			√	六、患者的营养需要及护理			
4. 保护具的应用		√		1. 饮食营养与人体健康评估		√	
5. 舒适概述		√		2. 医院的膳食与患者营养			√
6. 松弛疗法	√			3. 管饲饮食			√

右上角：续表

教学内容	教学要求			教学内容	教学要求		
	了解	理解	掌握		了解	理解	掌握
七、患者的排泄需要及护理				九、标本采集技术			
1. 概述	✓			1. 标本采集原则		✓	
2. 对排尿活动的评估及异常时的护理			✓	2. 各种标本采集法			✓
3. 对肠活动的评估及异常时的护理			✓	十、危重患者的观察及护理			
八、患者的治疗需要及护理				1. 危重患者的观察及支持性护理		✓	
1. 概述		✓		2. 危重患者抢救技术			✓
2. 口服给药法			✓	十一、临终关怀及护理			
3. 雾化吸入疗法			✓	1. 概述	✓		
4. 注射法			✓	2. 临终关怀		✓	
5. 药物过敏试验及过敏时的处理方法			✓	3. 尸体护理			✓
6. 静脉输液			✓	十二、医疗护理文件管理技术			
7. 输血法			✓	1. 概述		✓	
8. 冷热疗法			✓	2. 护理文件书写方法及要求			✓

实 践 模 块

序号、单元题目（对应基础模块单元序号）	教学内容	教学要求		
		初步学会	学会	熟练
一、医院环境及患者出入院护理技术	1. 参观医院	✓		
	2. 铺备用床			✓
	3. 铺暂空床		✓	
	4. 铺麻醉床			✓
	5. 搬运患者及平车、轮椅使用法		✓	
二、预防和控制医院内感染	1. 物理消毒灭菌法（燃烧法、煮沸法、手提式高压蒸汽灭菌器使用、紫外线灯管消毒法、床单位消毒器使用）。		✓	
	2. 化学消毒灭菌法（浸泡法、熏蒸法、擦拭法、喷雾法、环氧乙烷气体密闭消毒法）。			
	3. 无菌技术操作			✓
	4. 隔离技术操作		✓	
	5. 参观供应室	✓		
三、患者的安全与舒适	1. 安置患者各种卧位、辅助患者更换卧位。		✓	
	2. 保护具的使用		✓	
	3. 松弛法		✓	
四、生命体征的评估及异常时的护理	1. 体温、脉搏、呼吸的测量及记录（体温计的清洁、消毒及检查法）			✓
	2. 血压的测量及记录			✓
	3. 体温单的绘制		✓	
五、患者清洁卫生的需要及护理	1. 口腔护理			✓
	2. 床上梳头、床上洗发		✓	
	3. 床上擦浴（便盆使用）		✓	
	4. 预防压疮护理			✓
	5. 卧床患者更换床单			✓

续表

序号、单元题目 （对应基础模块单元序号）	教学内容	教学要求		
		初步学会	学会	熟练
六、患者的营养需要及护理	1. 喂食法		√	
	2. 鼻饲法			√
七、患者的排泄需要及护理	1. 大量不保留灌肠法			√
	2. 小量不保留灌肠法		√	
	3. 保留灌肠法			√
	4. 肛管排气法		√	
	5. 女患者导尿术		√	
	6. 导尿管留置法		√	
八、患者的治疗需要及护理	1. 口服给药法		√	
	2. 超声波雾化吸入法、氧气雾化吸入法		√	
	3. 药液抽吸法		√	
	4. 皮内注射法			√
	5. 皮下注射法			√
	6. 肌内注射法			√
	7. 静脉注射法			√
	8. 各种皮试液的配制			√
	9. 静脉输液法（周围、头皮静脉）		√	
	10. 静脉输血法（间接）		√	
	11. 热疗法（热水袋、热湿敷、热水坐浴、红外线灯使用）		√	
	12. 冷疗法（冰袋、温水拭浴）		√	
九、标本采集技术	1. 血标本采集法		√	
	2. 尿标本采集法		√	
	3. 粪标本采集法		√	
	4. 痰标本采集法	√		
	5. 呕吐物标本	√		
十、危重患者的观察及护理	1. 氧气吸入法			√
	2. 吸痰法		√	
	3. 洗胃法		√	
十一、临终关怀及护理	尸体护理		√	
十二、医疗护理文件管理技术	1. 医嘱处理		√	
	2. 特别护理记录单书写	√		
	3. 病室报告书写	√		

选 学 模 块

序号、单元题目（对应基础模块单元序号）	知识内容	实践内容
二、预防和控制医院内感染		隔离患者的几种操作方法（铺床、测量体温、脉搏、呼吸、血压、发口服药、注射、搬运患者）
三、患者的安全与舒适		松弛法
八、患者的治疗需要及护理		1. 颈外静脉输液法 2. 直接输血法
十、危重患者的观察及护理		人工呼吸器应用

四、学 时 安 排

序号	教学内容	教学要求		
		理论	实践	合计
1	医院环境及患者出入院护理技术	2	4	6
2	预防和控制医院感染	4	4	8
3	患者的安全及舒适	4	4	8
4	生命体征的评估及异常时的护理	3	5	8
5	患者清洁卫生的需要及护理	4	4	8
6	患者的营养需要及护理	3	3	6
7	患者的排泄需要及护理	4	4	8
8	患者的治疗需要及护理	12	20	32
9	标本采集技术	2	1	3
10	危重患者的观察及护理	3	3	6
11	临终关怀及护理	2	1	3
12	病案管理技术	1	1	2
	教学实习		26	26
	机动	6	10	16
	合计	50	90	140

五、说 明

1. 本课程教学基本要求采用模块结构表述,其中:

(1)选学模块的学习可使用机动学时、第二课堂,也可不选学。

(2)机动学时可用于学习选学模块中的内容,也可结合本地情况另选其他内容,或根据学生情况组织其他有益于完成、拓展本课程教学目标的教学活动,提高学生的综合职业能力。

2. 本课程内容主要是操作技术,在实践技能方面分为"学会"、"掌握"、"熟练掌握"三个层次。

(1)熟练掌握:能独立、流畅、正确地完成护理常用技术操作。

(2)掌握:能正确地完成护理常用技术操作和配合。

(3)会:能在老师的指导下正确地完成难度较大的技术操作。

3. 教学过程应多采用现代教育技术、实际案例讨论、示教、角色扮演和参观等,注意理论联系实际。操作内容注意讲明要点,分解难点,示教清晰,应提供充足的操作训练设备和训练时间,增加学生动手机会,提高动手能力。

4. 考核方法可采用实践操作考核和书面考核相结合,必考与抽查相结合,回示评议与运用评价相结合等。考核内容包括操作前准备、操作程序及方法、态度和总体质量等。

5. 对在学习和应用上有创新的学生应特别给予鼓励。

参考文献

崔焱.2001.护理学基础.北京:人民卫生出版社

姜安丽.2006.国家护士执业考试模拟试卷.北京:人民卫生出版社

姜安丽.2006.新编护理学基础.北京:人民卫生出版社

姜安丽.2009.国家护士执业考试试题精选.北京:人民卫生出版社

金有豫.2006.药理学.北京:人民卫生出版社

李小寒,尚少梅.2006.基础护理学.北京:人民卫生出版社

李小寒,尚少梅.2006.基础护理学学习指导及习题集.北京:人民卫生出版社

李小萍.2006.基础护理学.北京:人民卫生出版社

凌云霞,杨顺秋.2010.2010年最新护理文书书写基本规范实用手册.北京:人民卫生出版社

王瑞敏.2010.基础护理技术.北京:科学出版社

谢田.2005.护理概论与护理技术.北京:高等教育出版社

徐小兰.2004.护理学基础.北京:高等教育出版社

阳爱云,方立珍.2002.常用护理技术操作程序与考核评分标准.长沙:湖南科学技术出版社

殷磊.2004.护理学基础.北京:人民卫生出版社

余剑珍.2007.基础护理技术.第2版.北京:科学出版社

章晓幸.2005.护理学导论.北京:高等教育出版社

张新平,郑凤莉.2003.基础护理技术.北京:科学技术出版社

目标检测选择题参考答案

第1章 医院环境及患者出入院护理技术

1. A 2. C 3. C 4. B 5. E 6. E 7. E 8. D
9. B 10. B 11. B 12. B 13. E 14. A 15. D
16. A 17. D 18. D 19. B 20. A

第2章 预防和控制医院内感染

1. A 2. D 3. E 4. E 5. D 6. D 7. C 8. E
9. B 10. E 11. E 12. C 13. E 14. E 15. D
16. C 17. C 18. C 19. D 20. E

第3章 患者的安全与舒适

1. E 2. B 3. C 4. A 5. B 6. B 7. C 8. A
9. B 10. B 11. B 12. B 13. A 14. B 15. C
16. B 17. B 18. D 19. B 20. D

第4章 生命体征的评估及异常时的护理

1. C 2. C 3. D 4. A 5. D 6. A 7. E 8. D
9. C 10. B 11. C 12. C 13. E 14. B 15. D
16. A 17. B 18. A 19. B 20. E 21. C

第5章 患者清洁卫生的需要及护理

1. C 2. E 3. D 4. D 5. B 6. D 7. D 8. B
9. E 10. D 11. B 12. A 13. E 14. A 15. B
16. C 17. E 18. A 19. C 20. E 21. D 22. C
23. C 24. A

第6章 患者的营养需要及护理

1. B 2. B 3. A 4. C 5. C 6. D 7. A 8. B
9. A 10. E 11. C 12. C 13. C 14. D 15. B
16. D 17. D 18. B 19. D 20. B 21. E 22. C

第7章 患者的排泄需要及护理

1. D 2. D 3. E 4. D 5. E 6. B 7. D 8. C

9. D 10. C 11. C 12. C 13. A 14. B 15. D
16. E 17. A 18. B 19. D

第8章 患者的治疗需要及护理

1. C 2. B 3. E 4. B 5. C 6. B 7. D 8. C 9. A
10. D 11. C 12. E 13. C 14. D 15. E 16. C
17. C 18. E 19. C 20. B 21. E 22. A 23. E
24. A 25. A 26. A 27. E 28. C 29. D 30. A
31. A 32. A 33. D 34. D 35. C 36. B 37. D
38. A 39. C 40. C 41. D 42. B 43. C 44. E
45. D 46. D 47. D 48. D 49. C 50. A 51. B
52. C 53. C 54. A 55. A 56. D 57. A 58. D

第9章 标本采集技术

1. E 2. A 3. C 4. D 5. C 6. A 7. C 8. A
9. B 10. B 11. B 12. B 13. B 14. E 15. B
16. B 17. A 18. B 19. D 20. E

第10章 危重患者的观察及护理

1. B 2. E 3. C 4. E 5. B 6. E 7. C 8. A 9. E
10. E 11. C 12. B 13. A 14. D 15. D 16. E
17. B 18. E 19. B 20. A

第11章 临终关怀及护理

1. B 2. A 3. A 4. B 5. E 6. B 7. E 8. C
9. C 10. C 11. C 12. A 13. A 14. B 15. D
16. A 17. D 18. A 19. C 20. B

第12章 医疗护理文件管理技术

1. D 2. B 3. A 4. B 5. A 6. D 7. D 8. D
9. A 10. A 11. A 12. B 13. C 14. C 15. C
16. D 17. A 18. C 19. C 20. A